力動精神医学のすすめ

狩野力八郎著作集……2

池田暁史・相田信男・藤山直樹 編

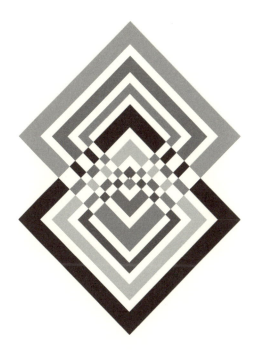

金剛出版

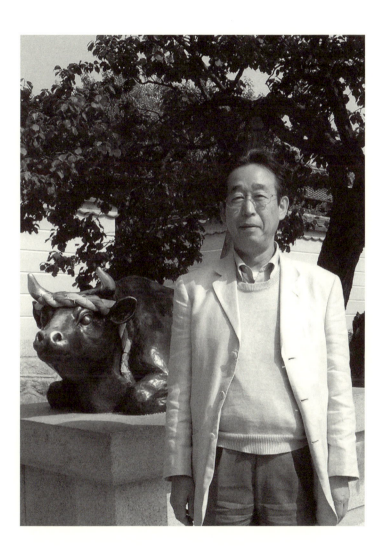

まえがき

　ここに、「狩野力八郎著作集1・精神分析になじむ」に続いて、「同著作集2・力動精神医学のすすめ」をお届けする。著作集1のまえがきで藤山直樹が語ったように、この著作集は著者・狩野力八郎の死を前提に編まれたものである。そういう事情で、こんな立派な素晴らしい本ができたよと、肝心な狩野自身に伝えたい、のだが、それが叶わないという絶対的な矛盾を抱えざるを得ない。「どうしようもないことなんだね」と呟いてみても「そうだな」と返してくれる相手がいない。著作集1の解題での池田暁史の言い方を引けば「ごく普通の書き言葉」で記す「狩野」が、私には同級生として互いに呼び合っていた時の響きを伴っていまここに文字化される。そう、敗戦の年に生まれた同い年の私たちは、彼が浪人したために医学部入学時は私の方が先輩だったものの、私が最後の学年を留年したので、精神科医になったときから改めて同級生だった。

　昨今はほとんど耳目に触れなくなったフレーズだが、私たちが精神科医になり始めた頃には「1969年の日本精神神経学会金沢大会以来」という語り出し方があり、それが精神医学、精神医療の歴史を、殊にその領域における改革の意思や運動性を表す象徴の意味をもっていたように思う。実際の金沢大会も、日本精神分析学会の場合は1969年の第15回大会総会で二日間に亘り「学会のあり方を考える討論集会」が持たれたようだがそれも、私たちは未だ医学生でよく知らなかった。しかし私たちが精神神経科学教室に入ってみると、若い先輩精神科医たち、臨床心理士たちは明確にその時代の改革運動の影響を受けて、関連した論議を繰り返していた。しかも私たちが大学病院精神科病棟で初めての臨床場面に臨んだ、ちょうどその時期に、朝日新聞による「ルポ・精神病棟」なる精神科病院の閉鎖性、また不当な事件を報道した連載記事があり、続いて同題の本が出版されたのだった。説明が多少もたもたしたかも知れないが、こういった時代背景が、後の力動精神科医・狩野の前史としてあったのだろうと

いう私の見解を伝えたい。

　私たちは若手の先輩たちがもつ研究会に参加していた。そうした言わば反体制の雰囲気のある研究会が教室内の部屋を借りて開催できたのは，慶應義塾の民主的なところだったろうし，研究室の主宰者（で，火元責任者でもあったと記憶している）・小此木啓吾先生の懐の深さのお陰だったろう。先輩たちはご自分が勤める精神科病院の，私たちは当時の新人医師の経済事情からして貴重なアルバイト先だった非常勤病院の，所謂「病棟日課・病棟ルール」を報告し合うところから現状把握を始めたものだ。こうして行われた明確化作業，それ故の現状認識の醸成が，実は臨床現場を構造化する出発点になるという体験はとても貴重なものだった。こうした経験をふり返って，私は，力動精神医学の前史と呼んでみたわけである。

　著作集1，2を通して解題の出来に舌を巻いたのは私だけではあるまい。言わば内輪の人を褒めることになってしまうが，感心したと言っても言いつくせない大作である。とりわけ本解題では，教育者としての狩野が豊かな多様性を内包した人物として描き出されている。そこに私は敢えて，狩野が精神分析や力動精神医学を学ぶにあたっては仲間が大事だと語っていた（と，実は後に，自分と同じ考えを話していたのだと改めて知った）というエピソードを加えておきたいと思う。その実際的紹介になると考え，拙論ながら以下に引くが，私自身の名前が複数回出てくるので些か面映ゆい。ここは，彼がよく知った人物を材料に仲間の大切さということをより多くの人に伝えようとしている場面だと考えて，お読みいただけたら幸いだ。私の日本精神分析学会学会賞・古澤賞受賞のお祝いの会に出席の叶わなかった狩野が，祝辞に代えて送ってくれた手紙である（相田 2016：狩野力八郎先生の精神分析学会でのご功績——3通の手紙から——．精神分析研究 60(1), p14）。

　　祝賀会に出席できなかった事情に触れ，先ごろの病状について述べてから，私・相田の分析学会での受賞講演は「"精神分析学会で学んだこと——とくに境界について"というタイトルでしたね」と狩野先生は語りかけ始めました。
　　「このＣＤを聞きながら，私はとても感激しました。『そうだよね，そうだったね』，私は自問自答していました。『俺たちは，いつもそうだった，そうやって，体感し，感じ，論じ，行動してきたよな』，でも表現する言葉はそれぞれに，

ひどく違っていたね。精神分析，治療構造論，境界，という同じ言語体系を用い，ともに同じ時と場所を過ごし，あれだけ論じ続けたのにね。決して同じにはならない。そこが面白いね。一体どうしてなのだろう。どんな力が働いているのだろう。今回の講演でも，相田は，相田の言葉で，見事に説得ある表現をしてみせているね。1985 年の大会で，小倉先生の雑巾がけという筋肉活動に感動し，そこから小倉先生は現場の臨床家なのだと連想していく様，そしてずっと先に群馬病院のコミュニティ・ミーティングにおけるスタッフの"態度""構え"という身体表現そのものが，"境界"という機能を実現し，病棟をして精神療法的感性をもつ場へと成熟させるのだ，という洞察への，連想が展開するスタイルは，とっても美しい。無駄のない，リアリティのある，選りすぐりの連想が織りなして，説得力のある洞察を紡ぎだしているからだろう」。

　狩野先生はさらに学会の歴史の意味について触れた後に，こう加えます。

　「さて，余り長くなってはいけません。最後に，私のもう一つの感想を述べて，終わりたいと思います。初代倫理委員長の任にあったときの体験について，相田先生は，『倫理委員長として，なにをする術もなくただ立ち尽くしていた』，『しかし同時に，内的には，苦痛，絶望，不信，不快といった訳の分からない塊，身体感覚レベルの塊，を体験しながら』と述べておられます。であるからこそ，なのですが，その外にいる，分析学会会長である私は，学会が直面していた未曾有の困難について"レヴェリーし，ある一連の解決策"にたどり着く事ができたのです。もし，そこに"何をする術もなくただ立ち尽くしている相田先生という筋肉運動をしている存在"がなかったら，私にはレヴェリーする時と空間など持てるわけがなかったでしょう。倫理規定も学会も信用されなかったでしょう。さて，私は，ここで相田先生に感謝しようとしているのではありません。ただ，精神分析は一人ではできない，と再認識したのです。この認識は重要です。講演の中で，相田先生は，病棟でのスタッフ間のこうした関係を相補的とよんでおられました。この関係はどこにでもあります。相田先生と私との間にもあります。さきほどいいましたが，この関係，ある種の役割関係が，阿吽の呼吸というか，まるで天の配合のように調合されていることに，相田先生も私も気づいています。なぜかはわかりませんが，それを教えてくれる人がいて，そこの基本的な信頼感が関与してきたのは確かのようです」といただきました。

私は，親の墓参にも満足に出向かないようないい加減な生活態度の人間だが，狩野の命日の前後に毎春，妻とともに彼の墓を訪ねてきた。何年か経つうち菩提寺へ向かう私鉄の乗り換え駅近くに少しマシな花屋を見つけたので，そこで整えた花束を持ち，墓地の入り口から運んだ水を墓石にかけて，改めて汚れを少し洗い，火を点けた線香を置いて掌を合わせる。人並みの墓参りだと考えたりする。が，私は，狩野がそこに眠っているとは感じない。風になっていると思うわけでもない。どこにも彼はいない。どこにもいないのに，私は彼と対話しているように感じる。否，返事がないから対話にはならない。けれども私は彼に語りかけているのだ，きっと。

狩野，こんな素晴らしい本が出来たよ。「狩野力八郎著作集2・力動精神医学のすすめ」という。どうだ，多くの人々にすすめるよな。力動精神医学への道を。

2019年10月
日本精神分析協会精神療法家センター設立記念シンポジウムを終え
日本精神分析学会大会を目前に控える　秋の日に

相田信男

目　　次

まえがき（相田信男） ………………………………………… 5

第Ⅳ部　力動精神療法ことはじめ

第1章　力動精神療法のエッセンス ……………………… 15

第2章　力動的・分析的精神療法 ………………………… 23

第3章　精神療法の教育・研修 …………………………… 31

第4章　精神療法の治療機序について …………………… 37

第5章　医療を受ける心理と医原神経症 ………………… 49

第6章　身体表現性障害が疑われる患者の医療面接 …… 61

第7章　神経症の発症機制 ——対象関係論から—— …… 69

第Ⅴ部　パーソナリティ障害再考

第1章　分裂病型人格障害と分裂病質 ——ひきこもり状態を示す精神障害—— …… 85

第2章　自己愛性パーソナリティ障害とはどういう障害か ……………………… 93

第3章　今日の人格障害と家族 …………………………… 107

第4章　神経症水準の人格障害の精神療法 ……………… 125

第5章　重症人格障害の治療 ……………………………… 141

第6章　人格障害の診断と治療 …………………………… 155

第7章　抑うつ状態を示す人格障害へのアプローチ —— A-T split の活用—— 165

第Ⅵ部　メンタライゼーションの導入

第1章　メンタライゼーションあれこれ ………………… 177

第2章　自分になる過程 ——青年期における自己愛脆弱性と無力感—— 181

第3章　青年期人格障害の臨床 …………………………… 195

第4章　私の家族療法 ——治療構造論的家族療法とメンタライジング—— ……… 213

第Ⅶ部　個人療法を越えて

第1章　必須の臨床手順としての家族・夫婦面接	231
第2章　家族関係のアセスメント	235
第3章　家族の視点からみた「不適切な養育」へのかかわり	251
第4章　患者とともに家族の歴史を生きる	259
第5章　集団療法の基礎 ——治癒要因・集団力動・技法——	271
第6章　スタッフへの攻撃と治療的対応	283
第7章　チームはどこにでもある ——チーム医療・援助の生命力——	289

解　　題 ——教育者として，力動精神科医としての狩野力八郎——	307
著作リスト	325
索　引	335
初出一覧	339

精神分析になじむ　狩野力八郎著作集1
目　次

まえがき（藤山直樹）……………………… 5

第Ⅰ部　精神分析の思考
第1章　気分障害の精神分析
　　　　—無能力感と境界形成をめぐって——……15
第2章　情緒障害のいくつかの形態および
　　　　それらの分裂病との関係（翻訳）………39
第3章　ヒステリーを読む……………………63
第4章　私の精神分析的パーソナリティ臨床
　　　　—疾患分類批判—………………75
第5章　精神分析の生成論について
　　　　—「フロイト派」の立場から—………87
第6章　創造的対話—森田療法と精神分析—… 101

第Ⅱ部　治療構造と倫理
第1章　治療構造をどのように作るか……… 113
第2章　構造化すること（structuring）……… 125
第3章　入院治療とはなにか
　　　　—投影同一視の認識と治療の構造化— 137
第4章　精神分析的に倫理を考える………… 151
第5章　論文を書くことと
　　　　倫理規定を守ることとのジレンマ… 173
第6章　治療構造論，システム論そして
　　　　精神分析………………………… 181

第Ⅲ部　精神分析を読む—本，人，そして組織—
第1章　書評『精神分析学の新しい動向』…… 201
第2章　書評『小児医学から精神分析へ』…… 205
第3章　書評『実践・精神分析的精神療法
　　　　—個人療法そして集団療法』………… 207
第4章　書評『解釈を越えて
　　　　——サイコセラピーにおける
　　　　治療的変化プロセス』…………… 211
第5章　小此木啓吾先生
　　　　—精神分析をすること—………… 217
第6章　私はフロイディアンか？………… 219
第7章　下坂幸三先生のご冥福を祈る…… 223
第8章　書評『フロイト再読』………… 229
第9章　力動精神医学と土居の仕事……… 233
第10章　「精神分析研究」50周年記念特集増刊号
　　　　刊行にのぞんで………………… 245
第11章　日本精神分析協会と日本精神分析学会
　　　　—共存の歴史とその行末—……… 251

解　　題—狩野力八郎先生の人と仕事——……… 269
著作リスト………………………… 287
索　引………………………… 297

力動精神医学のすすめ

狩野力八郎著作集2

第Ⅳ部

力動精神療法ことはじめ

第1章　力動精神療法のエッセンス

はじめに

　患者の人生はその人にとってかけがえのないものである。不要なものは何一つない。力動精神療法においてそれを自己と呼ぶのであるが，私たちは本当には自己を知らないという限界を自覚している。私たちにできることは，ひたすら患者の本当の自己をなぞっていくことである。この過程で私たちは，患者のユニークで主観的な真実を妥当なこととみなす努力を重ねながら，同時に患者の無意識的回避や自己欺瞞を暴き，恥ずかしさや罪悪感・恐怖をともなった願望・空想・思考について探求するのである。であるから，力動精神療法の実践とは大変勇気の要る仕事である。みかけの優しさでは通用しない。こうした作業において基本的だと思われる事柄を以下に述べることとする。

Ⅰ．介入することよりも傾聴すること

　これは，力動的精神療法家なら誰しも最初に強調する治療的態度であり，今なお精神分析的議論のホットなテーマである。フレッシュマン時代，病棟の廊下で，ある患者が私に質問をしてきた。私はその質問に一生懸命答えようとしたもののうまく通じなかった。医局に戻ってから，先輩医師に「かくかくのことで困った」といった話をした。すると，彼は「先生はとってもいい人だね」と応じた。私は，一瞬のうちに彼が何を言わんとしているのか納得することができた。と同時に恥ずかしさを感じた。そして皮肉を言われたように感じ幾分傷ついてもいた。おそらくそれが彼に伝わったのであろう。彼は「その質問をする理由を患者によく聞けばいいのでは」と助言してくれた。今となっては患者の質問の内容が何であったか思い出せないが，この際内容はさして問題ではない。むしろ重要なのはこのエピソードにおける情緒的相互交流のインパクト

である。「ちょっと待て，まずは聴いてみよう」という先輩医師の教えは，私の「傾聴事始」のような体験であり，現在に至るまで繰り返し思い出される。

　傾聴する姿勢を邪魔している最大の要素は，「良い治療者でありたい」「うまい解釈をしよう」「良い関係を作ろう」「変化を引き起こそう」などという治療者側の野心や意図であって，これらは初心者にもどんなに経験を積んだ人にもあるものである。だから，何らか介入したくなったら「まず辛抱せよ，そして考えよ」である。ついで，もし解釈をしたくなったら「なぜ，どんな動機でどんな意図で自分は解釈しようとしているのか？」，良い関係を作らねばと思ったら「なぜ自分は今良い関係を作ろうと考えているのか？」などを自問する作業が大切である。自問自答するわけである。

　すなわち，傾聴するとは，患者についてだけでなく自分の内なる声を傾聴するということも意味していることになり，ここから先述べることは多かれ少なかれ，傾聴することに関わってくるので次のテーマに移ろうと思う。その前に一つだけ念を押しておきたい。自分の衝動や野心に負けず，辛抱して「まずは（患者と自分について）傾聴する」という姿勢が身についてくると精神療法はずいぶんとやりよくなるというか，患者や自分について豊かな知識が得られるようになり楽しくなる，ということを強調しておく。

Ⅱ. 無意識を知ること

　エピソードを一つ紹介する。私が，米国トピカ市のメニンガークリニック留学中，小此木先生が訪問されたときのことである。彼は，例のくだけた調子で「ねえねえ，君ね，アメリカやイギリスに留学した人（注：同時期，衣笠隆幸先生が英国留学中で小此木先生はそこにも訪問されていた）でも，僕の治療構造論を学んでから留学した人は適応がいいね，帰国してからの再適応もいいよ」という。その時は，半ば同意しながらも，ちょっとナルシスティックかなと思っていた。後に衣笠先生と話した時，彼も治療構造論を学んでいたので，大抵のことは理解するのが容易であったといっていたので，やはりそうなのであろう。

　この想い出は私が「治療構造」を考える時いつも脳裏をよぎっている。先生の見解はすべての留学生に当てはまらないにしてもかなり妥当である。メニンガークリニックの精神分析的思想の中核にあるのは「構造」であるし，小此木先生の治療構造論のルーツの一つは Ekstein, R. の治療設定の構造的視点に関

する論文であるから，確かに私はメニンガー文化に適応するのは容易だったのである。しかし，先生の理論は，メニンガーにおける技法としての構造論をはるかに超えた，精神分析の基本的前提にかかわるものであったから，英国のタビストックに留学された衣笠先生も同じような感想を持ったのである。

すなわち治療構造論とは，Freud, S. の無意識という言葉について，精神分析の基本的技法を維持しながら，それをどのようにとらえるのかという無意識の把握の仕方を明らかにしようとするものである。

患者の無意識はどこにあるのだろうか？　という問いを発してみよう。しばしば，患者の表出された話や態度の背後にある，あるいは心の深層に位置づけられるという説明がなされる。「背後にある気持ち」「背後の力動」「深層心理」という文句は，Freud, S. の描いた意識−前意識−無意識，超自我−自我−エス，抑圧という防衛によって仕切られた意識（表層）と無意識（深層）といった図にあるように個体の心を空間的に指し示したイメージにもとづくのであろう。これは，空間を描いているのでわかりやすいがゆえに説得力を持つ表現である。しかしながら，精神療法関係において，治療者が患者の「背後」や「深層心理」をどうやって理解するのか，と疑問を呈してみるとまったくわからなくなるのである。私たちの眼前にあるのはつねに「表面」だからである。

治療構造論は，このように無意識という実体を個々人の心の中にあると想定するのではなく，個々人の無意識を言葉にすることは，治療関係という相互交流に物的条件（構造設定のこと）を与えてはじめて可能になる，という。すなわち，治療構造論は方法論であって，構造設定の文脈に即して患者の心を把握することによって無意識に形を与えることができると考えるのである。私たちは患者との出会いの時と所という現実的境界を認識することによって，こうした現実的境界を望ましいと受け止めたり，反対にどうして自分はこんな時と所にいるのか，そのような境界は決めたくない，といった万能的な空想を持ったりする。このようなやり方で，私たち治療者は自分の意識を超えた心のあり方や自己の成り立ちを考えるのである。すなわち，逆説的だが，もの的条件を設定することによってはじめて，心を生きた実体として理解できるのである。

以上述べたように，心を理解するということは，治療設定の「いま・ここで」の文脈において患者は 何をどのように体験しているのか，その際ある心的活動すなわち無意識がどのようにして意識から巧妙に身をかわすのかを理解するということである。たとえば，自由に話すという方法を患者はどのように体験

18 　第Ⅳ部　力動精神療法ことはじめ

しているか，強要されていると受け止めているのだろうか，主体性を尊重され
ていると感じているのであろうか，あるいはそれらの主観的情緒体験を率直に
言葉化しているのであろうか，反対にそうした言葉化をなんらかのやり方（防
衛機制ということになる）で回避しているのであろうか，あるいはそもそもあ
まりに万能的なためそうした情緒体験すらできないのであろうか，などといっ
た具合である。いいかえれば，構造的諸条件が患者にとってどんな象徴的意味
をもっているのかを私たちは考えるのである。例を挙げれば多々ある。精神療
法が実践されている社会的諸条件（保険診療か自費かなど），病院や診療所に
かかわる諸条件，精神療法に直接かかわる時間，頻度，方法（カウチか対面か，
カウチならば寝ていること，対面ならば視覚的条件など），など治療構造を条
件付けている要素であればなんでもよい。それらをめぐる患者の主観的体験（そ
して相互関係における治療者の主観的体験）の意識と無意識を把握しようとい
うことである。こうしてみると，無意識は背後に隠されているのでも心の奥底
にあるのでもなく，まさにいま・ここでのコミュニケーションに含まれている
のである。

Ⅲ．構造化すること

　エピソードからはじめる。私が留学するとき，小此木先生からいくつかの
宿題を与えられた。その一つは，Kernberg, O.F. がいうところの境界例に対す
る「高度に構造化した治療設定」とは具体的にはどのようなものか調べてくる
ように，というものであった。治療構造論の提唱者としては当然の問題意識で
あった。メニンガー病院で，早速私は病棟スーパーバイザーにこのことを質問
した。バイザーは，「これだよ」といって自分の1週間のスケジュール表を示
した。ありていにいえば朝の8時から夕方5時までの時間割である。そこには
この時間はどこで誰と何をしているか，あるいはフリーの時間かが明示されて
いる。つまり「高度な構造化」とは自由時間が少ないことである。私たちは時
間の流れを生きている。ある一定の時間を誰と，どこで，どのような目的で，
どのように過ごすか，という主観的時間体験を思考すること，すなわちそこに
含まれている心的構造の諸サブシステム，対象関係，自己について理解するこ
とは，すぐれて精神分析的な営為である。
　私たちの治療における構造上の諸条件には，私たち個人の意図を超えて与え

られているものもあるし，私たちが一定の目的に沿って意図的，能動的，主体的に設定したものもある。ここでは特に後者について述べたい。前述したように，心を理解するとは構造的条件の文脈で理解することだから，治療者が意図的に構造化するという作業は力動精神療法において不可欠の作業である。いや作業という以上にそれは基本的技法といってよいのである。

　個人的力動精神療法の構造設定の具体的なことはどの教科書にもあるので，ここでは述べない。ただ，強調しておきたいのは，設定した構造は治療者も徹底的に守らなければならないし，力動精神療法の治療者としての役割（治療者が能動的に構造化したものであるが，いったん構造化されるともはやそれは力動精神療法の方法が命じたものとなる）を演じきる姿勢が重要である。そのためには，自分の身体状態や感情状態の調整，話を聞くときの態度，話の仕方とりわけわかりやすく明快なしゃべり方，声の調子のとり方など，常に配慮と工夫が必要である。かつて，古澤平作は，「治療者が治すのではなく精神分析という方法が治す」といっていたそうである。その意味で，Freud, S. の最大の発明は，カウチを用いた自由連想法という設定にある，といえる。

IV. オープンに聴くこと，理論化すること，解釈すること，書くこと

　精神力動的ないしは精神分析的に傾聴する態度を調べてみると，私たちはいくつかの矛盾した態度の維持を必要とすることがわかる。すぐに気づくことであるが，私たちは傾聴するという態度を取っている時，一つは自分の系統的理論的知識，図式や臨床体験に基づいて傾聴し理解している。治療構造論も理論的知識といえなくはないが，むしろそれは力動的精神療法の諸学派に普遍的な方法論である。ここで私が系統的理論的知識というのは，たとえばクライン理論，自我心理学，対象関係論，自己心理学などによる諸概念の使用という具体的個別的なものを意味している。どの学派がより優れているかをいうことは不可能だしあまり意味がない。ひとによって違うのである。しかし，私たちは患者の話を傾聴し観察しながら，そこで得られた無数の情報を何らかの理論や図式に従って，古いつながりを壊しバラバラに分解するという過程を経て，ふたたび関連付け，その結果明瞭な形をもった新しい関係の情緒的思考ネットワークが生まれてくる，そしてそれを解釈として伝えるのである。もし，このよう

20　第Ⅳ部　力動精神療法ことはじめ

な内的作業がなければ得られた情報は何ら意味を持たない屑同然になってしまうであろう。

　理論なき傾聴は精神療法にならないのと同様に，理論的理解だけだとすると治療の過程や結果を完全に予測できるようなマニュアル的治療になってしまう。実際，精神療法は意外なことや想定外の出来事の連続であるといってもよい。それゆえ，私たちは，まったく新しい予測しない意外なことに自分をオープンにしているという理論化作業とは正反対な態度が必要なのである。

　さて，こうした治療者の機能的態度について Bollas, C.（1999）にならってもう少し詳しく説明してみる。

　まず治療者は，そこで起きていることをあえて知ることなしにそのまま受け止めようとする。治療者は，鏡のようになり，自分の姿勢，表情，声の調子などを調律し，患者の情緒状態を読み取る。これは静かで穏やかな母親的態度と喩えてもよい。

　同時に，治療者はいろいろなことを考える。自分の想像する能力すなわち夢を夢見る人のように，赤ん坊や子どものように生き生きとした考えを生み出す能力をもちいて想像するのである。この内的作業には，私たちが自分の夢や空想や願望そして幼少期や思春期の多様な自分や他者にオープンであること，アナロジーやメタファーを使用すること，言葉だけでなく視覚，触覚，嗅覚，味覚などの五感によるイメージを描くことが関与している。

　そして，解釈をする。次第に形を成してきた理解を患者に伝えるのは，絶対不変の真実を一挙に解き明かすといった万能的な作業ではない。そこで患者が体験している心的現実の探求に向けて何事かを伝えることである。しかし，治療者はその際「言うべきか否か」「言う価値があるか否か」などの判断をしなければならない。しかも，解釈を伝える瞬間，治療者は患者の連想の流れをいったん断ち切るのである。主観的な時間の流れを止めるといってもよい。それゆえ，解釈をした後は何らか治療関係はギクシャクしたものになることがある。治療者は，このときの情緒的葛藤に耐えその意味を考えなければならない。いっぽう解釈に対しあまりにも滑らかな反応があるときは患者の「as if 的特性」や「マゾキスティックな世話焼き特性」を考慮しなければならない。いずれにせよ解釈するということは，かなり勇気の要る作業であって，父親的態度に喩えられるだろう。

　これだけで私たちの作業は終わらない。書くという作業が残っている。プロ

セスノートを書き，論文として書き，発表する。書くということは資料として
残すという意味もあるが，なによりもプロセスノートであれ論文であれ，書き
ながら私たちは治療過程について内省する，すなわち自分の無意識に接近し考
えるのである。

おわりに

　以上，力動精神療法のエッセンスだと私が感じていることを述べた。言葉足
らずであるが，構造化し，傾聴し，想像し，理論化し，解釈し，ノートを付け，
論文を書く。治療者は，静かな態度を維持しながらも大変に忙しいのである。
このことが読者に伝われば望外の喜びである。

文　　献

Bollas, C. (1999) The Mystery of Things. London & New York, Routledge. (館直彦・横
　井公一監訳 (2004) 精神分析という体験——事物のミステリー．岩崎学術出版社)
小此木啓吾(1966)精神分析ノート 2——生きている人間関係．日本教文社．(新装改訂版，
　1984)

第2章 力動的・分析的精神療法

Ⅰ．定義

　力動的精神療法と精神分析的精神療法は同義である。それは，治療者と患者が，一定のルール，一定の時間と場所，一定の役割といった一貫した治療設定において，心と心の相互交流を繰り返す中で，相互理解と新しい理解が進展するという臨床的経験的理解に裏づけられた治療法であり，治療者は転移と抵抗に関するタイミングを考えた配慮ある解釈をすること，および患者との相互作用に自分がどのように寄与しているかについてその真の価値を認めること，そしてそれらを実践するために持続的に傾聴する姿勢を保ち，自分・患者・相互関係を，意識的にも無意識的にも，探求すべく心を砕くことを重視した治療法である。

Ⅱ．分類

　国際精神分析協会は規則として，週4回以上で寝椅子を用い自由連想法を行うやり方を精神分析と定義し，対面法で週1～3回の頻度の場合を精神分析的精神療法と呼んでいる。支持的技法を中核に据える支持的精神療法，解釈や直面化・明確化を中核に置く表出的精神療法という区別の仕方もあったが，現在は表出－支持的連続体と捉えている。すなわち，週1回であっても寝椅子と自由連想法を用いる治療者もいるし，力動的精神療法はどの場合であれいくぶんかは解釈的でありいくぶんかは支持的であるという考えによっているのである。期限や目標を絞った短期精神療法もあるが，本項では長期精神療法について述べる。

　実践的立場からすると，力動的精神療法は，週1回以上の頻度。1回のセッションは45～50分，対面か寝椅子使用かはどちらでもよい。「思いつくまま

自由に話す」といった独特な対話形式，終わりまでの期間や具体的な達成目標を設定しない，といった治療構造をもっている治療法といってよいだろう。

Ⅲ. 基本概念

力動的精神療法は，以下のような基本概念をもっている。

行動や精神生活の大部分は無意識の力による。精神生活を意識・前意識・無意識からなると理解する。例えば夢や失錯行為は，いろいろな精神的力の葛藤から成り立っている，すなわち心理学的意味をもっている。治療者の前で内面を言葉で表出するという精神療法過程は，大変に孤独で孤立した誰の助けも期待できない不安喚起的状況である。そこで患者はかつて経験したであろう危険な状況を喚起しそれは不安という形（不安信号）で体験される。主体は不安信号に促され，苦痛で危険な状況を回避しようとする無意識的活動を作動させる。これが自我の防衛機制である。精神療法場面におけるこのような主観的体験に関して公式化されたものが，エディプス葛藤，分離不安，抑うつ不安，迫害的・妄想不安，絶滅の不安，接触・自閉の不安などである。しかも，こうした不安には形も色も臭いもない。治療者は，身体医のごとく見る，聞く，触る，嗅ぐ診察法ではなく，「直観する」という方法をとるのである。

幼少児はさまざまな苦痛な体験や性愛的な体験をもち，それらを受身的にだけでなく能動的に知覚し想像し思考する。それらは，遺伝的要因とともに成人の行動や性格を決定する。こうした精神分析的発達論的観点には，欲動論，自我心理学，対象関係論，自己心理学，愛着理論が含まれている。つまり人を生活史的に理解するのである。

転移は患者理解の主要な源泉である。患者は，過去の対象関係，欲動，情動の形などに従って治療者を把握するが，その把握の仕方は古い関係と新しい関係の混合である。すなわち，転移とは完璧な過去の再現ではなく，新しい状況によってある程度修飾されているのである。

治療者の逆転移は，患者が他者に喚起するものについて，すなわち過去の重要人物の患者に対する関わり方・情緒反応やその際における患者の反応に関する適切な理解の情報源である。このように精神療法のいま・ここで展開する転移と逆転移を知ることは，治療促進的な情緒関係を作るだけでなく，患者についてよりよく知るために重要なのである。この仕事は，患者の身になって考え

るとともに患者の苦痛・葛藤・快感などの主観的体験を自分のこととして考えるという内省的作業を伴うのである。

　抵抗は治療の焦点である。原則的に患者は変化に対しアンビバレントである。上述したように治療状況は患者の精神的均衡を揺さぶり，不安信号と苦痛を回避するため長年にわたり用いてきた無意識的活動，すなわち防衛機制を用いる。治療で起きる防衛を抵抗といい，観察可能である。ほとんどの抵抗は転移性抵抗であり，治療者が自分をどのように見ているかという空想によって治療に抵抗するのである。つまり抵抗は重要な対象関係が，この場で現れているのであって防衛機制が苦痛な状況に対して採用された解決努力であったように，適応パターンの側面をもつ。ゆえに抵抗は取り除かれるべき障害ではなく，その意味を治療者と患者に理解されるべきものである。

　症状や行動は，さまざまな要因が重複的にかつ多重的に関係し合って決定される（心的決定論）。性的・破壊的願望，安全性に関する無意識的幻想は，他者にどう接するか，苦痛な感情をどう制御するか，どのような生活を送るかを決定する。同時に生物学的，環境的要因もまた行動を決定するのであるが，それらは意識だけでなく無意識的信念，感情，思考に関連している。すなわち症状や行動は，いろいろな機能をもち，多くの問題を解決しているという一面がある。

　治療者は，患者が正当さ・ユニークさの感覚をもてるように援助する。原則は，われわれは本当には自分のことを知らないということである。しかし，精神療法の仕事は，無意識的回避や自己欺瞞を明らかにしつつ，患者の本当の自己をなぞっていくことである。言い方を変えると，患者のユニークで主観的真実を認め妥当なものと見なす努力は，同時に患者の自己欺瞞を暴き，恥ずかしい空想・恐怖・願望を勇気をもって探求することに関与することになる。精神療法において，理解したいという願望だけでなく，知られたい，妥当だと見なされたい，認識されたいという患者の要求もまた基本的である。

Ⅳ．適応

　この問題について一般的な医学的思考に比べると，力動的精神療法の考えはかなりあいまいである。精神医学的疾患分類は力動的精神療法の適応の判断にあまり役に立たない，といってもよい。むしろ，内省的な精神療法への治療動

26　第Ⅳ部　力動精神療法ことはじめ

機，内面を言語化する能力，内面を心理的に考える能力，治療同盟といった協働関係を維持する能力，自分の時間やお金を精神療法に投資する意志，といったことに関する評価が重要である。したがって，力動的診断面接においてはこれらについて，治療者と患者による相互評価が必要である。

　もう一つ大切なことは治療者側の要因である。治療者側に当該患者について精神療法を行う準備があるかどうかである。治療者が十分に訓練を受けており，一貫性のある時間と空間を提供できる準備があれば始めてもよいであろう。しかし，そうした場合でも，極めて難しい患者（あるいは自殺，暴力，性的逸脱行動などの危険が高い場合）に挑戦する時は，安全な治療環境を整えた上で開始するというのが原則である。いわゆる A-T スプリット，つまり精神療法担当者とは別に主治医がついて精神医療的マネジメントをする場合もある。経験のある治療者でも開始にあたっては，自分の限界についてしっかりとした評価と判断が必要だということである。訓練が十分でない治療者の場合は，スーパービジョンを受けつつ実践することが必須である。スーパービジョンなしの自己流の力動的精神療法は危険な副作用をもたらしかねない。

Ⅴ．治療機序

　力動的精神療法において，何が効果的か決定的なことはまだわかっていない。治療者は自分の好みの視座から考える傾向がある。とはいえ，それらは決して独り善がりなものではなく一定の信頼を置くことができる考え方である。明確に言えるのは，抑圧されていた過去の記憶が突然想起され，情緒的カタルシスが起きて「治る」といったドラマのようなことはあり得ないということである。

　これまでの治療機序を大別すると，①患者の内的変化という視点，②関係性の変化という視点がある。①は，転移や抵抗などの無意識的活動に関する洞察が進み，内的生活史の不連続な部分が理解され，本人にも肯定的に納得され得るようなパーソナルな生活史的物語の再編成が起きるという考え方である。②は，治療関係そのものや内的対象関係が変化，成熟するという考え方である。これに含まれるものが，containing, holding，自己対象機能の提供，外傷によるカテゴリカルな長期情緒記憶の事後作用による書き換えなどである。

　近年では，「洞察か関係か」というよりも「洞察も関係も」という視点が実際的だと考えられている。

Ⅵ. 手順と経過

これまで述べてきたごとく，力動的精神療法関係と過程は，日常の人間関係とひどく異なった独特な交流である。

1) 治療構造を設定する：力動的診断面接の結果，治療者と患者とが治療開始について合意に達したならば治療契約を含む以下のような事柄について治療設定を行う。第一は物理的現実的設定である。頻度，1回の時間，座席配置，料金（保険診療も含む），身体的接触の禁止，自己開示の制限，守秘義務とconfidentiality を守ること，二重関係の禁止などである。第二は心理学的次元の設定である。自由連想，匿名性，非判断的態度，禁欲原則，中立的態度，相互関係の理解と無意識の解釈をすることである。このような独特の設定において，心理的次元における相互の交流は，治療者と患者のそれぞれの自己境界を互いに通過してなされるものであるが，この意味での境界通過と，倫理にもとるような実際的な境界侵犯との区別ができるような節度ある態度が重要である。

2) 最初のセッションは自由連想の指示で始まる。古典的には「頭に浮かぶことは何でも話してください。その際，話すべきか否か判断せずに，どんなささいなことでも話してください」という「must」を強調した指示（父親的命令）であったが，最近では「何であれ思いついたことを話してください」とか「話してみたいと思うことから自由に始めてください」といった患者の好みを重視する言い方（母親的共感）を主張する人も出てきた。いずれをとるかは治療者の考え方によるが，話すべき何かを規定せず，連想が過去の出来事，治療場面外での現在の出来事，治療場面の出来事やそれらに関わる空想，未来に関する想像，（報告された）夢などを行き交い，しかも何らかの連関やつながりを重視するという点では共通している。

3) 患者の質問に対する答えにマニュアルはない。治療者が応答することもあるししないこともある。それは，質問に含まれる意識的・前意識的・無意識的意図を酌み取るべく努力するからである。

4) 治療者は「平等に漂う注意」を維持すべく努める。これをもう少し具体的に説明する。①患者の話や人生を，そしてセッション中起きていることをありのまま受け止め，鏡のようになり，姿勢，表情，声の調子などを順応させ，暗黙のうちに患者の情緒状態を読み取る，静かな母親的態度，②乳幼児や子

どもあるいは夢を見ている人が, 生き生きした考えを生み出すような, アナロジーやメタファーの使用, 言葉だけでなく視覚・嗅覚など五感の使用によるイメージを想像する態度, ③理論や概念を用いて解釈を構成し, 解釈を伝えて真実を探求しようという判断をする態度, といえる。つまり, 治療者は自分の理論的知識や経験に基づいて傾聴し解釈するが, 同時に予測し得ないこと, 意外なこと, 新しいことに自分をオープンにするという矛盾した姿勢を包み込む態度が重要である。

5) かくして共感的に傾聴する過程で, ともに考える努力といった雰囲気が展開するのである。このような雰囲気を治療同盟といってもよい。

6) こうした独特の治療過程の中で, ある意味では自生的に転移や抵抗が生起する。治療者の側にも自然に理解の深まりが起きる。丹念に傾聴を続けると, 患者の生活に関する情報に慣れ親しむ。つまり, 治療者は意識的にも無意識的にも患者とともに生きてきたという感覚をもつ。こうした経験を経て必然的にある種の反応共鳴ができ上がり, 共感的理解そして解釈が構成されるのである。つまり, 全体的には, 力動的精神療法過程で implicit な表象から explicit な表象へと表象の書き換えが進行しているといえる。しかも, この変化は同時に患者にも起きていて, 患者はこのような過程を経て治療者を共感的に理解するようになるのである。

7) それらを解釈する過程で, そして患者が抵抗に気づいていく過程で, 患者が過去, 現在, 転移, 夢の相互的つながりを徹底的に体験することを, 徹底操作あるいは「やりぬくこと」という。

8) 治療者は, 過去の出来事に関する体験や夢の報告, 未来に関する想像を重視するが, とはいえそれらが語られているのはまさに精神療法の「いま・ここで」においてである。上述した (信号) 不安, 転移, 抵抗, 徹底操作などは患者が「いま・ここで」精神療法を主観的にどのように知覚し体験しているかということに関する概念化であるといえる。その意味で, 治療者は常に, 眼前にいる患者の主観的体験を理解し続けるということが肝心の作業である。

9) 終了について：開始についてはいろいろな決まりがあるものの, 終わり方は実に多様である。治療開始早々に不安に対する防衛として症状が消失したり現実適応が見かけ改善したりして中断する現実への逃避 (健康への逃避), 陽性転移の展開に基づき一定の洞察やパーソナリティの部分的成熟の結果

中断する転移性治癒，といった現象がある。反対に，解決し難い依存関係のため精神療法関係を終えることができない場合もある。

しかし，ほぼ良好な治療経過を経て終わる場合，終了に際し治療を振り返り相互評価するために何回かのレビューセッションを行う。時には，半年後あるいは1年後に精神療法で達成したことが身についているか，予測外の副作用が起きていないかどうか，などをチェックするためのフォローアップセッションを行う。こうしたいわばアフターケアのための面接に患者は予想以上に協力的であるし，経験的事実であるが精神療法の効果について患者は治療者以上に高い評価を与えてくれることが多い。

文　　献

Gabbard, G.O.（2004）Long-Term Psychodynamic Psychotherapy : A Basic Text. American Psychiatric Publishing.（狩野力八郎監訳，池田暁史訳（2012）精神力動的精神療法—基本テキスト．岩崎学術出版社）
狩野力八郎（2009）方法としての治療構造論．金剛出版．

第3章　精神療法の教育・研修

　精神療法は，精神医学が医学の重要な一分野として確立した時期と時を同じくして成立した精神医学にもっとも固有の治療法である。昨今は，生物学的精神医学が重視され，マニュアル化された面接が盛んになっているが，それでもなおというか，むしろそれだからこそといったほうがよいかもしれないが，精神医学臨床を実践する際に，精神療法的アプローチが必要とされているのである。実際，精神療法的知識なくして，適切な治療関係を作ったり，患者の内面に共感したり，見立てをしたり，患者に説明・助言・支持を与えたり，そうした介入の効果を判定したり，家族にさまざまな介入をしたりといった仕事はできない。

　医学全般をみても，疾病構造の複雑化ということが大きな問題であり，医療面接，インフォームド・コンセントと倫理，プライマリーケアー，QOL が，医学教育や医療の実際における今日の課題だといえる。当然，精神科医は相談や助言を求められることが多くなっているのだが，その際精神療法的知識は不可欠である。

　それゆえ，いろいろな種類の精神療法が実施されているという現状において，どれがよいかの議論はさておき，「臨床精神科医はどれか一種類についてある程度の理解と実践が可能であることが期待されるのである」（西園，1997）。

Ⅰ．精神療法教育の三本柱

　精神療法は，素人が行う相談助言でもないし，宗教家による癒しや救いとも違う。それは，特定の理論体系に基づく専門的な教育研修を受けた臨床家が実践する治療法である。この専門的な教育研修は外に向かって開かれたものでなければならないし，一定の研修を終えると卒業できるものでなければならない。卒業にあたっては，公正な評価が行われ，資格認定がなされる必要がある。こ

32　第Ⅳ部　力動精神療法ことはじめ

のような条件を満たす精神療法の教育研修を行っている主な組織は，わが国では，日本精神分析協会（以下協会とする）と日本精神分析学会（以下学会とする），日本集団精神療法学会などである。国際的には多々あるが，どれをとっても歴史的にみて精神分析の教育研修の方法を基礎的モデルとしているので，精神分析（ここでは精神分析的精神療法，あるいは力動的精神療法も含めて精神分析と呼ぶこととする）の教育研修を中心に述べることとする。

　精神分析教育の目的は，葛藤，転移，対象関係の性質，およびその背後の無意識の力を，少数の患者との精神分析療法を通してミクロな視点から学ぶことである。教育内容は，セミナー（含症例検討会），個人スーパービジョン，訓練分析の三つからなる。

1.　セミナー（狩野，2000）

　これは知的学習である。ミニマムリクワイアメント（minimum requirement）として精神分析に関する発達論，病理構造論，技法論，人格論，倫理，歴史といった事柄が含まれる。系統講義，症例検討会，乳幼児直接観察，などの方法で行われる。日本精神分析学会は，系統講義として100時間以上，継続的な症例検討会への参加3年以上を必要としている。精神分析協会は明確な時間規定はないが，4年間の研修を目安としている。

2.　スーパービジョン（狩野，2000）

　これは技法の学習である。精神分析の仕事は，個人的な人間性による態度だけではできないし，その実践と知的学習から得られたこととの間には微妙なズレがある。スーパービジョンの目的は，①精神力動的な診断を学ぶ（1回で終わるのではなく治療過程を通して診断はなされるという意味でのプロセス診断），②契約，時間・空間の設定など治療構造の意味と感覚を学ぶ，③治療の場で展開する相互交流の力動，すなわち意識的－無意識的に自分が他者に与える影響と他者が自分に与える影響を学ぶ，④自己の内面への感性（psychological mindedness）を育成する，などである。そして，これらの事柄について，自己スーパービジョンができるようになることが到達目標である。

　学会では，週1回，1回50分（ないし45分）の個人精神分析的精神療法，3例以上についてスーパービジョンを経験することを求めている。このスーパービジョンは，週1回，1回50分（ないし45分），一対一の個人スーパービジョ

ンであり，複数の認定スーパーバイザーから別々の症例についてスーパービジョンを受けること，スーパービジョンの総計は150回以上であると規定されている。協会では，二人の認定された訓練分析家によって，週4～5回，1回50分（ないし45分）の精神分析療法について，週1回の個人スーパービジョンを2例，2年以上経験することを要求している。

スーパービジョンの方法として，最近では電話，手紙，ファックス，メールを用いたやり方も行われているが，学会，協会とも規定上は認めていない。スーパービジョンはスーパーバイザーとスーパーバイジーとの情緒的相互交流を通して，分析的感性が磨かれ，その目的を達成すると考えるからである。ただ，かならずしも資格をめざさない研修では，特にスーパーバイジーの周辺にスーパーバイザーがいない状況などでは，こうした方法も有益である。

スーパービジョンは一対一が基本であるが，2～4人のスーパーバイジーからなる集団スーパービジョンも，初期の研修では役に立つ。特に，他のスーパーバイジーの治療や考え方・感じ方を直接知り，自分の考え方・感じ方が他のスーパーバイジーにどのように受け止められるかを知ることができる，その結果多くの症例に接することができるからである。

3. 訓練分析

これは，体験的学習である。かつて教育分析と呼称されていたが，国際的に使用されている training analysis に対応させるため，わが国では訓練分析の語を用いることになった。患者の無意識や自分の逆転移，治療で起きる無意識的交流，を理解するためには治療者自身もまた，自分の無意識について知らなければならない。つまり自己分析が必要である。しかし無意識を知ることには苦痛が伴い，抵抗・転移が生じる。こうした自分の無意識を知る作業が訓練分析である。

学会では，資格認定上のミニマムリクワイアメントとして訓練分析を求めていない。これは，訓練分析の意義を否定するものではなく，わが国の現状が訓練分析を求めるまで到達していないという実際的な理由からである。協会は，認定された訓練分析家による週4～5回，1回45～50分の精神分析を必要としている。

Ⅱ. 精神療法教育を受ける際の問題

1. 統合的な視点を学ぶことの重要性（岩崎，1997；Kano，1994；狩野，1988）

　一つの精神療法，一つの理論や技法を学ぶということと，総合的な視点を学ぶことにはジレンマが伴う。学習課程では，どうしても一人の指導者，一つの理論に同一化するからである。しばしばこの同一化は過剰な理想化になる。精神分析をとってみてもいろいろな学派と指導者がいる。しかし，教育研修の最終目標は，自己分析・自己スーパービジョンができる自律的な精神療法家として自立することだとしたら，いずれそうした理想化から脱却しなければならない。そのためにも，教育課程で，複数のスーパーバイザーからスーパービジョンを受けることが重要であるし，多くの理論や技法を学ぶ必要がある。

2. 精神医学一般と精神療法教育

　精神療法教育を開始する前提として，まず精神医学一般の研修を受けていることが必要である。先に述べたように，精神分析教育がミクロな視点を学ぶとしたら，精神医学一般教育ではマクロな視点を学ぶわけで，これらは相互補完的である（Kano，1994）。診断を例にあげると，症候学的診断と力動的診断を行うことによってより総合的な患者理解が得られるものである。力動的診断だけでは症状の意味について思わぬ見落としをすることがあるし，症候学的診断だけでは内的な苦痛や適応能力は理解できないであろう。

3. 入院治療経験は役に立つ（狩野，1986）

　主治医としての責任をもつことの経験，自分が病棟のすべての人に見られる経験，当該治療にかかわる多くのスタッフのリーダーとなる経験，他の職種・他の施設との連携を経験することは，自立した総合的視野をもつ精神療法家として必須の基礎的訓練である。

4. 二つ以上の精神療法を学ぶこと（狩野，他，1986）

　わが国ではややもすると，一つの種類の精神療法しか学ばない，教えないといった傾向がある。そのため，自分の属する精神療法学派以外の精神療法についてひどく間違った印象や意見をもっている人が少なくない。個人精神療法を

第 3 章　精神療法の教育・研修　35

行っている場合でも家族への治療的介入が必要な場合があるし，その逆もある。一つの精神療法しか知らないというのは，しばしば，他の治療法の可能性を排除し反治療的になってしまうような，一つの精神療法の万能視という危険の土壌となりやすい。

5. 研修のための症例の選択と診療責任

　精神分析教育のための症例としてまずは，年代としては青年期から成人まで，病理としては神経症レベルが望ましい。もちろん他の症例経験から多くのことを学ぶことはできる。例えば，児童症例から，自我の発達する様子を観察できる。精神病症例との接触を通して，欲動の自我に与える影響や精神装置の崩壊を観察できる。境界例との治療によって，対象関係の病理と対象希求を体験できる。しかし，精神の力動性や巧緻に練り上げられた防衛機制の観察は青年から成人の神経症の精神療法からしか得られないからである（Kano, 1994）。
　研修症例は，スーパーバイザーや先輩から押しつけられたものでなく，自分が直感的に好ましく感じ，精神療法をやってみたいという主体的動機をもったものが望ましい。押しつけられ不承不承引き受けた症例の場合は，スーパーバイザーや先輩への陰性感情が逆転移の温床になりやすいし，その治療に対する主体性と責任性が曖昧になるからである（岩崎，1997）。
　研修症例の診療責任は，スーパーバイザーにではなくスーパーバイジーにあると考えられている。たとえ未熟であっても，治療の瞬間において考え判断するのは治療者であるスーパーバイジーである。スーパーバイザーに依存した治療は治療として好ましくないばかりか，研修過程の抵抗として作用する（岩崎，1997）。

6. 精神療法家の適性

　これは非常に難しい問題である。例えば，若い研修医が精神分析をあまりにも理想化して門をたたいてくるが，それは自分の内的葛藤を解決したいという無意識的動機によることがある。むろん，研修過程でそれらが克服され，立派な精神療法家になることもめずらしくないが，いつまでたっても変化しなかったり，もっと深刻なのは，自分の無意識的欲求の満足のために患者を利用することもある。時間の約束を守れない人や，倫理性に欠けている人がいる。こうした人は適性がないといえる。Winnicott, D.W.（1965）は偽自己をもっている

人は精神分析家にするべきではないとまで言い切っている。とはいえ，どの精神療法でも「そこそこ健康な人」であれば，そして動機づけがしっかりしていれば精神療法の専門家になりうるのであり，格別の才能は必要としない。

7. どのように教育研修を申し込むか

　精神分析であれば，学会や協会の研修委員会に詳細を尋ねると答えてくれる。集団精神療法も日本集団精神療法学会の教育委員会に，森田療法は森田療法学会に尋ねるとよい。そのほかの精神療法も，身近に専門家がいない場合は，学会組織のなかにある教育研修委員会に問い合わせると何らかの手がかりが得られるであろう。

文　　　献

岩崎徹也（1997）スーパービジョンをめぐって．精神分析研究 41 ; 1-15.

Kano, R. (1994) Psychotherapy training : The influence of borderline treatment on the residency training. In : Minakawa, K. (Ed.) New Approach to The "Borderline Syndrome". Tokyo, Iwasakigakujutu syuppan-sha.

狩野力八郎（1986）精神療法教育の一過程としての入院治療スーパービジョンについて．精神分析研究 30 ; 171-172.

狩野力八郎（1988）東海大学精神科学教室における卒後研修教育――卒後研修における精神療法教育の位置づけと問題点について．精神分析研究 32 ; 35-43.

狩野力八郎（2000）1999 年度臨時教育研修委員会記録．精神分析研究 44 ; 355-359.

狩野力八郎・服部陽児・河野正明，他（1986）家族療法研修と精神科卒後研修教育．家族療法研究 3 ; 28-35.

日本精神分析学会（2000）シンポジウム特集「スーパービジョンの役割と諸問題」．精神分析研究 44 ; 249-280.

日本精神分析学会（2008）日本精神分析学会認定精神療法医・日本精神分析学会認定心理療法士認定審査規定．

日本精神分析協会（2000）日本精神分析協会規約．

西園昌久（1997）精神療法の専門教育．（阿部裕・篠木満・大西守，他編）精神療法マニュアル．pp.304-306，朝倉書店．

Winnicott, D.W. (1965) The Maturational Processes and The Facilitating Environment. London, Tavistock.（牛島定信訳（1977）情緒発達の精神分析理論．岩崎学術出版社）

第4章　精神療法の治療機序について

　精神療法過程で起きるどのような要素が，どのようにして治療的に作用し，病気の治癒や人格構造の変化につながるのであろうか。簡潔にいうならば，なぜ精神療法は効果があるのかということである。こうした精神療法の治療機序について知っておくことは，精神保健の専門家ならば必須のことと思われる。ところが，その際問題となるのは，治療機序について精神療法の諸学派はそれぞれ独自の理論を提唱しているわけで，精神療法の数だけ治療機序の説明があるために，それらすべてを覚えておくことなど到底不可能だということにある。

　多少脱線するがこの点について一言述べておく。膨大な数の治療機序についての概念があるということは，精神療法が曖昧で非科学的だということを意味しているのではない。最近の科学哲学を援用するなら，どの精神療法も，非常に複雑な「生命をもっている」有機体だということであろう。つまり，精神療法では，たんなる観照的態度ではなく，対象に対する実践的行為的な態度を通して，意味や心理が明らかになるというプラクシスの概念が共有されているのである。それは，系統的な理論をもちながらも決して教条的ではなく，たえず進展する可能性をもったオープンな思考システム，だということである。

　現在，医療のなかで実施されている精神療法のほとんどは，精神分析から枝分かれしてきたといえる。例えば，精神分析療法で起きるある側面を抽出して（認知療法），精神分析理論に反対する理論に準拠して（行動療法），治療対象を変えることによって（集団精神療法，家族療法など）である。それゆえ，筆者はまず精神分析が明らかにしてきた治療機序について知ることが最も基礎的であると考えるので，本項ではそれらについて概説する。

38　第Ⅳ部　力動精神療法ことはじめ

Ⅰ. 基本的な事柄

まず最初に，治療機序に関する基本的な事柄について述べておくこととする。

1. 治療機序と治癒機転の違い

治療機序と治癒機転とは，概念上，次のように区別することができる（小此木，1986）。治癒機転とは，患者個体における病理の変化であり，治療機序は，治癒機転を起こすような治療的介入あるいは治療的作用を意味する。例えば，精神分析では，人格の構造的修正が治癒機転であり，この治癒機転を引き起こす治療機序が，転移解釈となる。行動療法では，学習された不安の軽減が治癒機転であり治療機序は，系統的脱感作ということになる。しかし，この区別はあくまで概念的なもので，実践的にはどちらがどちらといいがたいものでもある。

2. 治療対象による治療機序の違い

治療対象である精神病理構造によって，治癒機転も治療機序も違ってくるのは当然である。実際，精神療法は，その治療対象の変化によって，理論や技法が変化してきたという歴史がある。例えば，精神分析においてヒステリーの治療から生まれたのが，欲動論であり，精神病や児童の治療は，自我に関する理論を，境界例の治療は対象関係論を産み出した。認知療法も，その対象がうつ病のみから，パーソナリティ障害を対象とするようになると，情動や過去の生活史をも広く視野に入れた認知−行動−情動療法へと変化してきた。

3. 決定論的思考と非決定論的思考

精神療法の治療機序を考える際に，大切なことは，精神療法には決定論的に考える視点と非決定論的に考える視点が常に内在しているということである。

前者は，明確な治癒機転についての考えがあり（臨床的には治療目標である），それを達成するための一定の治療機序と技法があり，治療経過もほぼ予測どおりに進行するという考え方である。これは，直線的考え方であり，「技術」が強調されている。

後者は，最初から明確な治療目標を措定せず，治療結果（目標，成果）は，治療者が患者とかかわりあうという行為のなかから新たに生まれてくる〔これ

を新生（emergent）という，この語は，システム論，特に最近の自己組織化システムに関する新しい科学的パラダイムから援用したものである〕という考えである。したがって，治療経過についても予測不能性が強調され，因果関係も循環的で非直線的考えが強調されている。

4. 治療過程と治療機序

　精神療法は，治療者と患者との間で起きる相互作用の過程として捉えられるが，この過程自体が，連続的でありかつ不連続的だというところに特徴がある。つまり，精神療法は，相互作用の積み重ねによってゆっくりと変化するという過程と，あるとき突然それまでの過程とは不連続にドラスチック（drastic）な変化が起きるという出来事によって構成されている，といえる。前者の過程は治療者にとってある程度予測可能であるが，後者は治療者の予測を超えた出来事である。そして，後者のような変化をターニングポイントと呼んでいる（Böhm, 1992）。

II．精神分析の治療機序

　これまで明らかにされてきた主要な治療機序について，歴史的に順を追って以下に述べる。

1. 精神分析以前

　シャーマニズムやメスメリズムでは，悪いものが，患者から治療者に乗り移るという錯覚をもたせることによって，治癒を引き起こしていた。そこで，治療者は錯覚を作り出す訓練をしていたわけであるが，それは科学的な技術ではなく，あくまで治療者の人格が治癒を引き起こすものであった。したがって，こうした治療は，治療者と患者との間の依存的で退行的，そしてしばしばエロティックな関係にその基盤をおいていた。

　それゆえ，近代的な精神療法はまずその出発点において，こうした治療関係に頼らない治療機序と治療技術を構想したわけである。精神分析でも行動療法でも森田療法でもそうである。そしていったん技法が確立したところで，治療関係を再びその視野に入れてきたという歴史的流れがある（狩野，2000）。

40　第Ⅳ部　力動精神療法ことはじめ

2. カタルシス（浄化）－過去の記憶の想起－除反応

　症状の背景にあって，忘れられ抑圧されて無意識にあるような，過去の外傷的な出来事に関する記憶を，想起し，同時にそれに結びついた情動が放出される機序をカタルシスという。これは，治療過程における過去の記憶の強烈な再体験である。このようなカタルシスによって，外傷的な出来事が病因的にならなくなることを除反応という。

　この治療的出来事は，非常にドラマチック（dramatic）なので，精神療法の初心者にとっては印象深いものであるし，これによって精神障害がすべてよくなるといった誤解がある。しかし，カタルシスだけによって，問題が解決するのは，小説や映画のなかにおいてだけである。

　カタルシスは，常によいとは限らない。怒りや憤怒の表出がよい結果を生むこともあるし，よくない結果を生むこともある。例えば，治療者と患者のコントロールを越えて陰性感情の放出が限りなく続く場合などは，好ましくないばかりか，患者の悪性の退行をまねくことさえある。

　カタルシスは，それに引き続く内省，すなわち体験の知的理解や言葉化を伴ってはじめて治療的価値が出るものと考えられる。しかも，病因的な問題は，以下に述べるような転移のなかに繰り返し反復されるので，カタルシスと内省は1回だけで済むものではなく，持続的に行われなければならない。

　現代の精神療法において，カタルシスの治療的意味をどの程度重視するかは，各精神療法の立場によって異なっているし，また治療対象となる精神病理によって，その治療的意味や現れ方は違うと考えられる。とはいえ，いまなおカタルシスという出来事は，精神分析を含む多くの精神療法において重要な治療機序であるといえる。実際，カタルシスという現象は，多くの精神療法においてしばしば認められるものである。さらに，カタルシス効果を直接ねらった方法として，外傷体験に対する簡便な精神療法や催眠療法，訓練のための集団，ある種の家族療法などがある。

3. 抵抗解釈と転移解釈――治療同盟・退行・洞察

　洞察とは，自分についていろいろな側面から異なったやり方で理解するということである。例えば，防衛機制や症状の原因を理解する，夢の意味を理解する，自分の行動が他者に与える影響を理解する，などである。それはまた，「イドあるところ自我あらしめよ」という言葉に表されるように自我による欲動の

統制をも意味している。ここでは，治療機序においてカタルシスよりも知的な要素が，何が話されたかよりもどのように話したか，ということが重視される。こうした洞察が起きるプロセスを要約すると以下のようになる。

精神分析が始まると，自由連想の原則や禁欲規則といった特有な治療構造や治療者の態度が治療的な退行を促進する。患者の防衛や超自我の禁止が弱まり，幻想が活性化され，さまざまな感情や欲動が再体験される（馬場，1991）。そこで治療者に対して転移が発展する。それは，過去の重要な対象に対する幼児的な愛着をめぐる葛藤とそれに対する抑圧を中心とした防衛機制で構成されている。転移は，ある意味で治療者に対する認知の歪曲を伴うし，自由に連想することへの抵抗でもある。つまり転移のなかに患者の病理が現れるのである。したがって，転移の解釈や抵抗の解釈は，治療者に向かう転移性の歪曲への気づき，転移や抵抗の無意識的意味の理解を促すのである（狩野，1991）。

このプロセスを自由連想法に即していうと，治療が始まるとまもなく患者は自由な連想ができなくなる。例えば，沈黙や話を逸らすといった現象である。これは，それ以上そのテーマについて連想すると何か不都合なことを，例えば罪悪感などを体験するのではないかという不安によって，無意識的に引き起こされた現象であり，自由に連想し自己理解を深めることに対する抵抗である。この抵抗の背景には防衛機制が働いているわけである。また，自由連想をする代わりに治療者に個人的な関心を示すという転移も治療の抵抗の源となりうる。抵抗や転移の解釈は，「よい循環をもった連想」（Menninger, 1959）や「治療の進展を示唆する自由連想」（Kris, 1982）を促すわけである。見方を変えると，このような好ましい連想がなされること自体が，無意識への気づきや自己理解を拡大し深化させるのである。

これらの出来事は1回で終わるわけではない。患者は，持続的な好ましい治療的退行のなかでいろいろな種類と層の対象関係，欲求，幻想を意識的－無意識的な連続した脈絡で体験し，それらの意味を理解する。すなわち，徹底操作が行われる。

この治療機序が効果的に機能するのは，対象となる患者が治療同盟を形成する能力をもっていることが必要である。というのは，退行を促進させるということは，自己の葛藤や幼稚性を露呈することなので，欲求不満に耐える能力，あるいは対人関係における不信や疑惑に耐える能力，すなわち人に対する基本的な信頼感が成立していることが必要とされるのである。

42　第Ⅳ部　力動精神療法ことはじめ

　したがって，精神病理構造の重さや特性によって，技法の修正や新たな治療
機序モデルにのっとった技法が用いられねばならないことになる。技法の修正
の代表的なものとして，ここでは「支持」と「指示」について述べ，あらたな
モデルについては次の項で述べることとする。

　支持という介入によって起きる治療機序は，防衛の洞察ではなく，逆に防衛
の強化であり，それによって精神的な均衡が回復するというものである。例え
ば，「そのような苦痛なことは忘れなさい」ということによって抑圧を強化す
るのである。一方，指示は，例えば広場恐怖の患者のように回避傾向が強い場
合，群衆のなかに出かけることを指示することによって，葛藤に直面するとい
う体験を引き起こし，しかるのちにその体験を解釈するという方法である。

4. 治療関係の変化──治療関係の内在化

　このモデルは,そもそもはより重い精神病理（パーソナリティ障害や精神病）
の治療機序として解明されたものである。一言でいうと，分析家の態度や言語
的介入は，患者にとって無意識の意識化に役立つだけではなく，それを通して
分析家の外的－内的な心のあり方が患者に取り入れられ，対象関係能力，思考
能力，象徴能力などに代表される自我の諸機能が改善し，成熟する，というこ
とである。

　先に述べた退行－抵抗・転移解釈モデルは，治療同盟あるいは作業同盟を重
視しており，治療関係を決して軽視してはいない。しかし，やはり力点は，患
者の幻想という領域で起きる転移という現象を介した自己の内面の洞察であ
る。それに対して，新しいモデルで大きく異なるのは，現実の分析状況や現実
の治療者－患者関係そのものを探求の対象にし，その変化そのものに治療的意
味があると考える点にある。したがって，この治療機序においては，転移－逆
転移の理解，とりわけ逆転移の理解が大きな役割を果たすのである。この治療
機序を説明する主要な概念として，containing, holding, empathy があげられる。

1) containing (Grinberg et al., 1977)

　この治療機序は，container-contained モデルといわれ，最早期の母子関係を
参照している。つまり，赤ん坊は，自分の体験に関する表象をもっていないの
で,不快な身体感覚は,現実的な投影同一視を介して,母親のなかに排泄される。
赤ん坊の感覚を適切に受容できる母親は，空腹を満足に，痛みを喜びに，孤独

を人との交わりに，死の恐怖を平和な感情へと変形させることができる。こうして改変され緩和された情緒体験を赤ん坊は取り入れる。こうして赤ん坊は，対象の不在や，欲求不満に対して耐えることができるだけでなく，思考することができるようになる。このように赤ん坊から投影される欲求にオープンで想像性のある母親の読み取り機能を「夢想する（reverie）」ことという。

　このモデルでは，精神分析は二人の心の情緒的相互交流であり，そこで，必然的に体験される対象喪失と欲求不満の苦痛を基本的主題としている。患者は，分析的関係のなかで，一人の人として，剥奪感，孤立感，孤独感を体験するが，それらを自己の内面にあるものとして思考し内省することができない。言い換えれば思考を思考する装置（あるいは機能）が働かないということである。そのため，こうした情緒体験は，現実的な投影同一視を介して治療者に排泄されるが，治療者の夢想する力でもってそれらをより受け入れやすい形に変形するという持続的な過程を経て，患者のなかに考える力（思考を思考する機能）が内在化されるということが治療機序である。すなわち，この治療プロセスは，患者が自己と他者とを分化することによって，自分の心をもつようになるプロセスだといえる。

2) holding（Winnicott, 1971）

　これは，containing と類似しているが，依存を防衛としてよりもそこに発達促進的な意味を認め，治療者との関係において依存を受容するような「抱える環境（holding environment）」を提供することを重視する点において containing と異なっている。ここでは，欲動の満足と依存の受容とを峻別しているのである。患者の欲動，情緒，思考，葛藤を抱える環境として治療者が機能するなかで，患者は，自分の破壊性に壊されない「ほどよい母親」を治療者のなかに発見する。さらに，治療者は，患者の万能的態度を，防衛としてよりも患者が想像し創造したものとして捉えることによって，患者は錯覚をもつことを受容され，創造性が展開し，それが移行領域となり，そこで「遊ぶこと」を通して遊びの領域が拡大する。この治療的変化を通して，患者は欲動を内的なものとして抱え，自己制御機能が内在化されるのである。

3) empathy 自己対象機能の提供（Kohut, 1984）

　このモデルの特徴は，徹底して転移や抵抗のなかに発達促進的意味を見いだ

すという態度を重視するところにある。精神療法において，適切な情緒的応答により，過去において妨げられた自己対象転移が発展する。これは，鏡転移と理想化転移からなる。前者において，治療者は患者の自己の誇大性を映し出すような対象であり，患者に認知と承認を提供する。後者において，治療者は患者に理想的な対象像を提供するような，患者を穏やかに安定させるような機能をもつ。これら二つの転移に関する理解，さらに治療者の共感不全によって起きる情緒的反応に対する治療者の情緒応答性に基づく共感的理解の提供によって，患者の自己は再発展を遂げ，理解されているという体験と理解してもらえるという見通しをもつことができるようになる。

　このモデルでは，精神療法過程において治療者の共感不全あるいは共感の失敗は必ず起きるものであり，いわゆる抵抗はそうした治療者の共感不全に由来していると考えられるために，治療者には徹底した逆転移の理解が求められるのである。

5. 最近の治療機序モデル

　治療関係の内在化モデルに準拠しながらも，それらをもっと発展させた最近の治療機序モデルとして，記憶の書き換え論，間主観的アプローチ，分析的第三者について説明する。

1）記憶の書き換え（Modell, 1990）

　記憶が新たな体験により，組み替えられ修正され，新たな意味が付与されることを事後作用という。治療状況において，この事後作用が治療機序として働き治癒機転を促進する。ちなみに，ここで問題となる記憶は，過去の出来事に関連する一つ一つの記憶の内容ではなく長期感情記憶のカテゴリーである。

　このモデルでは，記憶の本質はプロセスであり，たえず動的に再構成されていて，知覚－運動器官は，現在の体験と過去の記憶のカテゴリーをフィットさせようとして環境を探査し，感情カテゴリーが治療者との間で反復される。新しい体験に出会うと，その新しい脈絡で記憶の書き換えが起きるのである。一方書き換えられない体験は，同化されず，繰り返される。治療状況におけるこのような反復が転移だといえる。そして治療者との新しい体験によって事後作用が働き，反復されてきた記憶が書き換えられるとき，治療的変化が起きる。したがって，こうした新しい体験を可能にするような治療設定や治療者という

第4章　精神療法の治療機序について　45

要素やその意味を考察することが治療技法上ことのほか重要になってくる。つまり，治療者は，専門的な訓練を受けた治療者であると同時に日常的な人であるという二重性をもち，治療設定は，患者が治療者と二人でいながら一人であるという逆説的状況であるということが，事後作用という治療機序を作動させる力となっている。

2）間主観的アプローチ（Orange et al., 1997）

　この概念において，精神療法の基本的な目標は，患者の主観的世界の展開，解明，変形だと考えられている。そして，分析的かかわりと，そのかかわりの必然的な脱線とによって始動される変形プロセスは，常に間主観的システムのなかで起きる。つまり，治療的相互交流のなかで結晶化する現実とは，あくまで間主観的現実である。それは，発見されるものでもなく，創造されたり構築されるものでもない。それは，共感と共鳴のプロセスを通して，言葉化される（それまでは無意識的であった）コンテクスト（context）である。それは，言葉化されていなかったという意味で無意識であるが，むしろ共感的対話に入る前までは，間主観的システムにおいて言葉化されるような形では体験されていなかったのである。

3）分析的第三者（Ogden, 1994）

　「イドあるところ自我あらしめよ」という Freud, S. の言葉についてはすでに述べたが，この言葉は「それのあるところに私をあらしめよ」と翻訳できる。つまり精神分析の治療目標として，自我の統制機能の回復が重視されているわけである。しかし，この言葉は，「それ」すなわち不安発作，抑うつ，自己破壊傾向，無茶食いなどといった症状や病理的性格傾向が，「私−性」の質をもった体験に変形し，パーソナルな物語になることだと解釈できる（Ogden, 1986）。そうなってはじめて「私」は，その物語が，なぜ，どのようにして，できあがったか，それを放棄することがどんなに苦痛を感じることなのか，が理解できるようになる。

　こうした変化を引き起こす治療機序は，分析的関係における心理的意味での「第三者」の出現によって，患者が非内省的な二者関係から抜け出ることができるということである。ここでいう「第三者」とは，患者と治療者との関係を解釈するようなそれぞれの心のなかのもう一つの主体という意味である。つま

り，エディプス体験あるいは三者関係の成立が治療機序として強調されている。

6. メンタライジング——メタ精神療法的治療機序（Bateman & Fonagy, 2004）

　メンタライジング（mentalizing）あるいはメンタライゼーション（mentalization）は，最も新しい概念で，他者や自分自身の行為を，それらの背景にある感情，思考，信念，欲望などという心的状態との関連で読み取る能力あるいは機能のことである。それゆえ，メンタライジングは，われわれが他者と心理的に関係しているという感覚，あるいは他者を知る，他者に愛されている，ケアーされている，理解されているという感覚の基礎を成しているという意味で，対人関係性能力の基盤として重要な役割を果たしている。他者に対するわれわれの振舞い方は，メンタライジングに基づくが，同時にメンタライジングは他者との関係において展開する自己表象や他者表象を形作る働きもする。

　この機能は，愛着関係を基盤として進化すると考えられている。それは，明示的なこともあれば暗黙のうちに機能していることもある。内省や洞察とは異なり，もっと瞬間瞬間において人や自分の心を読み取る能力である。これは，想像する，共感する，思考を思考する能力，メタファーを形成する能力，象徴機能などと関連していて，治療者が意図するか否かは別にして，どんな精神療法にも認められる治療同盟の基盤をなすようなメタ概念である。そして，どんな精神療法も患者と治療者のメンタライジング機能の進化・展開なくしてはその治療作用を発揮できないという意味で，治療機序のメタ概念と考えられる。

おわりに

　精神療法の治療機序として基本的な事柄を述べ，次いで精神分析で明らかにされた治療機序を歴史の順をおって取り上げた。それらは，カタルシス，退行－抵抗・転移解釈と洞察，containing, holding, empathy といった治療関係の内在化モデル，記憶の書き換え（事後作用），間主観的アプローチ，分析的第三者の出現，メンタライジングといった事柄である。

文　　献

馬場禮子（1991）治療者の退行——その意義と特質について．精神分析研究 35 ; 33-38.

Bateman, A. & Fonagy, P.（2004）Psychotherapy for Borderline Personality Disorder ; Mentalization-Based Treatment. Oxford, Oxford University Press.（狩野力八郎・白波瀬丈一郎監訳（2008）メンタライゼーションと境界パーソナリティ障害——MBT が拓く精神分析的精神療法の新たな展開．岩崎学術出版社）

Böhm, Y.（1992）Turning points and change in psychoanlysis. International Journal of Psychoanalysis 73 ; 675-684.

Grinberg, L., Sor, D., Bianchedi, E.T. et al.（1977）Introduction to the Work of Bion. New York, Jason Aronson.（高橋哲郎訳（1982）ビオン入門．岩崎学術出版社）

狩野力八郎（1991）治療者の支持的役割——治療状況における退行の意味を認識すること．精神分析研究 35 ; 45-57.

狩野力八郎（2000）精神分析の二重性．精神分析研究 44 ; 66-70.

Kohut, H.（1984）How does analysis cure?. Chicago, Chicago Press.

Kris, A.O.（1982）Free Association ; Method and Process. New Haven, Yale University Press.（神田橋條治・藤川尚宏訳（1987）自由連想——過程として方法として．岩崎学術出版社）

Menninger, K.（1959）Theory of Psychoanalytic Technique. New York, Basic Books.（小此木啓吾・岩崎徹也訳（1969）精神分析技法論．岩崎学術出版社）

Modell, A.（1990）Other Times, Other Reality. Cambridge, Harvard University Press.

Ogden, T.H.（1986）The Matrix of the Mind ; Object Relations and the Psychoanalytic Dialogue. New York, Jason Aronson.（藤山直樹訳（1996）こころのマトリックス——対象関係論との対話．岩崎学術出版社）

Ogden, T.H.（1994）Subject of Analysis. New Jersey, Jason Aronson.（和田秀樹訳（1996）「あいだ」の空間——精神分析の第三主体．新評論）

小此木啓吾（1986）治療場面と治療技法．精神分析研究 30 ; 15-20.

Orange, D.M., Atwood, G.E., Stolorow, R.D.（1997）Working Intersubjectivity ; Contextualism in Psychoanalytic Practice. New Jersey, The Analytic Press.（丸田俊彦・丸田郁子訳（1999）間主観的な治療の進め方——サイコセラピーとコンテクスト理論．岩崎学術出版社）

Winnicott, D.W.（1971）Playing and Reality. London, Tavistock Publication.（橋本雅雄訳（1979）遊ぶことと現実．岩崎学術出版社）

第5章　医療を受ける心理と医原神経症

はじめに

　本来医療とは，医師による精神的・身体的・社会的存在としての人間の個人的苦痛を取り除く作業であった。しかし医学が高度化・専門化していくなかで，医療もまた専門化・分業化してきた。そこでは医師が何々科の医師といわれるように，患者も何々科の患者として，規定される。たとえば，一人の個人にとってある一つの身体的苦痛は，他の身体面にも精神面にも，その個人の社会生活の上にもいろいろな影響（病気のために会社を休まねばならないなど）を及ぼすことはごく当たり前のこととしてうけとめられている。とくに，医療に従事する者は，誰もがその重大さを充分に認識しているはずである。しかし，患者がいったん何々科の患者と規定されると，このごく当たり前のことが容易に無視されてしまうのも現実である。つまり医学の高度化・専門化は医療にいちじるしく貢献しているが，その弊害も大きい。

　心身医学は，本来，このような医学の専門化に対する批判から生まれてきたものであるが，しだいに〈心身医学〉という一つの専門分野に閉じこめられてしまった。そこで，必要とされるのは，医療のある専門分野に立ちながら，医療の専門化を超える視点であって，新たな専門分野をつくることではない。そこが医療心理学の基本的視点である。とりわけ，患者の心理を理解する時，特定の疾患の患者の心理を理解するだけではなく，患者一般に共通した心理を理解する必要がある。その多くは，これまで，日常的でごく当たり前だと考えられてきたような患者心理である。そこで，もう一度，この日常的でごく当たり前な患者心理を検討し，その意味や意義を明確にすることが，患者の心理を理解する基礎となるであろう。

Ⅰ．〈患者〉になることについて

　一人の人間が，精神的あるいは身体的苦痛を感じ，病気だと思ったからといって〈患者〉になるわけではない。医師を受診して，はじめて〈患者〉になる。つまり，〈患者〉と〈医師〉は別個には存在しえない。両者はつねに一対の関係にある。このように心理・社会的にみれば，医師－患者関係は特殊な役割関係としてとらえることができる。そして，治療の所期の目的を達成するためには，〈患者〉がただ受け身的であってよいものではなく，身体－心理－社会の各レベルにおいてより積極的・主体的に〈患者〉という役割を遂行することが望ましい。しかしすべての治療がそのように順調に経過するわけではない。むしろ迂余曲折しながら進行することがしばしばである。実際には，どんな病気であれその病態が重ければ重いほど，治療過程は迂余曲折するものである。このようなわけで，患者が〈患者〉という役割を積極的・主体的に果たすことを妨げている要因を探し解決していくことが，狭義の個別的治療に加えて，もう一つの治療といえる。それゆえに，治療関係における〈患者〉の心理を理解する必要が生じてくるのだが，まずそのためには，

　（1）患者が，(a) どんな理由で，(b) 誰にすすめられて（あるいは本人自身の意志で)，(c) 何のために（どういう結果を予想して),(d) 医師（または病院）にどういうイメージをもって・もたされて（これまでの医師について，その医師との関係についてどうであったかも含む)，(e) どのような経緯（初めてか，紹介か，転科かなど）によって，(f) このような経過をたどった自分にどんなイメージをもって，〈医師〉を受診し〈患者〉になったか？

　（2）〈患者〉と〈医師〉の関係は，どのような関係か？
を知る必要がある。

　（1）の受診の動機づけと（2）の医師－患者関係とは，そしてそこで行なわれる治療過程と結果とはたえず影響をあたえ，あたえられるという関係にある。そして，最初の動機づけは促進されたり，消失されたりして変化し，次の新しい動機づけが生まれたりする。こうして〈患者〉の心理は治療終結に至るまでさまざまに変遷していく。

II．一次的動機づけと二次的動機づけ（Meares, A.）

　一次的動機づけとは，精神的・身体的不安苦痛を解決するために他者（医師）に助けを求めるという心理である。この一次的動機づけは，人間は孤立してはまったく無力な存在であり，基本的にたえず他者を求めているという心理にもとづいている。〈病気になる〉ということは，部分的あるいは全体的に，意識的あるいは無意識的に，このような無力感を経験することである。患者が比較的正常な現実検討能力や判断力をもっている場合には，ある程度の疾病理解や治療理解をもてるので，この一次的動機づけによって，患者は受診し治療をうける。そして，治療者と比較的良好な治療関係が成立しやすいので，治療過程で起こってくる不安や苦痛な体験を現実的に処理することができる。

　二次的動機づけは，積極的な場合と退行的な場合がある。前者の場合，〈もっと健康になりたい〉〈もっと美しくなりたい〉という積極的な期待を医師に向ける。たとえば，〈性格を改善したい〉と希望して精神科を受診する患者や〈瞼を二重にしたい〉と希望して形成外科を受診する患者の心理である。

　後者の場合，医師に〈甘えたい〉〈やさしくしてもらいたい〉〈秘密を話したい〉といった本来の治療目的からはずれた期待を向ける。たとえば，老人の患者が病院にきて医師に家庭の話をしたり，待合室で老人仲間とおしゃべりをすることが動機づけになっていることがある。さらに家庭生活で得られぬものを入院生活で得ようとして長期入院になる場合もある。つまりこの動機づけは，患者であることへの逃避につながっていく。

　しかし，二次的動機づけの背後に一次的動機づけが隠されている場合がある。この場合の一次的動機づけは，受診当初から患者自身が気づいている意識的動機づけよりは，患者自身も気づいていない無意識的動機づけであることが多い。この無意識的動機づけは，治療の途中で気づかれることもあるし，二次的動機づけによる期待が満足されたのちに気づかれることもある。たとえば形成外科の手術をうけて，主観的には満足したのちに神経症になる場合がある。したがって，二次的動機づけで受診した患者の場合，隠蔽されている一次的動機づけの有無を確認したり推定する必要がある。

　ふつう，一次的動機づけの方が二次的動機づけより一般的だし，治療を進める力としては，はるかに強力である。

1. 〈診断され，治療を受けること〉それ自体に内在する動機づけの葛藤

一人の人間が〈患者〉になるということは，医師に〈診断〉され〈治療〉を受けるということである。そして，このような構造には，どんな患者であっても，またどんな診療科で，どんな医師に診療をうける場合でも，患者が必ず体験する動機づけの葛藤がある。つまり，無力な患者が自分にはない力をもった医師に依存せざるをえないという構造それ自体に内在する葛藤ともいえる。

2. 否定的動機づけ

一般的に，見知らぬ人に自分を知られたり評価されたりするという体験は，被害的な不安を高めるものである。ましてや自分が無力であればあるほど，相手は強力にみえてくる。精神病で疾病理解や治療理解を欠いていて，受診を拒否する場合はもちろん，どんな患者も，比較的正確な疾病理解や治療理解をもって受診を肯定していても，感情的には〈診断され治療を受けること〉に不安を抱く。この不安が否定的動機づけを強化する。

このような不安には，以下のような種類がある。

〔被害的不安〕医師はなにか自分に不利益なことをするのではないか。

〔のみこまれる不安〕自分のことをなんでも知られてしまって，自分を維持できなくなり，医師の思うままにされるのではないか。

〔見捨てられる不安〕こんなことをいったり，知られたりすると，医師にみすてられてしまうのではないか。

〔疑惑と不信〕この医師はいったいどういう人物なのか。

〔超自我不安〕医師は自分をどう評価するのか，馬鹿にしたりしないか。

〔見知られる不安〕他人である医師に自分のことを見知られて恥ずかしい。

これらの不安や否定的動機づけは，入院したり，隔離病棟や病室に入れられるという状況でいっそう強められる。とりわけ，子どもや老人において顕著である。たとえば，感染症で入院した老人患者が隔離病室に入れられると，とたんに被害的不安が強くなり，妄想反応を呈するのは，しばしばみられる例である。

3. 肯定的動機づけ

すでに述べた一次的動機づけと二次的動機づけは，肯定的動機づけである。つまり，患者は〈診断され，治療を受けること〉でなんらかの利益を期待する。この期待は，合理的な治療を期待するレベルから，魔術的な治療を願ったり，

治療者を理想化し，なんでもかなえてくれる人とみなすようなレベルまでさまざまである。たとえば，医師に恋愛感情をもつことが治療を続ける動機づけになったり，どんな病気も注射1本で治してくれるからというのが受診の動機づけになったりする。この時しばしば医師は善意から期待に応えようとすることがあるが，そうすればするほど患者の期待はエスカレートして，合理的治療を行うのは困難になる。ほかにも，自分の悩みを理解し治してもらいたい，秘密を告白したい，自分を顕示したい，露出したい，誰かと親しくなりたいという欲求が肯定的動機づけとして働く。

4. 否定的動機づけと肯定的動機づけの葛藤

どんな患者もこの〈診断され，治療を受けること〉に内在する否定的動機づけと肯定的動機づけによっておのおのの方向に動かされている。そして，この二つの動機づけは，たえず葛藤し，治療過程を促進させたり，時には抵抗になったりする。

5. 意識的動機づけと無意識的動機づけ

患者はつねに，この動機づけの葛藤をすべて意識しているわけではない。ある部分を意識し（意識的動機づけ），他の部分は意識していない（無意識的動機づけ）。合理的な治療にとって重大な抵抗となるのは，この無意識的動機づけである。つまり潜伏性の抵抗である。たとえば一見物わかりのよい友好的な態度の患者が，ある日突然治療を中断してしまったり，転院してしまったりすることがある。

一般的に患者は，本人の理性が納得している，肯定的合理的動機づけだけではなく，上にのべた感情的な非合理的動機づけをもつ。そしてこれらのさまざまな動機づけは〈診断され，治療を受けること〉それ自体に内在する患者の心理である。

6. 自家製の病気（autogeneous illness, Balint, M.）・ 自家製の診断（homemade diagnosis, Clyne, M.）

患者は，精神的・身体的不安や苦痛に際し，それらにまつわる不安を解消するために受診という方法をとるが，もう一つの方法がある。患者は，まず私的・主観的な病気像つまり〈自家製の病気〉をつくりあげる。この〈自家製の病気〉は，

精神的・身体的不安・不快・恐怖や社会的不適応感，被害感，抑うつ感，他人に対するうらみ，怒り，嫉妬といった苦痛な感情によって構成されている。そして，この〈自家製の病気〉に対する自分の不安を鎮静させるために，なんらかの〈自家製の診断〉を下している。この〈自家製の診断〉は，患者の知的状況や医学的知識によってさまざまであり，理性的判断や臆測・空想のいりまじったものである。

　こうしてみると，正確な疾病認識や治療理解を欠く精神病の患者も，また医学的知識が不充分な児童でも，なんらかのかたちで〈自家製の病気〉に苦しみ〈自家製の診断〉を下しているといえる。そして患者は受診時，まず医師に医学的診断（〈医家製の病気〉iatrogeneous illness）を一方的に下されるよりは，〈自家製の病気〉と〈自家製の診断〉を理解してもらいたいと期待している。この理解は，すでにのべた動機づけの理解を通してなされるが，こうして患者は，医師を理解者−助力者として体験するようになる。さきにのべた精神病の患者で，〈自家製の病気〉は精神的苦痛よりも身体的苦痛のことがある。この際，治療者が精神科的診断を下すよりも，まず身体的苦痛に目を向け共感するならば，なんらかのかたちで患者とよい治療関係をもつことができるであろう。

Ⅲ．誰によって動機づけられたか

　これまでにのべたさまざまな動機づけや〈自家製の病気〉〈自家製の診断〉には，患者・治療者以外の第三者がなんらかのかたちで，いろいろな程度に関与していることが多い。

　この第三者は，両親，学校の先生，職場の同僚・上司，友人，あるいは医師，ケースワーカー，看護婦，サイコロジストなどの場合もある。また新聞，テレビ，週刊誌などのマスコミであることも多い。この第三者は医師と患者を結びつける仲介者の役割も果たしている。しかし，注意しなければならないのは，この仲介者によって，患者は誤解や偏見をうえつけられていることが多いということである。こうして患者の〈自家製の診断〉はどんどん加工されていく。第三者が患者にとって重大な人物であればあるほど，このような影響は強い。患者の心理に第三者の果たす役割は大きい。

　第三者による動機づけを分類すると，以下のようになる。

（1）本人は納得していないが，第三者の強制によって受診する場合

当然，被害的不安がよりいっそう強くなり，否定的動機づけも強化される。患者の受診時の言動，振舞はこの否定的動機づけによる。また，患者は第三者と治療者が共謀していると認知しやすい。

（2）第三者によって，否定的動機づけが肯定的動機づけに変化した場合

この場合，患者は主観的には肯定的動機づけによって受診しているが，内面的にはさまざまな事態が起こっている。

（a）本当に納得して合理的動機づけで受診している場合

（b）第三者によって肯定的ではあるが魔術的な期待や理想化がなされている場合

しばしば見うけられるケースである。〈あのお医者さんは，日本一権威があるから〉とか〈あの病院は東洋一の設備だから〉とかいうものから，不安がる子どもに母親が過度な保証を与えたりする場合である。

（c）一見，受診に肯定的であるようにみえるが，それは第三者に適応するためである場合

この傾向がもっと強くなると，受診について第三者と一体になって行動してしまう。

いずれにしても，受診について，第三者がかかわってくることで，本人・治療者・第三者という三角関係がつくられ，患者心理はいっそう複雑になる。

Ⅳ. 受診以前に患者が抱く治療者認知と幻想

以上のべてきた動機づけによって患者は自分一人で治療者についての合理的認知や主観的幻想をつくりあげたり，第三者の介入によってそれらをつくったりする。たとえば，老朽化した病院の建物をみて，医師の技術も低いのではないかと疑ったり，地位の高い医師だからといって，魔術的な期待をもったり，若い医師だということで過小評価したりする。

また，第三者の抱いている期待や空想が，患者に伝わり，患者は，さまざまな期待や空想をもつことになる。

いずれにしても，治療者に対する認知は，過度な理想化か被害的な不安という非合理的な認知になりやすい。そして，この非合理的な認知は治療本来の目的の支障になる。

V. 医原神経症の定義

Hurst, A. は，はじめ〈医師の態度や言動から誤った暗示を受けることによって生じる疾患〉を医原性疾患（iatrogeneous disease）と定義した。つまり，医原性疾患とは医原性神経症のことであった。その後，医原性疾患は医療による副作用〈薬物や手術などによる〉すべてを含み，より広義に用いられるようになった。そして，その病因は医師の言動によるものが主であるが，他の医療スタッフやマスコミによるものも含まれる。しかし，基本的には，医原神経症は医師−患者関係の中で，両者にとって非意図的につくり上げられる神経症である。この点で同じ医師−患者関係の中でつくられる転移神経症とは異なっている。転移神経症は，医師−患者相方の合理的自我による協力（作業同盟）を基盤にして，治療の目的のために意図的につくられるものである。

VI. 医原神経症の発生

一般的に医師の診療行為は診断することから始まる。その際，除外診断という方法がとられる。そして多くの場合，人命にとって危険率の高い病気から順番に除外されていく。ところが，この除外診断の結果，身体的異常所見が明確でなく，神経症が疑われるとき，明確な見通しや精神科受診についての明確な説明をさけて，〈擬似診断〉つまり，その場しのぎのあいまいな説明を行うと，かえって身体的な病気への心理的固着をつくりだしてしまうことになる。たとえば，胃部不快感を執拗に訴える患者に，〈胃下垂がありますね〉と，ささいな検査の結果を重大そうに説明する。すると，身体についての不安が強く医師に魔術的期待をもつという心理状態にある患者は，すべての症状が胃下垂のために起こっていると考え，〈身体の病気〉という病気像をつくりあげてしまう。

他にしばしばみられるのは，心悸亢進のある不安神経症患者に〈あなたの心臓はちょっと弱っています〉，〈自律神経失調症です〉といえば，〈心臓病だ〉〈自律神経の病気だ〉という身体病としで受けとめられる。また，ふらつきや気が遠くなる感じを訴えるヒステリー患者に〈低血圧です〉〈貧血がありますね〉といえば，〈低血圧症〉〈貧血症〉になってしまう。

以上のように，医原神経症では医師の言動が問題となるが，実際には患者の側にも神経症的傾向〈心気傾向，不安状態，ヒステリー，強迫傾向，抑うつ状

態など〉がもともとあることが多い。そこで医師は初診時にそのような神経症的傾向を見抜くことが必要である。

Ⅶ. 医原神経症のさまざまな型

医原神経症は心臓神経症，胃腸神経症などの器官神経症の型をとることが多い。他には

(1) ポリサージャリー（polysurgery）（〈外科的設定と術前・術後の心理〉参照[編注1]）

(2) ジプシー患者化

　　医師が患者に〈何でもない〉と率直に説明すると〈この医者はわからないのだ〉〈もっと悪い病気かもしれない〉,〈見捨てられた〉と思い不安になる。しかし〈ノイローゼだ〉といわれると〈精神病扱いされた〉と拒絶反応を起こす。こうして医者から医者へと遍歴するうちに慢性化・固定化していく。このジプシー患者化は他の型の医原神経症にもみられる傾向である。

(3) 薬物依存

　　薬物について正確な説明をしないで適当な病名をつけ暗示的に〈これは良い薬です〉といって投与し続けたり，慢性疼痛患者にその場しのぎの鎮痛剤を注射したりする場合〈薬づけ医療〉や薬物依存を生ずる（〈薬物依存〉参照[編注2]）。

(4) 依存性の未解決

　　患者の医師に対する依存関係は，人間の心気的配慮にもとづいている（〈身体へのとらわれと不安〉参照[編注3]）。したがって，患者の訴えに対し医師がただ〈何でもない〉と説明して，検査も投薬もしないと，つまり心気的配慮を与えないと，患者はその医師を不親切だと不満に思い，別の医師を求め，この同じパターンを繰り返す。

編注1）小此木啓吾編（1989）からだの科学 増10　新・医療心理学読本 ; p.49-53.

編注2）同書. p.180-185

編注3）同書. p.161-165

58　第Ⅳ部　力動精神療法ことはじめ

(5) 患者アイデンティティーと長期入院化

　　神経症者は，神経症という疾病の結果，二次的に現実的な利益（親に大事にしてもらえる，補償がもらえるなど）を得る。この二次的疾病利得が本来の神経症を固定化する。とくに医師を受診あるいは入院することで患者＝病人，つまり外来患者あるいは入院患者というアイデンティティを与えられることが二次的疾病利得（いつまでも親に大事にしてもらえる，入院していられる）を構造化していく。

(6) ミュンヒハウゼン（ほら吹き男爵）症状群

　　多数の病院を転々とし，虚偽の多い劇的な症状（身体症状が多い）や生活史をのべるという言動に特徴がある。ヒステリー，精神分裂病，性格障害が含まれるが，病院スタッフとのトラブルが多く，しばしば問題となる患者である。

Ⅷ．医原神経症の予防

　医者－患者関係で起こってくるのだから，医者－患者関係のあり方と，すでにのべた患者の心理を充分に把握することが重要である。

(1) 医者は患者と一定の心的距離を保つこと。あまり親切すぎて安易な保証を与えるのも，あまりに冷淡であるのも心気的配慮に欠けていてよくない。

(2) 診断・治療について明確で充分な説明をする。患者が充分に納得しているかどうか適宜確認する。この際，暗示は利用しない。

(3) 検査を行う際，医者が一方的に指示するのではなく，患者も主体的に関与させるようにする（examination by patient）。この際，一定の身体的検査は必要である。

(4) こうして患者に適切な疾病・治療理解を与え，良好な協力関係をつくっていくことがその予防となる。

Ⅸ．医原神経症の治療

　基本的には治療関係論的見地にたって，一般神経症に準じて行う，具体的には，

(1) 予防の項で述べた態度をとる。

(2) それまでの医者に対する認知，医者－患者関係はどうであったか，そこ

で否定的動機づけはどのように処理されてきたかを明確にする。患者は多
くの場合,欲求挫折感や被害感を経験してきているので,充分な配慮を払う。
(3) そして,なぜこの病院を選び,どんな印象をもったかを明らかにする。
(4) これまで患者のとってきた反復するパターンを構造的に説明する。
以上のことをふまえて医者−患者の作業同盟をつくり上げていくことが治療
の基礎である。

文　　献

小此木啓吾（1978）精神分析的面接. 現代精神医学大系 Vol4. A1. 中山書店.

第6章　身体表現性障害が疑われる患者の医療面接

はじめに

　身体表現性障害が疑われる患者，すなわち相応する身体的異常がない身体的訴えをもつ患者の医療面接には，相当の熟練した技能が必要である。しかし，このような患者がまず受診するのは，精神科ではなく一般身体科である。そこで，本稿では精神科専門医ではなくても学習できる医療面接の方法について述べる。

Ⅰ．一般的な特徴

　多くの場合，患者は，身体的変調や違和感を自覚して医師を受診するのだが，本特集[編注]で問題にするのは，身体症状に関連する身体的原因が明確ではないか，あるいは身体的疾患があっても，その訴えへのこだわりがその疾患によっては十分に説明できないようなケースである。

　このような患者および面接状況について，次のような一般的な特徴をあげることができる。

　第一は，感情的な面での葛藤やそれによって起きる精神機能の低下と身体症状との心理学的関連について自覚していないことである。

　第二は，患者が身体的苦痛に苦しんでいるだけでなく，この心配にふけることを自ら楽しんでいるようにみえることがあるということである。この傾向は，心理的なマゾヒズムや二次的疾病利得と関連しているが，それらはすべて無意識的に行われているのであって，決して意図的・意識的にやっているのではない。

編注）特集　身体表現性障害，日本医師会雑誌 134（2）．

第三の特徴は，もし医師がこのような患者の訴えが，身体疾患に基づいていないからといって，「現実的ではない」「思い込みである」「気のもちようである」と考えたり，あるいはその場で見つかった何らかの「心理社会的ストレスが原因である」と早まった判断をすると，たとえ医師側からみて部分的に正当であっても，それらは症状の慢性化や不合理な検査・魔術的な治療を求める傾向を促進させてしまうということである。なぜならば，そのような考えや判断は，患者の深刻な苦痛を軽視し，彼らが現実的に苦しんでいる状況を意識的に否認するということを意味するからである。

したがって，第四の特徴として，患者の身体的苦痛が身体疾患による苦痛と同じように現実的なものだということを医師が十分に理解する必要性があげられる。

すなわち，このような患者との医療面接の失敗は，知的診断の失敗よりも情緒的態度の失敗によって引き起こされることが多いのである。

Ⅱ. 正常な身体的とらわれを理解する

この意味で，まずわれわれは，正常な身体的とらわれの心理を理解しておく必要がある（狩野，1989a）。人間は，絶えず自分の身体と健康に注意や関心を向けているものである。もし，身体の違和や変調を感じたなら，不安になり，その不安を鎮めるために，原因を探り，適切に対処しようとする。このような心の働きを心気的配慮といい，合理的であり健康なものである。

つまり人間は，この意味での心気的配慮に基づいて自己の健康を管理し，病気を自覚し，適切な医療を受けることができる。それだけでなく，この心気的配慮は人間関係において，相互に配慮し合うことによって，適切な社会生活を営むことにも役立っている。

人間は，だれしも，日々何らかのストレスを経験し，疲労感，目の疲れ，頭痛，頭重感，肩こり，下痢，便秘，動悸，不眠，眠気，倦怠感，注意力の散漫などを経験する。これらの症状は，一種の危険信号である。心気的配慮を働かせ，その状態に気付き，相談・休養などを行うことによって，不健康な状態から回復する。すなわち，正常な場合は自力で，あるいは専門家の助言により原因を認識すること，そして一定の休養や治療を受けることで，身体的とらわれから回復し，身体的変調を気にしなくなるのである。

Ⅲ. 医療面接の方法

1. 身体表現性障害のカテゴリーを理解する

医療面接の早期において，身体表現性障害という精神障害の可能性を認識することは大切である（Billings & Stoeckle, 1999）。際限のない原因追及のための検査や，それによる医原性の病気の発生，修復不可能な医師−患者関係の悪化を防ぐことができるからである。さらに，身体的訴えの場合，うつ病や不安障害を合併していることが多いので，それらの可能性の見極めも大切である。

2. 除外診断に関連して擬似診断・気休めをしないこと（狩野，1989a）

一般的に医師は診断に際し，人命にとって危険の高い病気から順番に除外していく。この除外診断の結果，身体的異常が発見されず，説明してもなお症状が持続する場合，医師は困難を経験する。その結果，その場しのぎの診断（擬似診断）や気休め的対応をしがちである。よく使われるのが「心身症」，「自律神経失調症」，「○○病の気がありますね」というレッテルである。これに対し，不安と無力感が強い患者は，そのレッテルにしがみつき，医師に魔術的期待を抱く。しかしそれは決して満足されず，一層身体的訴えを繰り返す，という悪循環が形成される。擬似診断は，患者にとってあたかも麻薬のような効果を発揮するのである（狩野，2003）。

一方，「大丈夫ですよ」，「悪いところはありません。心配しなくていいでしょう」といった気休め的対応は，患者の不満や怒りを誘発する。それは，自分の苦痛が正当なものとして認められなかったことや医師が医療的努力をやめ，自分を見放したことを意味するからである。

患者は，たとえ異常所見が見つからなくとも，辛抱強く話を聞き，自分の身体症状に常に注目し，一緒になって症状改善のために原因探索を続けるような医師を好ましいと感じるものである。

3. 良い治療関係をつくること

たとえ身体表現性障害が疑われたとしても，医師は，まず患者との間に良い治療関係を築き，患者が受身的ではなく積極的に治療に参加するようなパートナーシップをつくるための努力をする必要がある。そのための技法を以下に示す。

1) 受診の動機を知る（狩野，1989b）

　まず，身体的症状で困っている患者の側に立って，患者の主観的な世界を理解する努力をする。ほとんどの患者は，自分の力では問題を解決できなかったために医師の力を借りていることに，深刻な無力感を感じている。言い方を変えれば，この無力感が受診の最も強力な動機なのである。したがって，医師は，基本的には，このことに共感することが大切である。

　受診の動機は，身体症状だけとは限らない。身体症状が日常生活に与えたさまざまな結果が受診動機になっている場合も少なくない。したがって，症状について聞くときに，「症状がどのようにして起きたのか」，「どのような症状が起きたのか」，「そのときどのような状況にあったのか」，「患者自身はそれに対してどのように対応したのか，周囲の人はどのように反応したのか」，「だれが共感し，だれが共感しなかったか」，「その結果，どのようにしてこのクリニックを受診することになったのか」などである。

　こうした質問の仕方は，医師が患者の身体だけでなく心理社会的な問題にも関心をもっていることを示すために有益である。

2) 妥当化（狩野，2003）

　先に述べたように，患者の身体的訴えやそれに伴う経験を，身体的所見のあるなしにかかわらず，患者にとっては主観的事実であり苦悩であることを認める。たとえば，「あなたがその症状でどんなに困っておられたかよくわかりました」，「その症状について何とかしようと大変努力されてきたことがよくわかりました」，そして「そのように悩まれることはもっともだろうと思います」，「その症状について周囲から適切な理解を得られずとても落胆されたのは（あるいは不快な経験をされたのは）もっともなことだと思います」などである。

　ここで大切なことは，どんな場合であれ，患者は受診前にその症状を何とか克服しようとして主体的な努力を重ねてきたことを，医療面接において医師が見出し，かつその妥当性を認めるということである。

3) 反復する医療関係パターンを知ること（狩野，1989b，2003）

　これまでの医師や医療に対する患者の情緒的反応や理解をじっくりと聞く。通常，患者はそれまでの医療に不満や怒りをもっている。ある意味で，他の医師や医療に対する「悪口」を聞くことは，医師にとって不快なことかもしれな

い。あるいは，明らかに患者の誤解に基づく情緒反応だと医師に感じられることもある。しかし，医師は，それらに対し否定も肯定もしないのがよい。患者が，そのような体験の歴史をもっているという主観的事実に対して共感し，ひたすら聞くのである。

たとえば，「あなたは自分の症状を何とかしようとしていろいろな医療機関にかかったのですね。それは大変な努力だと思います。しかし，そのようにしても実りがなかったので，あなたはひどく落胆したり，怒りのもって行き場がない状況になってしまったのですね」などである。

こうした態度を通して，医師は，患者が反復する医療関係のもち方やこれまでの医療で不十分なところを知ることができる。通常みられるのは，患者の医療に対する過剰な期待とそれに即座に応えようとした医療側の失敗である。

4）同じ失敗を繰り返さない（狩野，2003）

このような情報に基づいて，医師は同じ失敗を繰り返さない工夫ができる。そこで，医師は，患者が「このクリニックにどのような期待や印象」（たとえば，「今日ここに来られて，どんなことを期待されているか，お話しいただけますか」，「あなたは治療によってどのようになることを望んでいますか，それがわかると大変助かるのですが」など）をもっているかを聞く。もし，患者が以前の医療機関に対するのと同じような過剰な期待を抱いていることがわかったならば，今回も同じような不満を経験するかもしれないこと，それゆえ同じ失敗を繰り返さないためにどのようにしたらよいかを患者と話し合うのである。これは，難しい身体的訴えをもった患者との間で良好な治療的協働関係を築く良い機会になる。

5）自家製の病気を知る

以上のような面接過程で，患者の心理を理解するとき，Balint, M. ら（1961）のいう「自家製の病気」という概念は有益である。患者は，心身の苦痛や不安・異常な感覚などから，一定の私的・主観的な病気像をつくり上げている。これを「自家製の病気」という。

医師にとって，自家製の病気は「単なる患者の思い込み」「素人判断」と受け止められがちだが，それは患者には一人の人間としてのユニークな歴史があり，その過程でつくり上げたイメージだから，個人として重要な意味をもつも

のである。他方，医師が診察によってつくる病気像を「医家製の病気」という。この二つの病気像は，どちらが正しいかという二者択一的なものではなく，医師－患者関係において二つとも実在していて，医師も患者も理解しなければならないものである。

治療関係が難しい状況に陥っているのは，しばしば自家製の病気が医師によって理解されていないときや，治療援助が医家製の病気に対してだけなされているときである。

たとえば，「あなたは，このような病気の原因についてどのように考えておられますか，それについてどのようなことを心配されていますか，そして，どうなるとよいと考えていますか，お話しいただけると役に立つのですが」などである。

6）患者による検査（狩野，1989a；Balint & Balint, 1961）

検査を計画するとき，医師側が一方的に指示するのではなく，患者を主体的に関与させるように促す。つまり患者の考えや希望を聞く。合理的かつ常識的な範囲内でそれらを実施し，結果については生データを患者に示しながら説明する。医師の解釈だけを伝えると，患者は医師は何かを隠しているのではないかという不安をもち，不信感を助長することになる。医師のオープンな態度は，患者のなかに自分は医療における積極的な参加者であるという感覚を醸成する。

4．課題を変えること

Cole, S.A. ら（2000）は，こうした患者との医療面接で，医師と患者の双方が治癒することから対処することへと課題を変更するという技法を提唱している。つまり，双方が，病気は慢性的であり，しかし生命を脅かすものではないことを受け入れる。症状を完璧に消失させるのではなく，症状を緩和させ，それをコントロールすることが，当面とられる最良の方法なのである。

5．長期にわたる治療関係を作り上げる

診察は1回で終えようとしないほうがよい。たとえ，身体表現性障害だと診断できても，そして精神科へ依頼することになっても，診察は月に1回程度でよいが，定期的に続けたほうがよい。さもないと，身体症状にまだこだわって

いる患者は，医師から見放されたように感じるのである。当面は，プライマリ・ケアの医師との関係を持続しながら，精神科にかかるのである。

　こうした良好な治療関係が続くと，患者は次第に心理社会的な要因が身体に及ぼしている影響，すなわち心身相関に気付くようになり，そうなると身体症状も軽減するのである。あるいは，一見そのような変化は起きなくとも，精神科の専門医との治療に専念するようになるのである。

6. 精神科への依頼の仕方と説明

　こうした患者への説明の仕方には，以上に述べてきた技法を駆使しながら患者の情緒的反応に十分な配慮をする繊細な態度が必要である。患者の自家製の病気を尊重しながら医師としての判断を伝えるということは，矛盾した事態をいかに説明するかという技法を必要とする。

　たとえば，「あなたの病気についての考えや，治療に対する期待はもっともなことだと思います。しかし，現在の医療でできる限りの診察や検査をしましたが，○○○という病気（身体の病名）はありませんでした。それ自体は幸いなことかもしれませんが，これまでの診察から△△△（身体表現性障害）が推測されます。その理由は，□□□です。とはいえ，私は専門医ではないので確定的なことを言うのは控えたいと思います。精神科の専門医をご紹介しますが，いかがでしょうか。明確なことがわかるまで，私ももうしばらく診察させていただきたいと思っています」などである。

おわりに

　本稿において，身体表現性障害が疑われる患者との医療面接における一般的な特徴，正常な身体的とらわれについて述べ，医療面接の方法として，身体表現性障害という診断カテゴリーを知っておくこと，擬似診断や気休め的対応を避けること，良い治療関係を作ること（受診の動機を知る，妥当化をする，反復パターンの把握，同じ失敗を繰り返さない，自家製の病気を知る，患者による検査），課題を変えること，長期の治療関係形成，精神科への依頼の仕方，などについて述べた。

文　献

Balint, M. & Balint, E.（1961）Psycotherapeutic Techniques in Medicine. London, Tavistock.（小此木啓吾監修，山本喜三郎訳（2000）医療における精神療法の技法──精神分析をどう生かすか．pp.55-70, pp.240-248, 誠信書房）

Billings, J.A. & Stoeckle, J.D.（1999）The Clinical Encounter : A Guide to the Medical Interview and Case Presentation. 2nd ed. St. Luis, Mosby.（日野原重明・福井次矢監訳（2001）臨床面接技法──患者との出会いの技．pp.153-159, 医学書院）

Cole, S.A. & Bird, J.（2000）The Medical Interview : The Three-Function Approach. 2nd ed. St. Luis, Mosby.（飯島克己・佐々木将人訳（2003）メジカルインタビュー──三つの機能モデルによるアプローチ 第2版．p.238, メディカル・サイエンス・インターナショナル）

狩野力八郎（1989a）身体へのとらわれと不安．（小此木啓吾編）からだの科学 増10　新・医療心理学読本；161-165．日本評論社．

狩野力八郎（1989b）医療を受ける心理と医原神経症．（小此木啓吾編）からだの科学 増10　新・医療心理学読本；104-108．日本評論社．

狩野力八郎（2003）医療面接で困難なケース．（福島統編）基礎臨床技能シリーズ1　医療面接技法とコミュニケーションのとり方．pp.80-105, メジカルビュー社．

第7章　神経症の発症機制

―――対象関係論から―――

はじめに

　精神病理の成因や発症機制を考える際，生来的な傾向（生物学的要因），葛藤外の自我機能，乳幼児期の発達過程とそこにおける不安や欲動の変遷，それらを促進する環境因子，潜伏期・思春期を経て成人に至る過程，外傷的出来事の蓄積などを考慮する必要がある。このような考察において精神分析的対象関係論は多くの貢献をしているが，とりわけ重要なのは，本能はその満足のために乳房という対象を必要としてはいるが，そもそもそのような満足は現実の対象なり環境との関係がない限り達成できるものではない，という事実を認識したことにある。本稿ではこのような視点から神経症の発症機制について述べることになっているが，今日，対象関係論というとあまりに広い分野を包摂しているので，ここでは，おもに Klein, M. と Fairbairn, W.R.D. の理論を中心に説明したいと思う。

I．対象関係論からみた神経症

　さて，Freud, S. が，エディプス葛藤を彼の神経症の精神病理の中心にすえたのは周知のことである。そして，そこではエディプス葛藤をいかに克服するかということが神経症者にとっても，また人格発達上も中心的課題であった。では，対象関係論からみると人格発達上の課題あるいは健康度を測る尺度はどのようなものであろうか？　Kernberg, O.F.（1976）によれば，

1）他者との内的関係の深さや安定性
2）愛情対象へのアンビバレンスに対する耐性
3）罪悪感や分離に耐える能力や抑うつ的な危機を耐え抜く能力
4）自己概念の統合の程度

70 第Ⅳ部 力動精神療法ことはじめ

　5）行動パターンと自己概念の一致度
といった五つの課題をあげている。
　そこで，本論に進むにあたり，まずこのような課題なり尺度からみた神経症
とはどのようなものか，ということについて述べておく必要がある。つまり，
本稿で筆者は以下のような意味で，神経症あるいは神経症的人格という用語を
使用するということである。
　まず診断上からみると，神経症的人格は全体対象関係の水準にあるといえる。
そして，彼らにとって，いかにして自己と対象を分化し，対象や自己に関する"良
い面"と"悪い面"とを統合するか，いかにして安定した意味のある人間関係
を維持するか，という課題をめぐる葛藤が問題となる。とはいえ，神経症者は
このような葛藤を葛藤として感じ，自分自身の内部で解決することができる。
自分が傷つけたい・処罰したい・破壊したいと思う対象は，同時に愛情を向け
ている対象の一側面であるということに気づいているために，罪悪感や対象喪
失に伴う寂しさが引き起こされる。彼らは，こうした感情を体験する能力があ
るけれども，それらの感情のあるものは無意識のままである。すなわち，そう
いう感情は境界人格障害や自己愛人格障害のように分裂・排除されないで，抑
圧され夢や症状・失錯行為の中に象徴的に表現される。いいかえると，神経症
者はエディプス葛藤を解決できず抑圧したり症状化しているが，自分の内部の
ものとして抱えることができる人でもある。

Ⅱ．抑うつ的不安（depressive anxiety）と神経症
——Klein, M.（1975）——

　Klein, M. も基本的には発達段階－固着－退行という発生－発達モデルを踏
襲している。しかし，彼女は生後数年以内のいわゆるプレエディプス期におけ
る被害的不安と抑うつ的不安の緩和が幼児の情緒発達や自我の発達を促し，リ
ビドー発達上起こってくる口愛性・尿道愛性・肛門愛性の不安の克服を可能に
し，それらがひるがえって自我の発達を促進すると考えている。すなわち，精
神病理の素因を形成する固着や退行に関して，被害的不安や抑うつ的不安が本
質的役割を果たしている。精神病的障害の固着点が妄想－分裂態勢と抑うつ態
勢の初期にあるのに対し，神経症的障害をもつ人は，抑うつ態勢に到達し，少
なくとも部分的にはそれを通過しているといえる。このような分類はやや図式

的で実状にそぐわないところもあるが，本稿のテーマである神経症の発症機制は相当に複雑なので，まず全体像を把握するという意味で役に立つかと思う。つまり，彼女の理論にしたがえば，神経症の場合，抑うつ的不安をある程度和らげることはできても不十分であったために，リビドー編成の過程で固着を残すことによって素因なり人格上の脆弱性がつくられると考えることができる。

そこで問題になるのは，抑うつ的不安の質とその後の不安を緩和させる諸機制についてである。以下にそれらについて説明する。

1. 抑うつ的不安 (depressive anxiety)

抑うつ態勢において，乳児は母親を全体的対象として認知し始める。そこで，彼は自分自身の攻撃性が，同時に愛する対象を破壊してしまうのではないかという不安を体験する。すなわち，同じ対象に両価的感情を向ける。この体験は，対象の喪失感・悲哀・罪悪感を伴う。このような抑うつ的不安やそれに伴う諸感情を緩和するために，自我は"償い (reparation)"の機制を用いる。万能的空想の中でいちどは失ったと思う対象を元のように修復し，信頼感やおもいやりが優勢な対象関係を創り出そうと試みるわけである。こうして，乳児は母親がいちどはいなくなっても再び現れるという情緒的対象恒常性やおもいやりをもつ能力，心的現実をありのままに認識し万能感に左右されない現実検討能力などを身につける。さらに，これらの能力に助けられて，乳児は自分の本能衝動を内的なものとしてコントロールすることができるようになる。

さて，以上は正常な発達過程だが，自我は抑うつ的不安から身を守るために別の手段をとることがある。躁的防衛 (manic defense) である。抑うつ的不安にまつわる喪失感・罪悪感といった苦痛を回避するために，対象に対する依存という心的現実を否認し，対象を万能的に支配しようとする。このような対象関係は対象に対する勝利感・軽蔑・支配といった態度によって特徴づけられる。神経症にみられる思考の全能においてこの機制はよくみられるわけであるが，このことは神経症の素因形成に躁的防衛が重要な役割を果たしていることを示している。

2. その他の諸機制

1）早期恐怖症

生後数年の間，繰り返し現れる幼児神経症を特徴づける機制として Klein,

M. が重視している機制である。自己を脅かすような内的対象を外在化しよう
とする恐怖症の機制を用いて，幼児は被害的不安や抑うつ的不安を緩和しよう
とする。これは，摂食障害，見知らぬ人への恐怖，母親がそばにいないことへ
の不安，あるいは心気的不安や身体の病気などの形をとって現れる。つまり，
このような幼児神経症の現れ方は，口唇期・尿道期・肛門期に由来する不安に
よって影響されるが，その原因は発達過程において被害的不安や抑うつ的不安
が強くなることによってそれまで一応は確立されていた態度——たとえば清潔
習慣など——が崩れて，より初期の発達段階に退行することによる。

2) 強迫機制群

　生後 2 年目になって幼児は強迫機制を獲得し，その保持・排泄という機能を
通して，内的な悪い対象やそれに対する不安を支配できるという感覚を身につ
け，それらを一時的に和らげることができるようになる。たとえば，大小便を
排泄することが母親によって賞賛されたり認められるという体験は，そもそ
も攻撃的質をもった排泄という形で対象に加えられた損傷を修復するのに役立
つ。すなわち，清潔習慣を身につけることによって，幼児は罪悪感を軽減し，
修復への欲求をみたす。同じように，強迫機制群の反動形成や打ち消しといっ
た防衛機制も，いちど壊した対象を修復するという力動を含んでおり，"償い"
の一部をなすといえる。

　さらに，強迫機制は，一時的にせよ不安を自分の中にためおくことによって，
自我の統合を助けるものである。

　したがって，この時期に過剰な強迫機制が用いられる場合，それは被害的不
安や抑うつ的不安が適切に処理できていないことの証拠であり，神経症，とり
わけ強迫神経症の基礎をつくる。

　このように強迫機制は成長促進的にも病因形成的にも働く。Grinberg,
L.（1966）はこの点に注目し，強迫機制における対象支配には適応的支配
（adaptational control）と万能的支配（omnipotent control）という二つのあり
方があることを明確化した。前者は現実適応的で自我の統合や自・他の区別を
維持し人間関係を保つのに役立つ。後者は対象への依存を否認し，対象をして
自分の依存欲求を満足させるように操作する。そしてその背後には躁的防衛が
働いている。前者から後者に退行するのは抑うつ態勢の破綻に伴い病的投影同
一視が優勢になるからである，と彼は考えている。

3) 超自我形成

　妄想−分裂態勢において取り入れられた迫害的対象と理想的対象は超自我の前駆となるが，抑うつ態勢に至って両者は徐々に統合され超自我も全体対象となる。そして，幼児はこの対象に対して愛情を向けているために，もしこの対象を傷つけたり，命令に反すると罪悪感を体験する（抑うつ的罪悪感）。このような罪悪感に動機づけられて自我はあらたに抑圧を用い意識と無意識との境界をつくる。

　しかし，抑うつ態勢を十分に通過する以前は，超自我の統合は達成されていない。つまり，超自我が理想化されつつなお苛酷でサディスティックな質をもっているような段階がある。このような超自我はサディスティックなやり方で完璧さを求めるために，自我は本能衝動を過剰に抑圧し，意識と無意識との間に硬直した境界をつくる。つまり，神経症における厳しい超自我とその結果生じる無意識的罪悪感は，たんにエディプス期の葛藤から生じるのではなく，プレエディプス期の母親に対する攻撃性に由来するものである。

　以上，Klein, M.の神経症論について要約したが，彼女は神経症の素因は抑うつ態勢における抑うつ的不安に対する防衛，あるいは抑うつ態勢を十分に通過していないことに起因すると考えている。しかし，さらに彼女はこのような素因を強化するものとして，死の本能にもとづく過度な羨望・被害的不安・病的な投影同一視の果たす役割を（神経症においても）重視している。

Ⅲ. 悪い対象関係に対する防衛としての神経症
——Fairbairn, W.R.D.（1952）——

　Fairbairn, W.R.D.は，人格発達についても精神病理の形成についても対象との依存関係やそこで経験される安心感・安全感・保証といった非−性的情緒の果たす役割を重視している。まず最初に，彼の神経症論の特徴を列挙してみる。

　1）神経症をふくむすべての精神病理は，一次的には本能にもとづく欲動をめぐる葛藤によるのではなく，むしろ対象関係における依存をめぐる葛藤に起因する。

　2）そのような葛藤の性質は，分裂的状態（schizoid condition）か抑うつ的状態（depressive condition）であり，それらは発達上，口愛期に相当する乳児的依存の段階に由来する。

74　第Ⅳ部　力動精神療法ことはじめ

　3）正常な発達過程は，①自分が両親から一人の人間として本当に愛されて
いる，②両親は自分の愛情を本当に受け入れてくれている，という確信に支え
られている。したがって，このような体験が不十分な場合に，悪い対象関係が
内在化し，それが精神病理現象の基礎となる。

　4）そして，その人が精神病になるのか，神経症にとどまるのか，また神経
症であってもどのていどの，どのような神経症になるかといった問題は，乳児
的依存段階における悪い対象関係の性質による（後述）。

　5）Klein, M. と比較すると，両者とも神経症における攻撃性や悪い対象関係
をめぐる精神力動を重視し，それらを早期乳児期に由来すると考えている点で
は共通している。しかし，Klein, M. が対象関係の発達を本能の変遷という枠
組みでとらえ，神経症をふくむ精神病理において本能に由来する"過度な羨望"
の役割を重視するのに対して，Fairbairn, W.R.D. は安全を求める乳児とそれを
供給する環境との相互関係という枠組みで考えているため，神経症の発生につ
いても環境側の養育の失敗という環境因を重視している。

　彼の理論を要約するとこのようになるが，いま少し詳しく彼の神経症論につ
いて述べたい。

1.「移行的段階」における神経症的技術（neurotic technique）

　彼は，対象関係の発達を，1）乳児的依存の段階，2）移行的段階，3）成熟
した依存の段階，としてとらえる。ちなみに，彼は乳幼児の精神発達において
母子関係とりわけ「依存」の重要性を認識し，理論構成を行った最初の研究者
の一人である。発達に関する詳しい内容については成書を参照してもらいたい
が，ここで問題となるのは移行的段階についてである。

　この段階において，乳児はもともとの対象との同一化を捨て，より分化した
対象関係を受け入れるようになる。この際，乳児は古い対象を放棄して前進す
るか，古い対象との同一化に退行するかという分離の不安や葛藤を経験する。
もし，乳児が現実との対象関係において十分に愛されたいとか自分の愛情を
受け入れてほしいという願いが満たされないでいると，それは外傷的体験とな
り，その結果乳児は安心して古い対象との依存を捨てるということができなく
なる。そして，このような外的対象との間の情緒関係の失敗を埋め合わせるた
めに代理満足として内的対象との関係に頼ることになる。この代理満足として
の内的対象との関係が幼児性欲への固着という形であらわれる。すなわち，病

因として重要なのは外的対象との情緒関係の失敗であり，幼児性欲は二次的問題だということになる。たとえば，ヒステリー患者にとって性器は口唇的意味をふくんでいるが，それ自体本来患者は父親という対象を求めているにもかかわらず，満足されないために乳房という部分的な対象に代理満足を求めているということを表している。同時に，この現象は，父親という全体的対象との関係が乳房という部分的対象との原初的関係に置き換わっているという意味で退行的現象だといえる。

　ところで，移行的段階において，もともとの対象は愛情が向く対象（accepted object）と憎しみが向く対象（rejected object）とに分化してくる。前述した移行的段階の基本的葛藤に直面して乳児は，これらの分化しつつある対象を処理するためにとる方法が，それらを体内に保持する（内在化）やり方と，体外に排除する（外在化）やり方との二つである。この方法を神経症的技術とよび，恐怖症的・強迫神経症的・ヒステリー的・神経症性妄想症的技術がある。

　恐怖症においては，愛情が向く対象も憎しみが向く対象も両方とも外在化しようとする。その結果，外的対象との関係でそこから逃避するか服従するかという葛藤に悩む。強迫神経症においては，両方の対象を内在化する。そして，個体の関心は自己の内界にむけられ，自分の中身，つまり内的対象を保持するか排除するかというアンビバレンスに悩む。ヒステリーの場合，愛情が向く対象は外在化され，憎しみが向く対象は内在化される。そのため，現実の対象を過大に評価したり，そこに強い愛情を向ける。一方，内在化されている対象を現している乳房と同一視されている性器は拒絶されることになる。ヒステリーとは反対に，神経症性妄想症において，愛情が向く対象は内在化され，憎しみが向く対象は外在化される。その結果，彼らは外界の現実的対象を迫害者とみなし，自分については尊大な態度をとるのである。

　以上みてきたように，四つの神経症的技術は移行的段階という同一の発達段階に属し，乳児的依存の段階に起源をもつ葛藤から自我を防衛するために用いられるものであり，リビドー発達上の特定の水準への固着というふうに位置づけられるものではない。それゆえ，Fairbairn, W.R.D. は神経症をリビドー固着にしたがって分類するという考えを否定し，神経症的技術とよんだのである。

2. 悪い対象関係に対する防衛

　完全に良い環境というものはない。どんな人も不完全な環境に対し欲求不満

を起こし，攻撃性を発展させる。つまり，誰でも悪い対象や悪い対象関係をもつことなしに子ども時代を通過することは不可能である。しかも，欲求不満をかきたてる悪い対象といっても，もともとは愛情を向けていた対象でありそれとの愛着はすてることができない。このような認識が，Fairbairn, W.R.D. の基本的人間観といってもよいと思うが，それゆえに彼は悪い対象関係を重視したのである。つまり，悪い対象は個体の中でけっして消化されることはなく内在化されたままに残り，心のあり方を決定していく。一方，良い対象は消化され血となり肉となり自我の成長を促す。

　したがって，正常か，神経症や精神病になるかは，内在化された悪い対象に関係するつぎの三つの要因によって決定される，と彼は考える。

　1）悪い対象は無意識の世界のどれだけの範囲にまで広がっているか，また悪い対象を特徴づけているその悪さはどの程度であるか

　2）自我は内在化されている悪い対象にどこまで同一化しているか

　3）自我をこれらの悪い対象から守っている防衛の性質と強さはどのようなものであるか

　つまり，彼もまた，Freud, S. や Klein, M. と同じように病理の発生に関して基本的には，質的違いよりも量的違いを重視している。しかし，そこにとどまらず彼が強調しているのは，早期乳児期における対象関係の性質とそれによって形成されるそれ自体エネルギーをもつような力動的人格構造のあり方である。

　さて，内在化された悪い対象に対する防衛として Fairbairn, W.R.D. は三つあげている。第一は，悪い対象を無意識に追放しようとする抑圧，第二は，抑圧を補完するものとして先にあげた四つの神経症的技術である。第三の手段が，「超自我防衛」「道徳的防衛」であり，彼の独得な考え方が示されているので以下に説明する。

　つまり，環境に対し欲求不満を起こしたとき，乳児はまず最初に環境を憎む代わりに，その悪い側面をすべて引きうけ，環境はすべて良いものであるとみなす。なぜならば，たとえ悪い側面を引きうけ内的に不安になったとしても外界が安全で良いものである方が，その逆よりもはるかに安全感をえられるからである。ところが，この内在化した悪い対象はもともと愛着を向けていたものであるから乳児はどうしても悪い内的対象と同一化してしまうのである。つぎに，乳児は取り入れた悪い内的対象とその結果起こる内的不安に対応するため

に，良い対象を取り入れ超自我として構造化する。完全につまり無条件的に自分が悪いというよりも，部分的につまり条件つきで自分の超自我にてらしてみると自分は悪い存在である，という事態の方が乳児にとってより耐えやすいからである。

このように神経症は以上三つの防衛機制から成り立つと考えられる。ところで，Fairbairn, W.R.D. のこうした考えは必ずしも広く受け入れられているとはいいがたいが，精神療法上彼の道徳的防衛の概念は重要ではないかと筆者は考えている。神経症のしつこい症状を説明するものとして，またそれに関連する無意識的罪悪感・マゾキズム・陰性治療反応を説明するものとして，彼の悪い対象に対する無条件的防衛と条件的防衛の概念は価値があると思われる。

IV. 環境の失敗と神経症——Winnicott, D.W.（1965）——

前述したように，Fairbairn, W.R.D. は神経症発症に関して環境側の要因を重視したが，この立場をさらに推考したのが Winnicott, D.W. である。彼は独自の発達理論に即して，環境側の養育の失敗と精神疾患との関連性について述べている。

つまり，①絶対的依存の段階において，環境としての母親から適切な支持をえられなかった場合〔情緒的母性愛欠損（privation）〕，精神分裂病，偽りの自己をもった人格が発展し，②相対的依存の段階において，それ以前に経験した母性的養育が剥奪された場合〔母性的養育の剥奪（deprivation）〕，反社会的傾向をもった性格障害が引き起こされる，そして③環境側の欠損も剥奪もなく基本的発達を遂げた人がかかる疾患として神経症と反応性うつ病がある。すなわち，Freud, S. のいう意味での内的葛藤にもとづく疾患である。

したがって，Winnicott, D.W. は神経症の発症機制について，去勢不安に対する抑圧を中心とした防衛機制群によって成りたっているという古典的概念を支持しているのである。

このように，Winnicott, D.W. は神経症発症に関し環境側の失敗はないという意味で Fairbairn, W.R.D. と意見を異にしている。しかし，ここで注意しておかなくてはならないのは，そもそもこの両者では環境とか環境側の失敗ということの意味が異なっているということである。この点については多くの成書があるので参照してもらいたい。

V. 対象関係論からみたエディプス状況

Freud, S. はエディプス葛藤を神経症の究極的原因とみなし，エディプス状況における本能欲動とそこから発生する両親に向かう空想的願望の活動を解明した。しかし，エディプス状況を対象関係論からみると Freud, S. のそれとは異なった像がみえてくる。第一に，古い対象を放棄して，新しい対象を獲得する時に体験する葛藤（Fairbairn, W.R.D.），愛する対象を破壊してしまうのではないかという不安（Klein, M.）といった対象喪失をめぐる問題もまたエディプス状況で重要な意義をもつ。第二に，エディプス状況における諸々の情緒について，本能欲動に由来する情緒だけでなく，安全感や保証を求める欲求（Fairbairn, W.R.D.），共感を求める欲求（Kohut, H.）とそれらの挫折に由来する情緒の意義を認識する必要がある。

1. 対象喪失をめぐる問題は，前述したように Klein, M. の抑うつ的不安とその克服に関与しているが，このような観点から小此木（1985b）は Freud, S. のエディプス・コンプレックスという概念そのものが，Freud, S. の父の死に対する悲哀の仕事の過程から生まれたものであると指摘している。Freud, S. は父の死を契機として Fliess, W. との自己分析を開始したわけであるが，そこで抑圧されていた父の死を願う願望の達成とそれに伴うアンビバレンス体験から生じる罪悪感や償いの心理を洞察した。そして，それはまさに抑うつ態勢における課題達成の過程である，と彼は論じている。

すなわち，神経症の原因であるエディプス葛藤は，たんに本能欲動の発達とその欲求挫折から生じるのではなく，むしろ抑うつ態勢における対象喪失をめぐって個体が体験する喪の仕事の過程で生じるような精神力動であると考えられる。

このように，対象喪失と喪の仕事が，神経症発症の引き金となる外傷体験についても，またエディプス期における神経症の素因形成についても，たえず関与しているということは，我々の臨床経験でもしばしば見出されることである。

2. 第二の問題について自己心理学的対象関係論の立場から Kulka, R. (1988) はつぎのように考えている。つまり，エディプス状況において小さな子どもは二人の大人像——そしてこの二つの像はカップルになっている——に直面して

いる。そこで，子どもは「僕は小っちゃいんだ，でも彼らは大きくて強い」とか「僕は一人だけど，彼らは二人組になっている」という事実を認めざるを得ない。このような状況で，子どもは，無力感・孤独・侮辱・侵害・怒り・復讐願望といった苦痛にみちた体験をする。そして，これらの諸感情は必ずしも本能欲動をめぐる欲求不満の結果ではなく，むしろ対象に対する共感を求める欲求をめぐって生じると考えられる。このような理解にもとづいて，彼は神経症の発症要因として，共感を求める欲求に関する欲求不満とともに，そのような欲求と本能欲動との間の葛藤をあげている。なぜならば，個体が対象から共感を求めようとするとき，その同じ対象に向かう自己のリビドー欲動や攻撃欲動との間にどうしても葛藤が生じてしまうからである。

　ではつぎに，Fairbairn, W.R.D. や Klein, M. はエディプス状況をどのようにとらえているのか，ということについて以下に述べたい。

　まず Fairbairn, W.R.D.（1952）であるが，彼はエディプス状況は，いわれるような三者関係から生じるのではないという。むしろ，次の二つの事実から生まれると考える。第一に，近親相姦願望が表現しているのは，親の愛情を求める気持ちであるが，そのような親の愛情は無制限に与えられないということ，第二に，子どもの心の中には自分の愛情が拒絶されるのはその愛情が悪いものだからであるという気持ちが，すでに乳児的依存の段階において悪い対象関係をとおして生まれているということ，の以上2点である。彼はこの点に関してつぎのような症例をあげている。

　　　嘔気を主訴とするヒステリーの女性で，彼女の両親は夫婦仲が悪く，寝室を別にしていた。彼女の母親は夫から身を守るために，彼女を二つの寝室のどちらにも通じる化粧室に寝かせていた。彼女はどちらの親からも愛情をうけることなく育った。10歳のとき母親は死んだ。そのあと，彼女は父親となんとか情緒的に接しようと努力したが無駄であった。ある日，突然彼女の中に「一緒に寝ようといったら，お父さんだってきっと心を動かすにちがいないわ！」という考えが浮かんだ。

　さて，この近親相姦願望はエディプス状況から生まれたものではない。それは自分の対象と情緒的に接し，彼から愛情を引き出したり，彼に自分の愛情を与えようという（本能欲動の満足を求めるのではなく）対象関係を求める努力

80 第Ⅳ部 力動精神療法ことはじめ

の現れである。さらにこの近親相姦願望を分析した後に罪悪感があらわれたわけであるが，その罪悪感はもともと与えられるはずがない愛情を母親に求めたためにかえって自分の愛情が悪いものに感じられたという，あの悪い対象関係にまつわる罪悪感なのである。

このように，Fairbairn, W.R.D. はエディプス状況を分析すると三つの層があるということを解明した。もっとも表層には，いわゆるエディプス状況，次の層には，異性の親に向かうアンビバレンス，もっとも深い層には，母親に向かうアンビバレンスがある。したがって，精神病理は最深層にある母親に対する攻撃性やリビドーが直接外界に表出されないように防衛し，そこで起こるアンビバレンスを克服する神経症的技術（前述）のあり方に由来する。この意味において，彼は神経症が本能欲動にもとづくエディプス葛藤とその抑圧によって生まれるという考えを否定したのである。

次に Klein, M.（1975）であるが，彼女の理論に即して考えるとエディプス葛藤という三者関係の葛藤は，抑うつ態勢を通過しまとまりのある統合された人格構造が成立していることが前提になっていると考えられる。そうではあるが，彼女が人格発達や精神病理との関連で注目したのは別の種類のエディプス葛藤である。つまり，乳児は抑うつ態勢の初期に"早期エディプス葛藤"を経験するという。乳児は両親に対し全体的対象として認知し始めるようになるが，それと同時に両者のつながりに気づくようになる。しかし，この時期にはまだ投影機制が優勢であるために，乳児はさまざまな衝動を両親に投影する。このような状況は，非常に激しい嫉妬・剥奪・羨望を引き起こす。なぜなら，両親は乳児が欲している満足を互いに与えあっている，と認知されるからである。そして，種々の原始的防衛機制が用いられることになる。たとえば，よい・非－性的な親と，悪い・性的な親との分裂，あるいは望ましい方の親を理想化し，競争相手の方の親を迫害者とみなし極端な増悪や被害感を体験する。このような関係はめまぐるしく変化する。以上のような状況は，あきらかに後に子どもが体験するエディプス葛藤とは異なっている。

以上，エディプス状況について対象関係論からの理解をいくつか紹介したわけであるが，それは同時にエディプス葛藤とその抑圧がなぜ神経症の病因になるかということについて，自我心理学の枠組みとは異なったところから説明しているものだということができる。

おわりに

　神経症の発症機制について対象関係論の観点から述べてきたところを以下に要約する。

1. 基本的には発達－固着－退行という理論モデルを踏襲している。

2. 神経症においても，本能に由来するリビドー編成のあり方だけでなく，心的態勢のあり方を重視する。すなわち，神経症を抑うつ不安に対する防衛（Klein, M.）・悪い対象関係に対する防衛（Fairbairn, W.R.D.）としてとらえる。

3. その際，病因として攻撃性や悪い対象関係をめぐる精神力動を重視する。すなわち質的差異よりも量的差異を重視するが，同時に攻撃性や悪い対象関係がいかに人格に構造化されるかという点をも強調している。

4. 神経症の素因形成に関して，エディプス期よりも早期乳幼児期――とくに抑うつ態勢の段階（Klein, M.）・移行的段階（Fairbairn, W.R.D.）――における内的および外的対象関係を一次的なものとみなす。したがって，母子相互関係や養育環境という現実的要素も重視される。

5. 神経症の場合，自我の葛藤外領域や統合機能に一次的障害はないが，自我の心的態勢は最早期の病的葛藤――分裂的態勢（Fairbairn, W.R.D.）や妄想－分裂態勢（Klein, M.）の影響をうけ，部分的に破綻している。

6. エディプス状況あるいは固着形成・外傷的出来事において，本能欲動だけでなく共感や安心感・安全感を求めるような非－性的欲求の果たす役割を強調している。そして，その際，対象喪失と喪の仕事の機制が重要である。

　さて，さいごに臨床家としての立場からひと言述べておきたい。神経症に関する欲動論的理解と対象関係論的理解の対立についてである。歴史的にみると両者の間に激しい論争があり，そのことが精神分析を発展させる動因の一つでもあった。しかし，臨床の実際では，この論争はアレカコレカの問題ではないように思う。たとえば，欲動論にもとづく神経症的理解や治療技法はなお有用であるというのが筆者の実感である。と同時に，対象関係論によって転移や治療同盟，あるいは性格傾向と人格全体の力動についての理解が深まったのも事実である。小此木（1985a）は，欲動論にもとづく理解はミクロな視点であるのに対して，対象関係論的理解はマクロな視点である，としてこの両者の論争

82　第Ⅳ部　力動精神療法ことはじめ

を止揚しているが，患者を理解しようとする時，この二つの視点からの複眼的
思考が大切であると思う。

文　献

Fairbairn, W.R.D.(1952)Psychoanalytic Studies of the Personality. London, Tavistock.（山口泰司訳（1986）人格の対象関係論．文化書房博文社）

Grinberg, L.（1966）The relationship between obsessive mechanisms and a state of self disturbance ; Depersonalization. International Journal of Psychoanalysis 47 ; 177-183.

Kernberg, O.（1976）Object Relations Theory and Clinical Psycho-analysis. New Jersey, Jason Aronson.（前田重治監訳（1983）対象関係論とその臨床．岩崎学術出版社）

Klein, M.（1975）Envy and Gratitude and Other Works. London, The Hogarth Press.（小此木啓吾・西園昌久・岩崎徹也・牛島定信監修（1985）妄想的分裂的世界．メラニークライン著作集4．誠信書房）

Kulka, R.（1988）Narcissism and neurosis──An opportunity for integration in psycho-analytic theory and technique. International Journal of Psychoanalysis 69 ; 521-533.

小此木啓吾（1985a）精神分析の成立ちと発展．弘文堂．

小比木啓吾（1985b）現代精神分析の基礎理論．弘文堂．

Winnicott, D.W.（1965）The Maturational Processes and the Facilitating Environment. London, The Hogarth Press.（牛島定信訳（1977）情緒発達の精神分析理論．岩崎学術出版社）

第 V 部

パーソナリティ障害再考

第1章　分裂病型人格障害と分裂病質

——ひきこもり状態を示す精神障害——

はじめに

　ひきこもりを示す精神障害を鑑別と対策という視点から考える場合，鑑別診断をしてから対策を考えるという医学的な方法だけでなく，取りうるさまざまな次元での治療アプローチを試みながら多元的に見立てをするという力動的な方法が不可欠である（狩野，2000）。医療の分野に限ってみても，個人・家族・集団（入院も含む）という各次元からの異なった対策を考慮すべきである。この意味で，本項では最初に分裂病型人格障害と分裂病質に共通する力動的特徴を簡潔に述べ，次に二つの症例を提示し，考察を加えたい。

Ⅰ．精神力動的特徴 （狩野，1986，2001，2002）

　分裂病型人格障害や分裂病質は，対人関係からひきこもり，孤立的であり，変わった人だとみなされることが多い。これらの特徴が，治療者に治療関係を維持することそのものが難しいと感じさせるために，治療困難だというレッテルを貼られることが少なくない。しかし，彼らはひそかに他者への親密さを切望しているのであって，孤立やひきこもりは見かけ上の行動にすぎないのである。親密になることが，むしろ自分が見捨てられたり，破壊されたりするという絶え間ない恐怖に晒されている。つまり，親密さを切望すること自体が危険なのである。これがスキゾイドジレンマである。その結果，いっぽうで彼らの自己はまとまりを欠き，分裂したり，混乱したりしているが，他方で万能的空想を他者から気付かれぬようひそかに保つことによって自己を維持している。

Ⅱ. 症例 X——曖昧な治療動機とそれへの対応

臨床経過　患者は 20 歳代中ごろの独身女性である。初診時の出来事が印象的であった。彼女は診察室に入ってもなにも訴えず，何も要求せず，ただ黙って座っていた。主訴について二，三尋ねたがひどく曖昧な答えが返ってきただけであった。彼女には治療動機が乏しいように見えた。そこで，初診医は，これまでの受診歴について尋ねてみた。すると彼女は○○大学病院精神科に 4 カ月間かかったことがあると述べた。その経験を尋ねると，彼女は直接質問には答えず，ポツリと「自分の悩みは人から理解されえないものだ」と述べた。このとき，初診医の脳裏に「確かに人間の悩みの根底にあるものを他人は理解できないだろうなー」というある種彼女への共感的考えと，「理解されえないと考えつつ，なおも受診している彼女にどのように対応したらよいのか」という考えが浮かんでいた。さらに，初診医は症状について根掘り葉掘り聞こうとする態度自体が，彼女への無理解さを示すことになるだろうし，むしろ今ここにいる彼女が初診医や治療についてどのように感じているか，に焦点を当てた介入をしたほうがよいだろうと考えた。そこで，初診医はそれ以上症状について聞くのを止め，次のように話したのである。「もし私があなたに受診を強く勧めたら，あなたはどう感じるだろうか，理解されえないのに治療を無理強いする，強制されたと感じるであろう。反対に，もし治療を勧めなかったら，悩みをもってここに来ているあなたの気持を無視してしまうことになるだろう。そこで私はひどく困っているのだが……」。それに対して彼女は，いくぶん頬を紅潮させた。しばらくの沈黙の後，今度は涙が落ちてきた。そして彼女は「私は誰か一人でいいから，（私を）理解できる人がほしい」と答えたのである。

この後，彼女は個人精神療法のための診断面接を開始したのだが，そうなってはじめて彼女は大学卒業後，会社に勤めたが，人と交流することができず，2 年くらい家庭にひきこもっていたのだということが明らかになった。診断は分裂病質とされた。彼女は，数年の個人精神療法によって，対人関係や自尊心が改善し，その後の人生の目標も定めることができるようになった。

1.　考察

こうした受診動機が曖昧な患者に対する介入について，初診医が医学的判断をする際，念頭にあったのは次のような専門的知識である。

第1章　分裂病型人格障害と分裂病質——ひきこもり状態を示す精神障害——　　87

(1) 受診動機は多様であり，それを理解するためには症状の聴取だけでなく，患者の主観的考えや判断を重視しなければならない（たとえば，Balint, M.（1961）のいう自家製の病気 iatrogenous illness，といった概念）。
(2) スキゾイドジレンマが優勢な人は受診動機が曖昧なことが多い。
(3) 絶望しながら，治療を求めてくる人の場合，治療への期待を「いま・ここで」の脈絡で，つまり介入しながら理解するという方法が必要である。症状の把握は，治療関係ができてからでも遅くはない。
(4) 介入しながら理解するという方法は，統合失調症との鑑別にも有効である。

Ⅲ. 症例 Y——より複雑で総合的な見立てと 治療が必要な症例

臨床経過　患者は 20 歳台後半の既婚男性で会社員。二世帯同居で 1 歳の子どもがいる。めまいや胸痛などの身体違和感のため就業困難になり，家庭にひきこもるようになった。家庭の中で黙々と読書をして日を過ごしていた。外出は病院受診だけであった。内科的には異常がないということで精神科に依頼され，「身体化障害」「抑うつ状態」という診断で，おもに薬物療法を受けていたが，十分な効果は認められなかった。このような状態が 1 年以上続いた頃，幻聴が出現したため，彼の主治医からの紹介で精神科に入院した。彼もまた「精神的にも身体的にも苦痛なので何とかしたい」と考え入院に同意していた。

　統合失調症の疑いがあったが，病歴や入院後の経過から，幻聴は強いストレス下における一過性の状態であることがわかったし，それ以外の主要な精神病症状は認められなかった。脳波を含む身体所見に異常は認めなかった。また，各種の心理テストは人格障害を示唆していた。彼は，物静かだが，他の患者ともよく話をしていたし，自発的に同じチームの子ども（入院患者）の勉強を見てあげたりしていた。治療に関する主治医や看護師の指示には大変協力的であった。集団療法場面でも適切な発言をしていた。このように彼は比較的円滑に入院生活を過ごしていた。しかし，次第にスタッフは，彼はそつなく話しているが自己を表現しているわけでなく，存在感がなく，たんに集団の中に「溶け込んでいる」だけという印象を持つようになった。また，教授回診の後に決まって身体症状を訴え，「自分が見透かされそうで怖い」と述べていた。こう

した彼の振る舞いは入院期間を通して続いた。彼の主観的苦痛に関しても，しばらくの間，入院治療は変化を起こすことができなかった。にもかかわらず，彼はそれに対して「不満」を述べることもなかった。この頃，彼の特徴的な振る舞いが認められた。彼は外出をするときポケットのたくさんついたジャケットを着込み，何かをそこにいっぱい詰め込んでいたのである。彼は「必要ですから」と説明したが，スタッフからみると，それはまるで外界がすべて敵である世の中に「完全武装」して出かける兵士のようであった。

　彼は，地方の名家の後継ぎとして育った。父親は横暴で些細なことにも口うるさく，母親は教育熱心だったが小心で強迫的であり，両親とも外見を非常に気にする人であった。学校では，一貫してまじめな「委員長」タイプであった。彼は「いさかいを起こさず平穏に生きる」という信念を持っていた。しかし，大学時代一度だけこの信念が崩壊するような体験をした。あるクラブのリーダーになった時，集団の揉めごとをうまくまとめきれず，結果クラブが解散する羽目になったのである。彼はこの出来事を「自分がクラブを崩壊させた」と体験していた。彼は希望していた会社に入社し，しかも上司は尊敬できる人であったため，非常に熱心に仕事に取り組んでいた。

　20歳台の中ごろ，彼は連続的に人生上の大きな出来事を体験した。結婚（妻はくったくのない，明るい，保護的な人）と妻の妊娠，二世帯同居の開始，尊敬する上司の異動などである。この頃から，彼は部署の中で完全に孤立し，先輩からのいじめを受けるようになった。身体症状を強く感じ始めたのはこの頃からであった。この状況が1年くらい続き，身体症状に耐えられなくなって初めて彼は，妻に会社でいじめに遭っていることを告げた。「自分の車が傷つけられた」とか「死ね」というメモが引き出しの中に入っていたことなどである。それに対して，彼は「呪いで人が殺せる」といって呪いの本を集めたり，魔よけを集めて身の回りに置いたりしているといったことを妻に話すようになった。妻によれば，会社でいじめが実際にあったかどうかは不詳だということであった。

　入院中，上記のようなスタッフの作業とは別に，診断と治療方針のために，インテンシブな個人面接と家族面接が行われた。

　その結果，(1) 分裂‒投影機制が優勢なスキゾイドである，(2) as if 的で，「知的に考えること」がすべての葛藤を解決し，平和をもたらすと考えているような万能的思考があること，(3) しかし言語化能力があり，知的にも高く，

第1章　分裂病型人格障害と分裂病質——ひきこもり状態を示す精神障害——　　89

自分を理解しようとしており，衝動的でなく，その意味で良好な自我機能を保持していることや病棟で弱い人への配慮が認められること，(4) 妊娠・出産により妻の保護を失ったこと，赤ん坊と親密な情緒的接触ができず父親になる不安があること，父親と不仲であること，などの所見に基づいて，対策として (1) 全体としては保護的な治療環境を作ること，(2) 長期の個人精神分析的精神療法，(3) 赤ん坊を含めた家族ガイダンス，(4) 入院中スタッフは，患者の治療への協力的態度（たとえ as if 的であっても）や他の患者への配慮ある態度の建設的側面を評価すること，他者と情緒的に関与することが彼にとってはいかに恐ろしいか，そして心の底で孤独感に苦悩していることを理解し，各スタッフの仕事を通して，これらの理解を伝えること，(5) 薬物療法は不眠やストレス下における不安に対し補助手段として意味があること，などが提案された。

　これらの治療アプローチが，構造化されたのち，彼は退院した。つまり保護的治療環境ができたときである。その後1年くらいの治療によって身体症状はすっかり改善し，家庭内での父親としての機能や自尊心もいくぶん改善し，会社復帰が可能となった。そして，個人精神療法だけは，非常に淡々とした経過をたどりながら長期間続いた。この過程で，彼は情緒表現が可能になり，親密さを体験する能力も向上した。そして少なくとも，家族や治療者，そして入院中の仲間たちへの信頼感が芽生え，またその意味についても理解することができるようなった。

1. 考察

　この症例は，最初統合失調症との鑑別が課題であったが，もっと重要だったのはどのような治療方法を選択するかであった。そしてそのためには，入院場面における観察や，各種の検査，家族の機能評価，精神分析的診断面接という手段が必要だったが，その際のポイントとしては患者の病理だけでなく建設的能力の評価を積極的に行ったということであった。つまり自我機能の詳細な評価に基づいた治療方法の選択が行われたのである。本治療では，現実検討力・判断・思考・認知・知能などが比較的良好だったことや妻の機能が良好だったために，表現能力や内省－自己理解能力（洞察）の向上，家族機能の改善といった比較的高い目標を設定し，精神分析的精神療法，家族への支持やガイダンス，入院という集団を用いた治療が行われた。しかし，自我機能がもっと低い場合，家族の協力が得られなかったり家族の機能が低い場合には，治療目標をもっと

90 　第Ⅴ部　パーソナリティ障害再考

低いところに設定することが大切である。治療者は，患者の補助自我となって，
現実検討力・判断・社会適応あるいは葛藤解決を援助するような利用できるさ
まざまな支持－指示－教育手段を用いるべきである。治療目標が，あまり高く
設定されると，患者がそれに耐えられなくなるという事態や治療者自身が治療
に失望するという事態が起きる。治療は中断するか迷路にはまり込むかである。
実際，高すぎる治療目標は，治療者の逆転移による期待の現れであることが少
なくないのである（Gabbard, 1994）。

おわりに

　過去10数年，筆者は，「ひきこもり」に対しては，多元的－多職種的－多行
政的アプローチが必要であることを主張してきた。分裂病型人格障害や分裂病
質に関しても同様である。しかし，そうした多様なアプローチの基本にあるの
は，精神分析的対象関係論が明らかにしてきたスキゾイドジレンマについての
深い洞察である（Fairbairn, 1952 ; Klein, 1975 ; Winnicott, 1965 , 1971）。つまり，
内的なひきこもりという対象関係の病理とその治療に関する認識である。この
ような理解なくして，いわゆる「ひきこもり」にアプローチすると，ただ「外
的ひきこもり」から抜け出ればよいとする安易な治療・援助に陥ってしまうの
ではないかと危惧している。

文　献

Balint, M. & Balint, E.（1961）Psychotherapeutic Techniques in Medicine. London,
　Tavistock.（山本喜三郎訳（2000）医療における精神療法の技法．誠信書房）
Fairbairn, W.R.D.（1952）Psychoanalytic Study of the Personalities. London, Tavistock.
Gabbard, G.O.（1994）Psychodynamic Psychiatry in Clinical Practice : The DSM-IV
　Edition. Washington DC, American Psychiatric Press.（舘哲郎監訳（1997）精神力動
　的精神医学――その臨床実践 DSM-IV 版③．岩崎学術出版社）
狩野力八郎（1986）スキゾイド患者について．精神分析研究 30 ; 71-81.
狩野力八郎（2000）精神障害とひきこもり．（狩野力八郎・近藤直司編）青年のひきこもり．
　pp.69-73，岩崎学術出版社.
狩野力八郎（2001）スキゾイド病理をもつ家族への援助．（近藤直司編）ひきこもりケー
　スの家族援助．pp.79-87，金剛出版.
狩野力八郎（2002）スキゾイド患者について（改訂）．（狩野力八郎著）重症人格障害の
　臨床研究．pp.89-110，金剛出版.

第1章 分裂病型人格障害と分裂病質——ひきこもり状態を示す精神障害—— 91

Klein, M.（1975）Notes on some schizoid mechanism. In : Envy and Gratitude and Other Works. London, Hogarth Press.（相田信男・狩野力八郎・渡辺明子訳（1985）分裂機制についての覚書.（小此木啓吾・西園昌久・岩崎徹也，他監修）妄想分裂的世界——メラニー・クライン著作集4. 誠信書房）

Winnicott, D.W.（1965）The Maturational Processes and the Facilitating Environment. London, Hogarth Press.（牛島定信訳（1977）情緒発達の精神分析理論. 岩崎学術出版社）

Winnicott, D.W.（1971）Playing and Reality. London, Tavistock.（橋本雅雄訳（1979）遊ぶことと現実. 岩崎学術出版社）

第2章
自己愛性パーソナリティ障害とはどういう障害か

Ⅰ. 自己愛性パーソナリティ障害の特徴

　最初に，自己愛性パーソナリティ障害（narcissistic personality disorder 以下 NPDと略す）と境界性パーソナリティ障害（borderline personality disorder 以下 BPD と略す）との違いを明らかにすることから始めよう。両者の鑑別はしばしば臨床上の問題になるからである。NPD は，BPD よりも比較的まとまりのある安定した人格であり，退行しても回復が早く，現実検討能力もよく，正常性が高い。NPD は他者からの関心や称讃を得ることで自分を支えるが，BPD は完全に良い対象から自分のすべてを支えてくれるような完全な世話を求めるのである。この違いを押さえておいたうえで NPD の特徴を要約すると次のようになるであろう。

　NPD は，関係性の障害である。この障害をもつ人は，他者の気持ちに配慮せず，自分の欲求次第で相手を利用したり捨てたり，称讃を求めたり怒りを向けたりする。彼らは，そうした対象を絶えず求めるが，本当の意味で相手を自分から独立した人間であるとはみなさない。他者を自分の自己愛的延長であるとみなすのである。すなわち，他者が自分の理想にあうような態度を示したときのみ他者を認めるが，それ以外の場合は他者を無視したり拒否したり軽視したりするのである。彼らのもつ誇大的な幻想は劣等性の防衛であり，彼らの行動は，恥や屈辱という感情によって支配されている。そして，あらゆる心理－社会的分野において互いに矛盾した対になっているようなスタンスが共存している（例えば，ある場面では大胆だが別の場面で小心である，ある場面では高揚した気分を示しながら別の場面では抑うつ的である，などである）（Akhtar, 1989）。

94　第Ⅴ部　パーソナリティ障害再考

Ⅱ．診断上の問題点

　わが国において，DSM による診断作業が日常化して久しいが，そのためも
あろうか，最近，NPD という診断名の使用は増加しているように思われる。
本項では，NPD についてわかりやすく説明することになっているが，さてそ
う考えてみると，NPD という診断名の使用に関してはいささかの混乱がある
ように思われる。その理由として次のようなことがあげられる。

　まず第一に，自己愛的という言葉は，それだけで何かわかってしまうような
使い勝手のよいジャルゴン（専門用語）なのだが，あまりに多くの文脈で用い
られてきたという歴史があり，かなり多義的で曖昧である。つまり，健康な自
己肯定感から病理的な自己中心性にいたるまで自己愛という用語で記述してし
まう危険があるのである。したがって，健康な自己愛と自己愛性パーソナリティ
障害をどのように区別するかが課題となる。

　第二に，DSM-Ⅲから現在の DSM-Ⅳ-TR にいたるまで，NPD の記述は，あ
からさまに尊大で，特権意識が強く常にスポットライトを浴びていないと気が
すまないような人を示唆している。しかし，われわれの経験では，一見内気だ
がじつは心の奥底にひそかに誇大的な自己像をもっているようないわば「**おと
なしい自己愛性パーソナリティ障害**」といえるグループが少なくないのだが，
これが DSM カテゴリーから排除されているのである。そこで，**あからさまに
自己愛的なグループ**とおとなしい自己愛グループとを包含するような考え方は
どのようなものかということが課題となる。

　第三に，NPD をもつ人が，NPD そのものの治療のために受診することはめっ
たになく，むしろ抑うつ状態やパニック障害などのために受診することが多い
のだが，その結果，気分障害や不安障害という診断がつけられ NPD が見逃さ
れていることが少なくないという臨床上の問題がある。

　このような問題意識を念頭に置きながら，NPD とはどのような人格障害か
を症例によって明らかにしたうえで，その臨床的特徴について整理したい。

Ⅲ．症例

【症例 A】

　これは，自己愛や自己愛性パーソナリティ障害の語源ともなった神話のな

第2章　自己愛性パーソナリティ障害とはどういう障害か　95

かの症例なのでまず最初に取り上げておきたい。

　ナルキッソスは，類まれな美青年であったが，あまりに美しすぎることに不安をおぼえた彼の母親は，果たしてこの子は長く生きることができるかどうか予言者に尋ねた。すると「自分の姿を知らなければ，長く生きるだろう」という答えが返ってきた。彼はニンフたちの憧れの的であったが，彼女たちの想いにまったく関心を示さなかった。なかでも，エコーというニンフは彼に深く恋をした。ところで，エコーは，おしゃべりのためゼウスの妻ヘラの怒りをかい，他人のいったことは繰り返せても，自分からは口を聞くということができないという罰を受けていた。ある日，彼女は機会を見つけ，ナルキッソスの前に姿を現した。しかし，彼は冷たく「死んだほうがましさ，お前の思い通りになるくらいなら」といって去っていった。彼女は彼の背に向けて「あなたの思い通りになりますわ」と声をかけてしまったが，悲しみと恥ずかしさのため，森の中の洞窟に身を潜めているうちに，身体は衰弱し，ついに消えてしまい，声だけが残った。ニンフたちの訴えを受けた復讐の神ネメシスは，ナルキッソスもまた報いのない愛を経験するように決定した。ある日，彼は森の中のきれいな泉に映っている美しい人物を見て，たちまち恋に陥ってしまった。彼はこの鏡像から自分を引き離すことができず，かといってそこから何の反応を得ることもできなかった。水に映った自分の像を掻き抱こうとするたびにそれは消えうせたからである。彼はしだいに痩せ衰え死んでしまった。ニンフたちが彼を埋葬しようとしたとき，彼もまた消え失せてしまった。そして，その後に一輪の水仙が咲いた（丹羽，1985）。

　ところで，ナルキッソスの死については別の話もある。つまり，彼の死は彼を愛した男性を拒否した結果だという（吉田，1993）。

　われわれは，この神話の例から多くのことを連想することができる。冷酷，傲慢，思いやりに欠け，自分勝手な性格像，はかない自己像，不安定で一方通行的な対人関係，自分の実像を知ることにまつわる苦痛やその否認などである。さらに，Freud, S. が指摘したように，この神話の症例は，自分自身の身体を性的対象として扱う性倒錯，サドマゾキスティック[*1]な対人関係，外界の人々から関心を撤退させもっぱら自分に関心を向ける特徴を示している。強調しておきたいのは，つぎの症例B，Cでも例示するが，**NPD において親密な他者との間でサドマゾキスティックな関係に陥るという現象は，症候学的診断基準**

96　第Ⅴ部　パーソナリティ障害再考

には取り上げられていないが，臨床の実際では見逃すことができないほどよく見られる現象だということである。

【症例 B】

　　B 子は，20 歳代の将来を嘱望されている美人ピアニストである。彼女は，自信喪失，離人感のため精神療法を求めて受診した。彼女は，一人っ子で母親支配的な家庭で育った。両親は音楽を介して知り合い結婚した。二人とも若い頃は音楽家になりたかったが，経済的理由で断念していた。子供が生まれる前から両親特に母親は，子供を音楽家にしたいと考えていた。B 子は，こうした両親の挫折した理想像を託されて生まれてきたわけである。

　　母親は B 子に幼少の頃から英才教育を施したが，B 子も十分親の期待に応えた。彼女は親の自慢の子になったが，母親は B 子には生来的な素晴らしい音楽の才能があると思い込んでいた。いっぽう彼女はわがままに育てられたため自己中心的な子となり，遊び仲間ができずいつも家で一人遊びをしていた。しかし，母親はそのことで B 子が寂しい思いをしているということを心配しないばかりか，まったく無関心であった。つまり，子どもが音楽に打ち込んでいる限りにおいて，母親は称讃や満足を子どもに与えたのだが，子どもが寂しさやつらさを感じているとき，この母親は情緒的に子どもとの関係から引きこもっていたのである。

　このように，NPD では，**重要な対象（例えば母親とか治療者）の smile[*2] を引き出すパフォーマンスをしたときのみ愛されると感じるため，分離を非常に深刻な孤独をもたらすものととらえるようになる**（Rothstein, 1979）。

[*1]　サドマゾキズム
　人間の欲動生活，特に無意識においてマゾキズムとサディズムは，別々にあるのではなく一対の対立項として共存しているという精神分析の考え方である。したがって苦痛と快感，性欲動と破壊衝動はつねに共存しているのである。

[*2]　重要な対象の smile
　幼児は分離における無力感や恐怖感を緩和するため母親像を内在化するが，その際，母親から smile を引き出す手段を獲得し，自分は愛されているという安定した感覚をもつ。しかし養育に失敗すると，幼児は母親からの smile を引き出すパフォーマンスをしたときのみ愛されていると感じるのである。

音楽大学在学中にＢ子にはＹ子という友達ができた。Ｙ子はどちらかというと自分の才能に自信をもつことができないおとなしいタイプで，Ｂ子の言いなりになっていた。このような関係にある間，二人は親友のように見えたし，Ｂ子はピアノ演奏で才能を発揮し周囲からも認められるようになった。ところが，そのうちＹ子に恋人ができ音楽の面でも自信をつけてきて，以前ほどＢ子の言いなりにならなくなった。これを契機に二人の仲は悪くなった。

このため，Ｂ子は多少元気をなくしたが，自分も先輩の音楽家と恋仲になることでこの危機を乗り切ることができた。彼が大変ハンサムで女性にもてるということは彼女の自尊心を満足させたが，彼は同時に傲慢な人でもあった。二人の関係において，彼女は彼の言いなりになり，服従的な態度をとった。例えば，彼の関心を買うためにいろいろなプレゼントをしたのであるがその費用捻出のために意に沿わぬアルバイトもしたのである。彼女は，サドマゾキスティックな関係に陥っていたのである。興味深いのは，こうしたいきさつを彼女は完璧に親に隠していたことである。**当然，親に感づかれないほど巧みに嘘をついていた。これは，彼女が親に弱音を吐いて共感を得るというような関係をもっていなかったことを意味するが，同時に，そうすることによって彼との関係から生ずるつらさや心細さを本当に体験することをも回避していたのである。**

彼女が発症したのは，彼の関心が他の女性に移り，彼女が振られたときである。このとき，彼女は自分が相手の女性のようになれば彼が戻ってくると考え，そうなるための絶望的な努力を始めた。そうしているうちに彼女は自分が何者かわからなくなり，ピアノにも自信を失い，抑うつ，離人感，身体が思うように動かないといった状態に陥ったのである。

さて，Ｂ子との精神療法は約１年半で終了した。彼女の自己愛的対象関係や誇大的自己の病理が十分解決したわけではないが，自信を回復し演奏活動もできるようになった。治療の終わり方はいかにも自己愛的パーソナリティの特徴を現していた。それまでの精神療法で，彼女は自分が治療者から人として尊重されているという体験を基礎に安心感や自尊心を取り戻しつつあったあるセッションで，治療者は他の救急患者に手間取り５分ほど遅刻したのである。その次のセッションが始まるとすぐに彼女は，いつもよりいきいきとした態度で，「先週からたいへん調子がいい，仕事もよくできるようになったので治療を止

めたい，先生のおかげで助かりました」という。治療者は，先週の遅刻に対して彼女が軽視されたと感じ，傷ついているのではないかと解釈した。すると，彼女は「私はなんとも感じていません，先生はお忙しいのだから（遅刻は）当然です」「私はここで連想するのは下手ですがピアノは大変うまくいっています。能力もあるし将来性もある。先生，私の芸術的能力を認めてください。これ以上，治療を続けると自分の弱いところをさらけ出すことになるのがとてもつらい。だから，ここら辺で治療を止めたい」と強く主張したため終了せざるを得なかったのである。そのうえ，彼女は治療を振り返る作業も「つらいから」という理由で拒否し「でも先生には感謝しています。先生は私が今まで会ったことのない，特別の人でした」といって治療を終えたのである。

　この治療過程で，B子の自尊心が高まり理想的な自己像が復活し，同時に自分の脆弱性についても気づき始めていることがわかる。しかし，彼女は，それ以上深く自分の脆弱性や怒り・羨望，そしてそれらの成り立ちについて認識することを回避しているのである。このように，**NPDの治療では，回復した自信にもとづき，ある程度自分についても他者についてもアンビバレントな情緒を体験し，社会適応が改善されたところで治療が終了することがしばしばあるのである。**

【症例C】

　　この例は，症例B子よりも重い自己愛パーソナリティ障害である。

　　C男は30歳で社会福祉関係の職業についていたが「ごく些細なことで軽蔑された」と感じその仕事を止めたものの，憂うつで不安なため，精神療法を求めて受診した。彼は，それまでもいくつかの施設に勤めていて仕事には熱心なのだが，同僚や上司との間で多少の意見の違いがあると「馬鹿にされた」と感じ，その施設を辞めていた。しかし，言葉の端から社会福祉の仕事には内心誇りをもっていることがわかったが，それを表現することは差し控えているようであった。このように，**彼はいわゆる内向的で内気な人柄を示していたが，一方で秘められた傲慢さが見え隠れする人でもあった。**

　　彼は自分の生活史を語る際にも，抑制的であったため，あまり多くの情報は得られなかったが，次のようなことはわかった。両親が絶えず不仲であり，しばしば母親はその怒りの矛先を彼に向け，ひどく子どもっぽいやり方で彼の自尊心を傷つけていたこと，彼が学校で良い成績をとったときのみ母親の機嫌がよかったことなどである。

彼は精神療法に休むことなく通い，よく話しをする優等生であったが，同時に治療者の振る舞いにはひどく敏感で，治療者の些細な身動きに対し「どうかされましたか？」「何かまずいことを言いましたか」といって反応した。そのため，治療者は非常に窮屈な思いをしたが，精神療法そのものは静かに淡々と進行した。治療開始1年後，患者は自分で探してきたある施設に採用された。その際，彼は理由を言わずに木曜日（精神療法のある曜日であった）は休みを取りたいという条件を出したところ，その施設の担当者は「なぜ」と問うこともなく彼の条件を受け入れたのである。これについて，彼は治療のなかで，「施設の責任者なのに何も聞かないのはおかしい」と批判した。治療者は，つとめて共感的に聞いていたのだが，彼は終始機嫌がよかった。そして治療者に親しげに，なれなれしく，治療者の個人的なことについて質問したりしたのである。それに対し，治療者は彼の機嫌を損ねてはいけないような気持ちになり，もっぱら相槌を打つことで対応していた。

引き続くセッションで，彼は遅刻をしてきた。直前に連絡はしてきたのだが友人と会うためであった。さて，遅れてやってきた彼は機嫌よく天気の話などした後「先生もほっとしたでしょう。学生のとき休みになると先生もほっとしていたから」と言い，続けて「以前，先生に，あなたは小学生や中学生のときのことを話さないね，と言われたとき，それまでの先生と違ってものすごく怖く見えた。『うわーと恐ろしい』感じで，迫ってきた感じだったんですよ」と言った。しかし，そこでの彼はちっともこわそうではなかった。そして，次のセッションで，治療者がほんの1分遅れた。患者は，席に着くなり高飛車に「時間はきちんと守って欲しい」と言ったのである。治療者は，このときそれまでは推測の域を出なかった彼の秘められた誇大性と尊大さを体験したのである。その後，彼は「木曜日休むかもしれない，よくなってくると少し休んでいいかなという気持ちになる」と言ってのけたのである。

C男は，周囲が自分をどのように見ているかということに関し非常に敏感である。そして見かけ上相手に合わせようと努力するのである。そもそも治療者は患者に共感的であろうとするし，脅かさないように傷つけないように配慮するという基本的態度が加味されて，両者は一体化し，理想的な良いカップルを形成するという事態は避けがたく起きるのである。しかし，このような関係を別の視点から見ると，患者は微妙なやり方で，治療者を脅したりすかしたりしながら，自分の思いのままにしようとしているともいえる。このような態度は

「いつ爆発するかもしれない彼の横暴な母親」のようにC男は治療者に振舞っているともいえるのである。

B子のケースと違って，C男の場合は敏感さの陰に誇大性や尊大さが深く秘められているために，またその対象操作性が微妙であるがゆえに，即座にはNPDという診断をつけにくいが，やはりNPDなのである。

Ⅳ. 自己愛性パーソナリティ障害の臨床像

このようなNPDをもつ人の臨床的特徴を，臨床のより実際的レベルで述べるとすると以下のような事柄があげられるかと思う。

1. 受診の直接的契機はNPDそのものではない

受診の直接的契機は，次の三つに大別される。①無気力，離人感，抑うつ，パニック症状といった精神症状，②夫婦関係や異性関係のトラブル，③自傷・自殺企図などの自己破壊的行為，摂食障害やなんらかの依存，社会的ひきこもり，非行などである。**とくに成人で抑うつ症状やパニック症状を訴えて受診してきた場合，気分障害，パニック障害といった単一の診断がなされ，NPDが見逃されることが少なくない。**また，しばしば見られるのは気分障害だが「自分のことについてよくしゃべり，（診療）時間がとられるので心理療法に依頼する」，そしてそれを受けた心理療法家が「NPD」という判断をするといったケースである。それはそれで結果よしかもしれないが，やはり精神科医として症状の背景にあるNPDをしっかり把握してから心理療法に依頼することが望ましいのはいうまでもない。

多くの場合，これらの直接的契機となる出来事を引き起こすことになった何がしかの誘因がある。とくに自分を賞賛していた対象や自尊心を支えていた何かの喪失といった出来事である。症例Aでは理想的な自己像の喪失，症例Bでは恋人の喪失，症例Cではひそかに自尊心を支えていた理想的自己像の喪失である。

2. 内的には不安定だが，外見はまとまりがあり安定しているように見える

症例A，B，Cともそうであるように，彼らは「知的に高い」「仕事ができる」

第2章　自己愛性パーソナリティ障害とはどういう障害か　　101

「表現力がある」「言葉遣いが巧みである」「人付き合いがうまい」「美人（ハンサム）である」などといった何らかの高い能力をもっていることが多い。そのため，こうした能力に支えられて，人生で出会うさまざまな困難に直面しながら「うまくやってきた」という生活史をもっているのである。そうした外見的な適応のよさと受診の契機となるような異常状態（あるいは退行した状態）とのギャップが大きいということも顕著な特徴である。

3. あらゆる心理－社会的分野において互いに矛盾したスタンスが対をなして共存している（どちらか一方が顕在化しており，他方が潜在的である）

　例えば，症例Bや症例Cにみられるように，明らかに尊大な人の場合，潜在的な小心さが認められる。あるいはその逆である。誇大的な自己イメージをもっている場合，それと対をなす脆弱な自己イメージが潜在化している。顕在的には人と距離をもちながら，潜在的には賞賛を期待している。他人の気持ちや痛み，寂しさに配慮しないといった共感の欠如がある反面，愛情関係において服従的なまでに相手に気を遣うのである。

　参考までに**表1**にDSM-IV-TR（2000）の九つの診断基準をあげておいた。これら9項目は，誇大性，賞賛されたいという欲求，共感の欠如と三つの上位概念にまとめられるのであるが，DSMの診断ではこれらがすべて顕在的であることを要求している。しかし，それではNPDの全体像を把握できないのである。むしろ，各項目のある部分は顕在的である場合，それとは正反対の傾向が潜在化していると考えられるのである。

　Gabbard, G. O.（1994）は，対人関係のスタイルについて二つの極を想定し，個々の症例は二つの極からなる連続体のどこかに位置すると考えている。**表2**を参照していただきたいが，この一方の極が「**周囲を気にかけないタイプ**」（oblivious type）であり，もう一方の極が「**過剰に気にかける自己愛的なタイプ**」（hypervigilant type）である。前者は誇大的なスタイルをとる人であり，後者は傷つきやすいスタイルをとる人だといってもよい。DSM-IV-TRの診断基準は前者の臨床像に合致する。提示した症例は，症例A，Bがどちらかというと前者に近く，症例Cは後者に近いといえる。

　さて，こうしたNPDの理解の仕方は，多彩な症状を示すNPDの現象を総合的に把握することができるという診断上の利点があるだけではなく，一般外

102 第Ⅴ部 パーソナリティ障害再考

表1 自己愛性パーソナリティ障害の診断基準

誇大性（空想または行動における），賞賛されたいという欲求，共感の欠如の広範な様式で，成人期早期までに始まり，種々の状況で明らかになる。以下のうち五つ（またはそれ以上）によって示される。

1) 自己の重要性に関する誇大な感覚（例：業績や才能を誇張する，十分な業績がないにもかかわらず優れていると認められることを期待する）

2) 限りない成功，権力，才気，美しさ，あるいは理想的な愛の空想にとらわれている。

3) 自分が"特別"であり，独特であり，他の特別なまたは地位の高い人たちに（または施設で）しか理解されない，または関係があるべきだ，と信じている。

4) 過剰な賞賛を求める。

5) 特権意識，つまり特別有利な取り計らい，または自分の期待に自動的に従うことを理由なく期待する。

6) 対人関係で相手を不当に利用する。つまり，自分自身の目的を達成するために他人を利用する。

7) 共感の欠如：他人の気持ちおよび欲求を認識しようとしない。またはそれに気づこうとしない。

8) しばしば他人に嫉妬する。または他人が自分に嫉妬していると思い込む。

9) 尊大で傲慢な行動，または態度。

表2 自己愛性パーソナリティ障害の二つのタイプ（Gabbard, G.O., 1994.）

周囲を気にかけない自己愛的な人 （The Oblivious Narcissist）	周囲を過剰に気にする自己愛的な人 （The Hypervigilant Narcissist）
1. 他の人々の反応に気づかない	1. 他の人々の反応に過敏である
2. 傲慢で攻撃的	2. 抑制的，内気，表に立とうとしない
3. 自分に夢中である	3. 自分よりも他の人々に注意を向ける
4. 注目の的である必要がある	4. 注目の的になることを避ける
5. 「送信者であるが受信者」ではない	5. 侮辱や批判の証拠がないかどうか他の人々に耳を傾ける
6. 見かけ上は，他の人々によって傷つけられたと感じることに鈍感である	6. 容易に傷つけられたという感情をもつ，差恥や屈辱を感じやすい

第2章　自己愛性パーソナリティ障害とはどういう障害か　103

来における精神医学的マネージメントの際に役に立つのである。自信家で尊大なNPDをもつ患者を前にしたとき，じつは潜在的には医療を受けることにびくびくし，内的な脆弱性に直面し自信を失っているのだということを理解することは大切である。反対に，症例Cのような場合，彼の秘められた誇大的な自尊心を想定しておくとマネージメントしやすくなるであろう。

V．NPDをめぐる臨床的な留意点

1．健康な自己愛と自己愛性パーソナリティ障害の区別

　自分自身に関心とエネルギーを向け自己肯定感を体験している事態，例えば「自分を愛する」「自分を大切にする」「自信や自尊心をもつ」といった場合は，健康な自己愛といえる。しかし，このような意味での健康な自己愛と病的な自己愛を明確に区別するのは容易ではない。さらに事態を複雑にしているのは，自己中心的で人間的ふれあいの少ない，いわゆるミーイズムの時代という現代社会の動向である。成果主義は，努力の過程よりも結果が重要だと教えている。マスメディアは，自分を商品として売り出すことが幸福をもたらすと教えている。若者の間で流行っている「自分作り」とは，内的な精神的鍛錬よりもうわべのイメージ作りを重視する。健康食品・化粧品会社や形成外科が事業として成功しているのは，老化や死を恐れ，無限の生や美を求める傾向の故であろう（Gabbard, 1994）。

　この意味で，NPDは時代を反映しているきわめて今日的な人格障害といえようが，それでも健康な自己愛とNPDの区別はつくのである。本項の冒頭で述べたように対人関係の性質を見ることで両者の違いを判断することができるのである。

　冒頭の定義に追加するならば，**他者の喜び，苦痛，悲しみ，寂しさなどの感情や考えに対する関心，他者への共感や思いやり，多少の葛藤はあってもそれを投げ出したりしない安定した対人関係，他者へのアンビバレンスに耐え抜く力，喪失や分離に際して喪を体験したり，人との関係において自分もそのカウンターパートであることを認める力**，などを考慮するならば鑑別は容易である。

2．NPDと病態レベル

　病態レベルという視点から見ても，NPDは一様ではない。Kernberg, O.F. の

理論を使うと，ある群は神経症性パーソナリティ構造に，別の群は境界パーソナリティ構造に位置づけられる。Bursten, B.（1973）は，自己愛的な患者を4群に分類している。軽度のほうからあげると，見栄っ張りで傲慢な男根自己愛的な群，操縦的な群，疑い深く他者を責める妄想的な群，外的な支持や称賛にすがりつく要求がましい群の四つである。

病態レベルの診断は，多少複雑な作業を必要とするし，本項の枠を超えているのでここでは述べないが，少なくとも神経症レベルか境界性パーソナリティ構造レベルかくらいの大別をするならば，治療技法の選択や，治療経過，予後の判断のために役立つであろう。

3. ライフサイクルとの関係

留意しておきたいのは，NPDは小児期から老年期にいたるどの段階でも見出されうるということである。例えば，Bleiberg, E.（1984）は，NPDは学童期までに同定しうると主張している。その特徴は，**早熟な性格構造の固定化**であり，そのためにライフサイクルの進展に伴って新しい機能を身につけるといった柔軟性が制限され，思春期の適応に直面して初めて問題が露呈してくるのである。いっぽう，Kernberg, O.F.（1990）は，高い能力によって問題をしのいできたNPDが，**中年期の危機に際し対象関係の問題を露呈し症状を発展させる傾向**があることを指摘している。夫婦関係のトラブルや会社で高い地位にいて横暴に振舞うために不適応を起こすなどである。

先にも述べたようにNPDでは，何らかの高い能力があるために本人だけでなく周囲からその問題が見過ごされることが多いのである。

4. 恥の感情

恥，屈辱感，憤怒は自己愛が傷ついたときの典型的な情緒反応である。例えば，「顔に泥を塗られた」「体面が傷つけられた」「面目を失った」などという事態である。かつて，この現象はNPDに特異的現象と考えられ，DSM-Ⅲの基準にも取り上げられていたが，現在では排除されている。これは，健康な人からさまざまな病的な状態にある人にまで認められるものだからである。しかし，診断上は特異的ではないが，この現象はNPDにつねに認められるものだという意味で憶えておいてよい特性なのである。

第2章　自己愛性パーソナリティ障害とはどういう障害か　105

5. 早期の治療終了は必ずしも悪くない

　本項は治療について述べるのが趣旨ではないが，初診にも関連することなので一つだけ治療上の特徴に触れておきたい。それは，症例Bで述べたことなのだが，NPDをもつ患者で比較的軽い人は，スムーズに精神療法に導入され，しかも治療によって低下していた自尊心や自信が回復するとそれ以上の治療は求めないで終了に至ることが少なくないということである。しかも，その後も良好な適応も果たしていることが多いことを考えると，NPDの治療では，それはそれで治療の役割を果たしたと考えられるのである。

おわりに

　NPDは非常に悪性のものもあるが，精神療法によく反応するケースが少なくない。それだけにDSMカテゴリーよりも広い概念を採用したほうが実践的有用性は高いのではないかという観点から，NPDについて概説した。

文　献

Akhtar, S. (1989) Narcissistic personality disorder ; Descriptive features and differential diagnosis. In : Kernberg, O.F. (Ed.) Narcissistic Personality Disorder, The Psychiatric Clinic of North America 12 (3) ; 505-529. Philadelphia, WB Saunders.

American Psychiatric Association (2000) DSM-Ⅳ-TR. Washington DC, American Psychiatric Association. (高橋三郎・大野裕・染矢俊幸訳 (2004) DSM-Ⅳ-TR：精神疾患の診断・統計マニュアル 新訂版. 医学書院)

Bleiberg, E. (1984) Narcissistic disorders in children : A developmental approach to diagnosis. Bulletin of the Menninger Clinic 48 ; 510-517.

Bursten, B. (1973) Some narcissistic personality types . International Journal of Psychoanalysis 54 ; 287-300.

Gabbard, G.O. (1994) Psychodynamic Psychiatry in Clinical Practice : The DSM-Ⅳ Edition. Washington DC, American Psychiatric Press. (舘哲郎監訳 (1997) 精神力動的精神医学——その臨床実践 (DSM-Ⅳ版) 臨床編：Ⅱ軸障害. 岩崎学術出版社)

Kernberg, O.F. (1990) Narcissistic personality disorder. In : Michels, R. et al. (Eds.) Psychiatry Chapter 18. New York, Basic Books.

丹羽隆子 (1985) ギリシャ神話. 大修館書店.

Rothstein, A. (1979) The theory of narcissism ; An object-relations perspective. The Psychoanalytic Review 66 ; 35-47.

吉田敦彦 (1993) 愛と変身のギリシャ神話. 同文書院.

106 第V部 パーソナリティ障害再考

参考文献

狩野力八郎（1989）境界人格障害と自己愛人格障害．（成田善弘編著）精神療法の理論と
　実際．新興医学出版社．
狩野力八郎（2002）重症人格障害の臨床研究——パーソナリティの病理と治療技法．金
　剛出版．

第3章　今日の人格障害と家族

Ⅰ．はじめに

　本特集で筆者に与えられた課題は，「人格障害はなぜおこるのか，人格障害が多発している現状とその原因は何か，人格障害をめぐる今後の議論，などについて家族関係の視点から論じる」というものである。しかし，これらの課題をめぐる議論は，過去においても現在においても，精神医学の領域で最も混乱し錯綜しているところである。

　だからというわけでもないが，与えられた課題について，筆者が行っている個人精神療法や家族療法を通じて，みたり聞いたり体験したことを資料として筆者が信じうる事柄について，また文献もこうした治療に役立ったものに限って引用しながら，論じてみたい。したがって，本論は総説ではあるが，かなり選択的な総説にならざるをえない。

　過去15年間精神医学や精神保健の分野における特徴の一つは，精神症状で受診するというよりは，対人関係の困難や行動上の問題で受診する患者が増えてきたということである。たとえば，不登校，家庭内暴力・いじめといった暴力の問題，乱交・売春・テレクラ・援助交際などの性的問題，暴力と性の混合したレイプ，自殺や自傷行為，摂食障害や薬物嗜癖，対人関係からの引きこもり，などである。かつては，日常の精神科臨床からほど遠い存在だった非行－犯罪もまた身近な臨床上の問題になりつつある。

　そしてこれらの行動上の病態に接する時，近年つねに話題になるのが，「病因としての外傷」をめぐる問題とそれらの病態の背後にある「人格の障害」の問題である。

　ところで人格障害といっても，その重篤度や特性はさまざまである。たとえばDSM-ⅣにおけるクラスターBとCとではずいぶん違うものである。一般的に人格障害というと境界例を中心とした重い人格障害のことであろうから，

108　第Ⅴ部　パーソナリティ障害再考

ここではいわゆるスキゾイド，境界例，自己愛パーソナリティーを中心に論じたいと思う。

こうした人格障害の特徴は，外界変容的（alloplastic）であること，つまり自分の葛藤の解決のために他者を巻き込むところにある。それゆえ，重い人格障害の治療には最初から家族が強く関与しているし，その病因を考えるうえでも家族関係は無視できないものである。

Ⅱ．現代社会において人格障害は増えているのか

精神保健にかかわる専門家の間で，近年重い人格障害が増えているということがささやかれている。新幹線が開通すると境界例が増えるという話もある。しかし，これに関してこれまで確かな実証的資料がないので正確なことはいえない。

じつは，人格障害が増えているという意見は必ずしも最近のことではなく，Freud, S. による神経症論が確立するやいなや，つまり1930年代ころには彼のいう神経症構造を持たない重い性格病理を持った患者が受診することが多いという指摘がなされている。たとえば Alexander, F. の神経症的性格や Deutsch, H. の「かのような人格」がそれである。それらの特徴は，エディプス葛藤が深く隠されないで劇化されたグロテスクな形で現れるということである。したがってそこには常に性倒錯傾向が認められる。つまり，衝動や願望が抑圧や退行によって満足されるよりも，直接外的現実的な形をとることで満足されるということである。さらに，その行動化を外界（両親）が承認するような特異的な関係があるために，それは自我に親和的な傾向として取り込まれ，人格障害が形成される。すなわち，すでに1930年代から人格障害の発展において現実の養育環境が大きな役割を果たすことが示唆されていたのである。このように，精神分析の分野では欧米でもわが国でも，Kernberg, O.F. によって一応の決着をみるまではこうした重い性格病理をめぐる議論が盛んだったのである。

しかし，最近，わが国の精神保健の分野で，人格障害という診断が用いられることが多くなったのも事実であろう。それには三つの理由が考えられる。

1．診断上の抵抗感の減少

スキゾイド，境界例，自己愛人格などに対する精神分析療法の成功例の報告

——とりわけ Kernberg, O.F. と Kohut, H. の功績は大きい——が相次いで発表され，臨床家が人格障害イコール精神病質という暗いイメージから解き放された結果，人格障害という診断名を使うことに抵抗感がなくなった。

2. 多軸診断の影響

　症候学的診断とは別に人格の診断をするという DSM-Ⅲ の多軸診断の考えがわが国で広く用いられるようになったということがあげられよう。そのため，病気か反応かという古典的なドイツ流の診断ではともすると「病気ではない」とすまされていた行動上の問題を示す患者に対し人格障害という診断をつけることが多くなった。

3. 社会家族構造の変化

　これは，本論文の課題の一つと関連している問題である。社会文化の変化や家族構造の変化が現代人の人格形成に大きく関与しているという考えである。すなわち，古典的な社会規範が解体し，父性優位の家族から母性優位の家族へと変わった結果，罪悪感に悩むような抑圧中心の心性ではなく，孤立感と病的に肥大した全能的な自己愛が現代人の心性となったという考えである。さて，この心性が病理化したものが重い人格障害であるといえるかどうかについては確証がないのでなんともいえないが，多くの臨床家はそうした印象を持っているのではないだろうか。確かに，Freud, S. が「性の抑圧」を明確化すると，自由な性の表現が一般的になり，Erikson, E. が「モラトリアム」を唱えると，まもなくそれはもはや病的なものではなくなり青年の一般的な心性になってしまったわけである。

　こうした社会文化の変化と現代人の心性との関連について鋭く指摘した最初の人が，Fromm, E. (1941) である。彼は，現代人は古い規範から自らを解放し自由を獲得したが，その結果人間はいっそう孤立した，孤独な，恐怖にみちたものになった。そしてそうした自由の重荷に耐えかね，権威主義・破壊性・機械的画一性に走ってしまう，と述べている。

　重い人格障害の特徴が，孤独に耐える能力の欠如や万能感を満たすための行動化あるいは脆い・傷つきやすい自己像ということからみて，現代人の心性が重い人格障害の形成に影響がないとはいえない。たとえば，近藤 (1994) は，境界例の病因として「甘やかし」とそれを助長している現代の母親が背負って

110 第Ⅴ部 パーソナリティ障害再考

いる重荷に注目している。こうした意見に反対ではないが，すでに述べた人格障害という診断を好む臨床家の現代的傾向に加え，後述する人格障害の病理発生には非常に多くの因子が関与し，多様な経路があると考えられるので，社会－家族構造の変化は重い人格障害そのものの増加の要因というよりも，行動化タイプとでもいえるような現代的な性格特性を持った人格障害の増加の一つの要因と考えておきたい。つまり，社会－家族構造の変化は，障害の発生にではなく人格の特性に大きな影響があるのではなかろうか。

Ⅲ．理論的展開：個人精神療法と家族療法のインターフェイス

家族療法家が家族関係の視点から人格障害について述べた論文は少ない。そもそも現代の人格障害という概念が精神分析から発祥したという経緯を考えれば当然かもしれない。しかし，下坂（1997）のいうように，家族療法家の主要対象である不登校・摂食障害・家庭内暴力・薬物依存・非行といった行動化型の障害の多くは精神医学的概念である重い人格障害と重なるので，家族療法家は意図せず人格障害の治療を行っていると思われる。しかし，それゆえ人格障害の名前をつけた論文が少ないのであろう。

個人精神療法では，患者が家族を巻き込むという事態を，患者の行動化とみなし，そこにこそ患者の病理があらわれていると理解する。したがって治療の目標も，患者が行動化することなく自分の内面を言葉で表現する能力を育てることである。一方家族療法では，問題行動を維持しようとする家族システムを変化させようと試みるのであり，したがって問題行動を個人の病理とみなすことは，むしろ家族システムの変化を阻害する手段だと考える。また，前者の病理学は発生－発達的病理学であるが，後者は「いま・ここで」を重視するため発達論がない。このように，両者には止揚しがたい違いがあるようにみえる。しかし，この見解はかなり図式的であるし，両者の多分に政治的な葛藤に根ざしているようにみえる。臨床の実際では，個人精神療法家でも，当の患者の家族関係や家族システムが相互的ではなく非常に緊張をはらんだものだといった考えを持つであろう。同じように，家族療法家にしても，家族メンバー一人一人の個人精神力動を考えないものはいないであろう。

現代の動向は，こうした多分に操作的ないしは政治的な違いをこえてもっと

臨床的－統合的視点を持つようになってきているといえる。すなわち，個人と家族，個人精神療法と家族療法のインターフェイスを考察することである。こうした視点を促したり，あるいはそこから生まれてきた家族関係に関する概念として，対象関係論と家族表象論があげられる。

1. 対象関係論

　家族関係を理解する方法として，Fairbairn, W.R.D. や Klein, M. が主張した，人間の自我の発達は，対象の取り入れや投影の連続的な継起によるという対象関係論を応用する視点は，個人と家族関係のインターフェイスを考える際にますます重要になってきている。Kernberg, O.F.（1976）は次のように定義している。

　「それは，対人関係の内在化に対する精神分析的接近であり，対人関係がいかに精神内界の諸構造を決定するかに関する学問である。また，これら精神内界の諸構造が，過去の内在化された他者との関係および現在の対人関係との脈絡において，いかに保存され，修正され，あるいは再生されるかを研究する学問である。対象関係論は，精神内界の諸対象の世界（精神内界に内在化された他者との関係）と，個人の持つ現実の対人関係との相互作用を取り扱うものである」

　すなわち，対象関係に基づいて家族関係をみると，赤ん坊と養育者との関係の中で投影や取り入れによって心がつくられ，ひるがえって現在の家族関係の中で心の中の対象関係が再演されると考えられる。したがって，家族療法の意義は，個々の家族メンバーが自分から切り離し投影した自己の側面を再統合する機会を与えるし，全体としての家族に対しては，分離や喪失をめぐる苦痛や葛藤，親密さをめぐる葛藤に直面し，共有する機会を与える，と考えられる。

　文献的には，Dicks, H.（1967）が夫婦間の無意識的相互関係において投影同一視の果たす役割を明確化したことが，この分野におけるパイオニア的仕事であろう。また Willi, J.（1975）が対象関係論から夫婦の間の無意識的共謀関係を明らかにしたことは，翻訳を通じてわが国にもよく知られている。後に述べる，Zinner, J. と Shapiro, E.R. も対象関係論とりわけ投影同一視から重症人格障害の家族関係をとらえている。

　最近，わが国でも，束原（1995, 1997）が，クライン理論すなわち分割，否認，投影同一視，躁的防衛によって個人の精神力動や家族関係の力動を把握し，

112　第Ⅴ部　パーソナリティ障害再考

それに基づいた解釈・心理教育的アプローチ・リフレイミングといった介入を
繰り返すことによって，家族関係を修復し，家族全体の保護機能を回復させる
のに成功している。下坂（1997）も，最近の論文でこうした対象関係論の有用
性を説いているなど，対象関係論から家族関係を理解しようとする試みが増え
つつある。

2.　家族表象論

　以上のように対象関係論は，個人と家族とを別々にきりとっては考えられな
い，という視点を提供している。この視点をさらに拡大・深化させているのが
乳幼児精神医学の研究である。

　Stern, D.N.（1989）は，関係性・相互作用・心的表象について次のように述
べている。関係性のパターンは二人以上の人の相互作用の中に位置づけられ，
身体的には一人の時でも心の中では相互作用の相手の存在が考えられる。そし
て関係性のパターンは，相互作用によって構成されるいろいろな出来事が集積
された歴史的結果である。相互作用そのものは客観的かつ行動的に把握しうる
ものだが，関係性はより抽象的な心的表象として理解される。この心的表象が
現在や未来の相互作用の指針となるわけで，関係性のパターンや連続性を構成
するものである。

　こうしてみると，現在の両親と子どもとの関係は，両親のそれぞれの親との
関係性に基づいて作られる。たとえば，虐待の経験のある親は，自分と子ども
との関係においてそうした心的表象に基づいて虐待を繰り返す傾向がある。つ
まりこうした心的表象は，家族関係にまつわる個人個人の歴史が世代から世代
へと伝達されながら個人の中に刻み込まれたものである。この世代間伝達とい
う考えは，Bowen, M. の多世代システムという考えと表裏をなすものである。
Reiss, D.（1989）はこうした心的表象を表象家族（represented family）とよび，
それに対し家族生活の中で実際に観察することができるようなパターン化され
調整された習わしをもって動いている家族を慣わし家族（practicing family）
とよんでいる。各々の家族メンバーは，現在の家族の中でつねに自分の表象家
族を再生させ，それら表象家族は慣わし家族によって修正される。反対に慣わ
し家族の背景には表象家族があり，これら表象家族を変化させることで慣わし
家族を変化させることができると考えられる。

　こうした考えをさらに進めて，ローザンヌ大学のグループ（Fivaz-Depeursinge et al., 1994) とその共同研究者らは，健康な両親と乳児を対象に，精神内界，対人関係，世代間の領域において家族システムの三者化（triadification）がどのようにおきるか，ということを精神分析的マイクロアナリシス，いくつかの精神力動的面接，家族システム論による家族面接をおのおのの専門家が行い，比較検討をした。その結果，三者化は三つのレベルでつねに作動しており，時間的流れからみてどのレベルの三者化が先ということはなく，父や母はそれぞれ特有な三者化のスタイル（おそらく原家族における影響であろう）を持つばかりか，赤ん坊も独自の三者化のスタイルを持っている。そしてこれらの個人的スタイルから相互関係的スタイルや家族スタイルができてくる。興味深いのは，三者の相互関係はミクロにおいても家族の習慣や儀式といったマクロな家族相互関係に類似しているようであったという。そして，これら三つのレベルでおきている三者化の間の影響についての一つの統合的考えは，三者の相互関係からみると，両親の組織化された行動としての三人一緒が，赤ん坊に現実的かつ潜在的な場を提供し，その助けで赤ん坊は三者の一人として活動し始める，これが赤ん坊の表象レベルにおける三者空間をつくる必須条件であり，その結果赤ん坊は，自分が三者の中にいるという図式や両親の相互関係に自分が影響を与えるという図式を内的に構成でき，それが自分の行動に影響を与える，といったものである。

　以上のような視点を持つことによって，われわれは，人格障害の治療において，個人精神療法が家族療法的介入と同じように家族パターンに影響を与えることができるし，同様に家族療法が個人の表象世界に影響を与えうるという可能性について考察する手がかりを得たことになる（狩野，1995）。さらに，典型的な家族療法は「いま・ここで」を強調するため発達という視点を拒否してきたが，家族療法においても表象家族と慣わし家族との相互関係が世代をこえて伝達されるという発達的視点を含み込むことを促している。

IV．家族の特徴

　スキゾイド，境界人格障害，自己愛人格障害といった重症人格障害サブタイプによって家族を特徴的なタイプに分類するといった試みはほとんどなされていない。これまでの研究は，もっぱら境界例家族の特徴を論じている。

　システム論すなわち慣わし家族という視点から，Mandelbaum, A.（1977）は

境界例家族について次のように述べている。

「境界例患者は，彼の発達を阻害し，変化の可能性を難しくしてしまうばかりか，危機に陥れてしまうような家族システムの中に，幽閉されている。家族は一つの単位として機能していないし，メンバーの大部分は家族をふわふわと漂わせてしまうことにその心理的エネルギーを費やしてしまっている」

すなわち，システム全体をみると，境界例患者についていわれるように，家族システムもまた"不安定の中の安定"といった状態を維持しているのであるが，彼はさらに以下のような境界例家族の指標となる七つのパターンを明確化している（Mandelbaum, 1980）。

①適切な育児（親としての役割遂行）を妨げるような夫婦の関係の障害。

②育児に関する考えをめぐる両親の不一致。

③配偶者がそれぞれの原家族との関係に巻き込まれている，それは過剰な関わりかあるいは距離を置き過ぎた関わりというパターンで表現されている。

④早期幼児期における，死亡・離婚・アルコール依存などで引き起こされる外傷の頻度が高い。

⑤夫婦としての役割と親としての役割との間の境界が不鮮明。

⑥曖昧な世代間の境界。

⑦多世代にわたる対人関係にまつわる問題。

これらに加えて，Jones, S.A.（1987）は次の二つをあげている。

⑧極端な否認という特徴を持つような葛藤耐性の欠如。

⑨過剰な宗教的あるいは倫理的色彩に覆われており，それは表面的な「家族の絶対的な幸福」という状態を伴う。

中村（1994）はさらに，次の特徴を追加している。

⑩世代を越えた家族神話の存在，つまり「同じ人に，同時に，依存的関係と自立的関係を持つのは不可能だ」という神話である。境界例患者も家族も，依存か自立かの選択を自らに強制しがちであり，結果泥沼にはまり，ライフサイクルの課題をこなし切れなくなる。

一方，表象家族という観点から，Zinner, J. ら（1972）と Shapiro, E.R. ら（1975, 1977, 1982）は，境界例家族という集団において，Bion, W.R. のいう基底的思い込み集団（basic assumption group）が優勢になり，原始的な心的機制である取り入れや投影，分裂排除が行われることによって，各サブシステム間の境界があいまいになり，各メンバーの原始的な対象関係が，メンバーとメンバー

の間で繰り返されやすくなっている，つまり，境界が混乱し，それぞれのサブシステム相互間で解決されるべき問題が，ほかのシステムとの間の結合関係によって混乱している状況だといえる．さらに，家族神話の背景には，多世代にわたる，未解決な家族葛藤あるいは無意識的な家族幻想による両親と子どもとの間の共謀関係が存在するという．

Gunderson, J.G.（1984）が明確化した過剰な関わり型と無視型という境界例家族の二つのパターンもその背景には，以上のような共通した家族力動が働いていると考えることができる．

狩野（1997）も表象家族という見方に基づき，境界例患者の家族において個々のメンバーの主観的世界では二者関係が優勢になっているという基本的な考えから，次のような境界例家族の特徴をあげている．

①三者関係あるいは三人で協力というよりも二者関係が優勢である．

②三者関係によって創造される個人心理的レベル－家族レベルにおける空間が著しく制限されている．

③そうした広がりと深さを持つ空間で体験されるはずの競争・忠誠・嫉妬・取り残される不安・ライバル意識・罪悪感・三人一緒の楽しさといった情緒に欠けている．

④空間的な「間」だけではなく，境界例患者と家族では時間的な「間」も欠けている．

このようにみてくると，慣わし家族からみた特徴と表象家族からみた特徴は，表裏をなしていることに気づく．

では，スキゾイドや自己愛人格障害の家族はどうであろうか．家族からも情緒的距離をおくスキゾイドや比較的社会適応のよい自己愛人格障害の場合，治療的には個人精神療法が選択されることが多いため，家族療法からの報告は少ない．しかし，このことは家族機能や構造が機能的だということを意味しない．多くの治療者の症例をみてもこの二つの人格障害の家族は大変な困難に直面していることがわかる．これらの家族でも，上述した境界例家族でみられるような二者関係優位という基本的な特徴が認められる．しかし，スキゾイドの場合，家族は疑惑と不信に支配され，互いの境界は強固になっており，一人一人がもっぱら自分の役割遂行に忠実である．一方自己愛人格障害では，家族は思いこみの世界をつくりその中で一体化している．しかしある特定の領域では各メンバーは自立を許されている．

116　第Ⅴ部　パーソナリティ障害再考

Ⅴ．人格障害の成り立ち

　これまで人格障害の成り立ちについては精神分析モデルで説明されることが多かったが，最近精神分析モデルは二つの方向から批判されている。一つはアダルト・チャイルド（adult child）という考えに代表される外傷説からの批判であり，もう一つは神経生物学や遺伝学研究の進歩による体質説からのものである。結論を先取りしていえば，人格障害の成り立ちには，体質的因子，外傷的因子を含む多くの因子が病因として関連しているということがわかってきたということであり，したがって臨床家は治療に際し関連するさまざまな要因の影響について慎重に検討すべきである。

1．相補系列

　精神分析において「子どもに実際に何が起きたか」から「子どもの心に何が起きたか」という視点の転換が大きな意義を持つということはしばしばいわれている。つまり，心的外傷説から心的現実説への転換である。この説明は精神分析の歴史を考える時けっして間違いではないがいかにも図式的である。むしろ，精神分析においては，相補系列という考えが病因論として底流にあるのである。

　つまり，Freud, S.（1917）は，神経症が内的要因によって起きるのか外的要因によって起きるのかというジレンマを解決するために相補系列という概念を導入したのである。彼は，神経症は内的契機としてのリビドー固着と外的契機による欲求不満によって起きる葛藤（外的葛藤と自我と欲動との内的葛藤）とが織りなし，リビドーが固着点へ退行することによって発症すると考えたのだが，その際，一方の契機が強ければ強いほど他方の契機は弱くなるという現象をみいだした。つまりリビドー固着が強ければ，ちょっとした外傷でも神経症は起こりうるし，その逆もありうるというように内的要因と外的要因は相補系列をなしているということである。さらに，彼はリビドー固着そのものも遺伝体質と幼児期体験という二つの要因からつくられ，これらもまた相補系列を形成すると考えた。

　すなわち，神経症は，遺伝体質，幼児期体験，それらによって形成されるリビドー固着による素因，そして後に受けた外傷的体験という要因に加えて，葛藤，防衛，退行という心的メカニズムが働いて形成されるわけである。この考

えが人格障害の病因についても適応されてきたのである。

2. 対象関係論からみた相補系列

　この準拠枠は，精神分析に新しい理論たとえば自我心理学，対象関係論，クライン理論，自己心理学が登場するたびにさまざまな修正を受け，ある理論家は相補系列のある部分を強調するといったことはあるにしても，基本的に大きく変更されてはいない。

　たとえば，病因に関して Freud, S. が述べたリビドーの粘着性についての読みかえである。これは，リビドーが特定の方向と対象とに付着するその執拗さのことである。発達的にも治療的にもいったんつくり上げられたリビドー態勢を変えてリビドーがほかの対象に移るというのは難しい。言い方を変えると，いったん固着するとその改変は非常に困難だということである。

　Fairbirn, W.R.D.（1952）は，彼の対象関係論から，リビドーの粘着性を読みかえて，自己の対象希求性とりわけ自我はたとえ悪い対象であってもそれを希求するという考えから関係性の意義を強調した。それが，本能に由来するものであれ，情動に由来するものであれ，あるいは自我に本来備わっている傾向であれ，たとえ悪い対象関係であっても，それを放棄することが非常に難しいのはわれわれが臨床で必ず遭遇することである。対象関係の放棄は自分の同一性の喪失になるからである。

　次に，病因に関して忘れてならない機制は反復強迫である。われわれがたとえ自分に不利益をもたらすものであっても同じ対象関係や対人関係パターンを繰り返すのはなぜかという問題である。Freud, S. は最初これを超自我－無意識的罪悪感で説明したが，のちに死の本能に由来するとした。周知のように死の本能という考えを支持しているのはクライン学派のみであるが，人間の崩壊に向かう傾向を簡単に否定するわけにはいかないであろう。Fairbirn, W.R.D. は，反復強迫についても，たとえ悪い対象関係であってもそれを求める自我の対象希求性によって説明した。

　このような対象関係論的相補系列にしたがって，重い人格障害で認められる自我欠損や早期発達停止という幼児期の素因について，見事に表現したのが Winnicott, D.W. の「抱える環境の不全」だといえるが，彼は対象関係論から次のように環境の意義を理解する必要性を強調している（Winnicott, 1965）。

　「いかなる個々の例においても，情緒発達過程の出発点には三つのことがあ

118　第Ⅴ部　パーソナリティ障害再考

る。一つの極には遺伝があり，その対極には自我への支えとなったり失敗して
外傷となる環境がある。その中間には，生活し防衛しそして成長している個人
がいる。……疾患分類となると，私たちは現象全体を考慮にいれなければなら
なくなる。このための最善の方法は，まず環境状態を分類してみることであろ
う。次に，私たちは個人の持つ防衛を分類することへ進むことができる。そし
て最後に，遺伝の問題を観察することになる」

　そして，「抱える環境の不全」という素因が形成される原因には，母親的養
育の不適切さ，乳幼児の体質的要因，養育者と乳幼児との気質の調和の欠知
（Chess & Thomas, 1984）が含まれる。Emde, R.D.（1988）は，この事態を「養
育環境一般の問題でもなく，乳幼児個人の行動パターンでもなく，乳幼児に特
異的に体験された環境である」と述べている。

　さらに，葛藤要因として，妄想－分裂態勢から抑うつ態勢への移行の失敗が
ある。つまり，分裂が優勢で正常な抑圧が適切に機能せず，喪の仕事を統合す
る能力が欠如しており，したがって分離や固体化に脆弱性を示し，部分対象関
係が全体対象関係より優勢である。それゆえ，自己表象と対象表象とを分化す
る能力が発達しない。結果，病的な意味で外的対象への極端な「依存」と，そ
うした依存対象の防衛的内在化が起きるため，内的対象への嗜癖的関係が招来
されるのである（Ogden, 1986）。

　このような相補系列の改訂版を基本的準拠枠としながら，以下に病因と家族
関係の関係について概観する。

3.　養育的要因

　幼児期における悪い環境とりわけ不適切な母親との関係がいかに病理の素因
を形成するかということを強調した考えである。

　Fairbirn, W.R.D.（1952）は，人格障害の病因として内在化された悪い対象
関係をあげている。つまり，不適切な養育関係がいかに心の中に取り込まれる
か，そしてそれがいかに病因として作用するかということについて述べた最初
の研究者である。乳幼児はたとえ悪い環境・対象であってもそれに愛着する
ため，環境を悪いままにしておくよりよいものとするために悪い対象関係を
内在化する。その時悪い対象と結びついた自我の一部が内在化されるため，自
己と対象との関係には自我機能が付与されることになり，思考，知覚，反応
する力を持つ力動的構造となる。この考えをさらに進めたのが，先に述べた

第 3 章　今日の人格障害と家族　119

Winnicott, D.W. の「抱える環境」論である。

こうした英国対象関係論を境界例に応用したのが Masterson, J.F. と Rinsley, D.B.（1975）である。彼らは，境界例患者の固着は，再接近期の子どもの分離個体化への努力に母親が愛情を持って接しない（母親のリビドー供給停止）時に起きる固着であり，子どもの分離個体化の努力に際し，母親の愛情が引っ込められると，口愛的攻撃性は強くなり，これが繰り返されると母親の愛情はもっと引っ込められるので，口愛的攻撃性はさらに強化され，攻撃性が中和される構造がないままに繰り返し喚起されてしまう，と述べている。つまり，体質要因よりも養育的要因を重視している。

Adler, G. と Buie, D.H.（1979）もまた養育的要因を重視している。たとえば，境界例の素因について，早期乳幼児期における母性愛の不全により，喚起性記憶を維持する能力に欠損を生じ，その結果自己の中に自分を慰め支えるような人についてのしっかりした記憶（支える内的対象）を維持することができなくなっている，と述べている。

4.　家族因

これもまた養育因といえるが，その視点を家族全体に置いていることが特徴的である。Shapiro, E.R. ら（1975，1977，1982）や Zinner, J. ら（1972）は自我欠損の形成について，家族環境，欲動，自我装置という三つの関係について述べている。境界例の両親は，彼らの子どもたちが内的関係を統合できるような抱える環境をつくるのに失敗している。この失敗は，彼ら自身の原家族との共生的結合が残存していること，そして自律と依存をめぐる葛藤が未解決であることに由来している。これらの家族では，子どもの示す自律的行為も依存的行為も，両親にとっては，彼らが否認しているような自分たちのある側面——対象喪失の恐怖——に直面することになり，結果彼らの中に攻撃的な反応を賦活する。つまり両親は子どもの本能欲求を攻撃的侵略と解釈してしまい，これが発達を阻害する。分離個体化をめぐる葛藤は家族集団の退行を引き起こし，その退行の中で，両親は各々の中にある内的葛藤の重要な面を子どもとの関係の中で再度行為化する。その際，家族の行動や主観的体験は，共有された空想，無意識的な想定によって決定される。これらの空想を共謀的に再演する時の役割分担は，投影同一視によってコミュニケートされる。それゆえ，病因としての問題は，両親が持つ対象喪失の恐怖の程度と両親が投影するものの内容，防

120 第V部 パーソナリティ障害再考

衛的欲求の強さ，自分たちと子どもとを別の存在として体験する能力の限界ということになる。

5. 養育因・家族因に対する批判

以上述べたきた病因論は，今日さまざまな角度から疑問が提出されている。それらを要約してみると以下のようになろう。

①素因形成として早期幼児期とりわけ Mahler, M. の分離個体化期に固着点を求めているが，はたしてそれは適切か？

②早期幼児期における不適切な養育環境を問題にしているが，そのように特定の時期にのみそうした環境があったのか？ むしろ不適切な環境は乳幼児期から発症に至るまで連綿と続いているのではないか？

③重い人格障害イコール前エディプス期の発達障害という考えにこだわり，人格においてエディプス期までに成長している側面があることを無視してはいないだろうか？

④不適切な養育環境ということで両親を不当に攻撃してはいないだろうか？ 体質的要因やそれに基づく認知障害を無視してはいないだろうか？

⑤不適切な養育環境や家族関係を重視してはいるが，なおさまざまな虐待の持つ病因的意義を軽視していないだろうか？

6. 外傷因について

米国において 1970 年代後半から主に境界人格障害における外傷因子についての実証的研究が盛んになった。その一つ一つについての紹介は，ほかに譲るとして，ここではこうした研究の与えたインパクトについて述べる。

つまり，はっきりしてきたことは，それまで考えられてきた以上に，重い人格障害の多くの患者が，実際の身体的・言語的・性的虐待，無視，喪失を経験しているということである。つまり臨床家は，病因を考慮する時にも治療においても，こうした家族との外傷的な関係の可能性を念頭に置くべきだということであろう。しかしながら，その際われわれは次のようなことも考えねばならない。

第一に，「真実は何か」を追求するあまり，治療において誰かを加害者に仕立て上げたり，あるいは患者と家族の関係を被害者−加害者関係という図式にはめ込んでしまうという危険がある。治療は患者と家族との成熟した関係をつ

くることをめざすのであり，被害者や加害者をつくることではないのである。

　第二に，従来の精神分析モデルがそうであったように，外傷モデルもそれで
すべてを説明できない。相補系列概念に立ち返って一つ一つの症例を検証すべ
きであろう。たとえば，Zanarini, M.C. ら（1997）は境界人格障害患者の91%
に何らかの虐待が，92%に何らかの無視がみられたという。しかし，性的虐待
がみられたのは60%であり，したがって境界人格障害の病理発生に広く外傷
が関与しているのは確かだとしても，性的虐待はその必要条件でも十分条件で
もないと述べている。

　第三に，それとわかるような実際の外傷体験が認められない症例もある。し
かし，この場合でも，ほとんどの患者は主観的には外傷を経験しているのであ
る。つまり，客観的事実としての外傷だけでなく，主観的な外傷すなわち心的
現実をもわれわれは考慮しなければならないし，同時に丸田（1995）もいうよ
うに，それを受けとめる「観察者の心的現実」も考慮しなければならないであ
ろう。

Ⅵ. おわりに

　家族関係の視点から重い人格障害について振り返ってみたが，どうしても筆
者の好みが出てしまったようである。つまり古典を重視するというスタイルで
ある。今日的問題を明確化できたかどうか怪しいが，それらは各論の著者にお
願いすることでご容赦願いたい。もう一つ残念ではあるが，治療技法論につい
ては紙数の都合で割愛せざるを得なかったことをおことわりしたい。

文　献

Adler, G. & Buie, D.H.（1979）Aloneness and borderline psychopathology : The possible relevance of child developmental issues. International Journal of Psycho-Analysis 60 ; 83-96.

Chess, S. & Thomas, A.（1984）Origins and Evolution of Behavior Disorders : From Infancy to Early Adult Life. New York, Brunner and Mazel.

Dicks, H.（1967）Marital Tensions : Clinical Studies Towards Psychological Theory of Interaction. New York, Basic Books.

Emde, R.N.（1988）Development terminable and interminable : Innate and motivational factors from infancy. International Journal of Psycho-Analysis 69 ; 23-42.

Fairbairn, W.R.D. (1952) Psychoanalytic Studies of the Personality. London, Tavistock.

Fivaz-Depeursinge, E., Stern, D.N., Burgin, D. et al. (1994) The dynamics of interfaces : Seven authors in search of encounters across levels of description of an event involving a mother, father, and baby. Infant Mental Health Journal 15 ; 69-89.

Freud, S. (1917) Vorlesungen zur Einführung in die Psychoanalyse. (井村恒郎・馬場謙一訳 (1971) 精神分析入門 下 改訂版フロイト選集. 日本教文社)

Fromm, E. (1941) Escape from Freedom. New York, Holt, Rinehart & Winston. (日高六郎訳 (1970) 自由からの逃走. 創元新社)

Gunderson, J.G. (1984) Borderline Personality Disorder. Washington DC, American Psychiatric Press. (松本雅彦他訳 (1988) 境界パーソナリティー障害——その臨床病理と治療. 岩崎学術出版社)

Jones, S.A. (1987) Family therapy with borderline and narcissistic patients. Bulletin of the Menninger Clinic 51 ; 285-295.

狩野力八郎 (1995) システム家族論からみた家族と精神分析からみた家族：おもに三者関係をめぐって. 思春期青年期精神医学 5 (2)；175-182.

狩野力八郎 (1997) 動機と創造——境界例の家族療法について. 家族療法研究 14 (3)；179-184.

Kernberg, O.F. (1976) Object Relations Theory and Clinical Psychoanalysis. New York, Jason Aronson.

近藤三男 (1994) 境界型人格障害の社会的・家族的背景と発症機転. 臨床精神医学 23 (8)；883-889.

Mandelbaum, A. (1977) The family treatment of the borderline patient. In Hartocollis, P. (ed) Borderline personality disorders : The concept, the syndrome, the patient. New York, International Universities Press.

Mandelbaum, A. (1980) Family characteristics of patients with borderline and narcissistic disorders. Bulletin of the Menninger Clinic 44 ; 201-211.

丸田俊彦 (1995) 心的外傷と心的現実——観察者の心的現実をめぐって. 精神科治療学 10 (1)；3-8.

Masterson, J.F. & Rinsley, D.B. (1975) The borderline syndrome : The role of the mother in the genesis and psychic structure of the borderline personality. International Journal of Psycho-Analysis 56 ; 163-177.

Nakamura, S. (1994) Why not help them as they are? : Psychotherapy of borderline adolescents from a family therapy perspective. In : Minakawa, K. (Ed.) New Approach to the "Borderline Syndrome". Tokyo, IwasakiGakujutu Shuppansya.

Ogden, T.H. (1986) The Matrix of the Mind. New York, Jason Aronson. (狩野力八郎監訳, 藤山直樹訳 (1996) こころのマトリックス. 岩崎学術出版社)

Reiss, D. (1989) The Represented and Practicing Family : Contrasting Visions of Family Continuity. In : Sameroff, A.J. & Emde, R.N. (Eds.) Relationship Disturbances in Early Childhood. New York, Basic Books.

Shapiro, E.R., Zinner, J., Shapiro, R.L. et al. (1975) The influence of family experience on borderline personality development. International Review of Psycho-Analysis 2 ; 399-411.

Shapiro, E.R., Shapiro, R.L., Zinner, J. et al. (1977) The borderline ego and the working alliance : Indications for family and individual treatment in adolescence. International Journal of Psycho-Analysis 58 ; 77-87.

Shapiro, E.R. (1982) The holding environment and family therapy with acting out adolescents. International Journal of Psychoanalytic Psychotherapy 9 ; 209-226.

下坂幸三 (1997) 精神分析と家族療法. 家族療法研究 14 (3) ; 221-229.

Stern, D.N. (1989) The Representation of Relational Pattern : Developmental Considerations. In : Sameroff, A.J. & Emde, R.N. (Eds.) Relationship Disturbances in Early Childhood. New York, Basic Books.

束原美和子 (1995) 境界例の家族療法とメラニークライン理論. 家族療法研究 12 (3) ; 275-277.

束原美和子 (1997) 重症境界例の外来通院療法――終結に至った症例からの考察. 家族療法研究 14 (3) ; 185-190.

Willi, J. (1975) Die Zweierbeziehung. Rowohlt Verlag Gmbh. (中野良平・奥村満佐子訳 (1985) 夫婦関係の精神分析. 法政大学出版局)

Winnicott, D.W. (1965) The Maturational Process and the Facilitating Environment. Hogarth Press. (牛島定信訳 (1977) 情緒発達の精神分析理論. 岩崎学術出版社)

Zanarini, M.C., Williams. A.A., Lewis, R.E. et al. (1997) Reported pathological childhood experiences associated with the development of borderline personality disorder. American Journal of Psychiatry 154 ; 1101-1106.

Zinner, J. & Shapiro, R. (1972) Projective identification as a mode of perception and behaviour in families of adolescents. International Journal of Psycho-Analysis 53 ; 523-530.

第4章 神経症水準の人格障害の精神療法

Ⅰ. 神経症水準の人格障害とは

1. 定義

　一般に神経症水準の人格障害とは，Kernberg, O.F.（1970）の神経症的人格構造の水準にある人格障害のことを指している（狩野，1988）。こうした障害をもつ患者は，かなりよく統合された人格をもち，自我同一性は確立されており，不安耐性や衝動コントロールが保たれ，現実検討や象徴機能も保たれている。彼らの対象関係は安定していて，対象と深く関わることができる，つまりアンビバレンスを体験することができる。したがって対人関係において，彼らは情緒的な親密さを体験できるし，罪悪感を体験できる。基本的には対象喪失に際し，そこで起こるさまざまな情緒を統合し，喪を経験できる。治療関係でも，理想化や軽蔑といった自己愛的な転移は起こさない。不信感や疑惑よりも信頼感が優勢である。しかし，超自我は厳しく処罰的であり，性的・攻撃的な衝動は部分的に禁止されているために，対人関係における親密な関係が部分的に障害され，病的なパターンとして現れる。

　したがって，神経症水準の人格障害の精神療法とは，境界例の精神療法におけるような人格全体を支える母体の治療，言い換えると，部分対象関係から全体対象関係への成熟をねらいとした治療というよりは，部分的にせよ対人関係や社会的機能において持続的な障害を引き起こすような硬直化した性格特性の治療ということになる。

2. 臨床像

　神経症水準の人格障害の範疇に入る典型的な性格特性として，記述的にみた場合，Kernberg, O.F.（1970）はヒステリー性格，強迫性格，抑うつ－マゾキスティック性格をあげているが，それら以外にも，いわゆる恐怖症性格（DSM-

IVの回避性人格障害の一部）や男根自己愛性格，あるいは DSM-IVの依存性人格障害の一部も入るであろう。しかし，ここでは精神療法という臨床的視点から性格特性の力動的特徴について述べる。

1）複雑性

　神経症水準の人格障害の特徴は，いろいろな性格特性が混在していて，何か一つの性格特性にカテゴライズしにくいところにある。なぜならば，第一に上述したように，彼らはかなり成熟した複雑に階層化した人格をもっているからである。例えば一見したところ強迫性格であっても，ヒステリー傾向やマゾキスティック傾向をも持っている。すなわち，何らかの程度に精神性発達の各段階の特性（口愛的傾向，肛門期的傾向，男根期的傾向）が絡み合っている。第二に外界との関係やほかの人物との関係の歴史が同一化を通して，性格形成に与える影響が大きいということがあげられる。したがって，精神療法において大事なことは，患者を何か一つの性格特性にあてはめるよりも，その患者にユニークな特性を見いだすことだといえる。

2）治療動機

　こうした障害をもつ患者が治療を求める直接的な契機は，「自分の性格の治療」ではない。多くの場合，何らかの非特異的な精神症状（抑うつ，不安，劣等感，自己不確実感，など）や身体症状あるいは対人関係上の困難を訴えて受診する。そして，自分自身の判断で受診することもあるが，ほかの誰か（例えば，夫婦関係に問題がある場合に配偶者に強く勧められて）に促されて受診することも少なくない。

　このように彼らは，意識的には他者からみて問題だと考えられる障害された性格以外の分野において，助けを求めてくるのであるが，同時に，彼らは自分や自分の置かれている状況に不満をもっていて，自分を支えてほしい，ほめてほしいという強い欲求をもっている。なぜならば，ある状況において硬直した性格によって不適応状態に陥るということは，他者からは「たいしたことではない」ようにみえても，本人にとって主観的には，「自分の顔がつぶされた」とか「面目を失った」という自己愛の傷つきや自分の同一性が揺らぐという深刻な事態と体験されるからである。

3) 性格は合理化される（Reich, 1933）

このように人は性格特性について病気だとは感じない。そのうえに何らかの意味づけがなされ合理化される。例えば「これが私の癖なんです」とか，もっとあからさまに「これが私の性格ですから」と言ってそれ以上考えようとしない。

4) 特定の状況に対して反応する

彼らが，何らかの苦痛を体験し，症状を発展させたり，行動上の問題を示すのは，彼ら個人個人にとっていつも決まったある特定の危機的状況に対してである。これはちょうど「鍵と鍵穴」のような関係である。試験，恋愛，結婚，仕事上の変化（昇進，異動など），家族との別離，対象喪失，ライフサイクル上の変化などである。例えば，ほかの分野では不適応を起こさないが，恋愛をするときまって失敗し，うつに陥るなどである。そして，このようなステレオタイプなパターンを繰り返していることが，自分の性格に由来することに本人は気づいていない。反対に彼らは，自分を何とか正当化しようと努力し，関わっている特定の人や状況のせいにして，自分は見捨てられた，拒否された，不当に扱われたといった被害感をもつことが多い。

5) 自己処罰傾向

こうした特定の状況に対する彼らの反応をみると，なぜあえてそのような自分に不利な状況に入るのか，なぜそのような自分に不利になるような振る舞いをするのかという疑問をもたざるを得ない。Sandler, J. (1981) は「性格特性の重要な特徴的あり方は，個体の中のサディスティック－マゾキスティック傾向に関わっている」と指摘している。つまり，彼らにはおしなべて「サディスティック－マゾキスティック傾向」があり，自己処罰的行動をとることによって無意識のうちに自分の攻撃性や罪悪感を満足させているのである。言い換えると，彼らは自分の攻撃性や罪悪感を満足させるために，そうした一見すると自分に不利益な状況を操作的につくり出しているのである。

例えば，33歳の強迫性格の会社員を例にあげてみよう。彼は，非常に有能な研究者であるが，課長昇進を目前にして，「自分はこの仕事に向いていない」という理由からほかの職場に移ってしまった。新しい職場でも彼は有能ぶりを発揮して，リーダーをまかされ，再び課長昇進が目前に迫った。ちょうどその

ころ，彼はいつもなら何なくこなせる仕事に失敗し，上司から激しく叱責された。それをきっかけに彼は「胸が苦しくなる」という症状を発展させ，受診に至った。彼は，非常に厳格な父親と病弱な母親のもとで長男として大切に育てられたが，3歳のとき弟が生まれてから父親は弟を溺愛し，彼にはいっそう厳格になった。その後，彼は母親思いの優等生として成長し，表面的には全く挫折を経験することなく一流企業に就職した。彼は，意識的には自分が昇進を望んでいることを自覚していたが，なぜリーダーシップをとることができないのかということについては理解できなかったし，その背後に「失敗すること」が父親への攻撃性とそれにまつわる罪悪感を満足させているということは全く意識できなかった。そして初診時，彼は「自分は性格的にリーダーに向いていない」と合理化し，さらに「前の職場の方がアットホームで居心地がよかったから戻りたい。また移ると昇進が遅れるのはわかっているけれど」といって実際に再び職場を変わってしまったのである。

6) 攻撃性の表現に困難がある

したがって彼らにおいて，自分の攻撃性や願望が自己主張のような昇華された形をとることに制約がある。もちろん，いついかなるときもではなく，すでに述べたような特定の状況——しばしば本人にとって肝心なとき——において際立ってそうした傾向が認められるのである。強迫性格では，「ぐちゃぐちゃに汚したい，散らかしたい」といった攻撃性は几帳面さで現れている。ヒステリー性格では，他罰的・被害的になることに攻撃性が現れている。受身的女性的性格でまさにそうした性格の中に攻撃性が組み込まれているのである。男根自己愛性格では，自分の弱さや劣等感を代償するために攻撃性は誇張された形で表現される。

3. 性格特性と神経症症状の違い

神経症においても，それを発展させる性格上の問題があるので，症状と性格特性の違いは相対的ともいえるが，臨床上，次に述べるような相違点がある。

性格特性は自我親和的である。すなわち，それは自分にとって必要なものと感じられ，かつ自分にとって心地よいものである。一方，症状は自我異和的であり，自分にとって不要で苦痛をもたらすものである。性格特性では，反動形成，合理化，妥協形成，昇華が主な役割を果たす。そして，内的な葛藤は合理化さ

れ性格に吸収されるため，その性格特性そのものによる主観的苦悩は回避される。それに対し，神経症症状では，現在もなお葛藤が症状形成に力を与えており，防衛機制としては抑圧が主要な役割を果たす。症状は，合理化されないために主観的な苦悩をもたらす。症状は基本的には自己変容的解決 autoplastic resolution の結果である。つまり，葛藤を解決するために自分の中の何かを変えるわけである。反対に，性格特性は外界変容的 alloplastic に環境に適応する。内的葛藤を解決するために自分を変えるのではなく，外界を変えようとし，同時に，外界もまたそのような態度を承認する。すなわち，性格特性は環境から特定の反応を引き出す強い傾向をもっている。この意味で性格特性は症状よりも二次的疾病利得が大きいといえる。

Ⅱ．病的な性格特性とは

性格特性はその人の性格の特徴であるから，それ自体必ずしも病的とはいえない。では性格特性が健康か病的かはどのように区別されるのであろうか。ひと言でいうなら，それは外界の圧力や超自我やイドの要求に対処する際に，その性格特性に一貫性，柔軟性，可動性，可逆性があるか，ないかによるといえる。

Fenichel, O.（1946）は，健康な場合を「昇華型の性格特性 sublimation type of character trait」，病的な場合を「反応型の性格特性 reactive type of character trait」と区別した。前者は，抑圧が成功し，本能衝動をして，その形式，目的，対象を変化させることによって，性格特性は適応的な形で本能エネルギーを解放でき，したがってエディプス葛藤において対象に同一化し超自我を確立しうる場合である。

これに対し後者は昇華型に失敗し，自我の柔軟性が防衛機制のため制約を受けている場合である。これには二つの型がある。第一は，本能衝動やそれに伴う感情，さらには感情一般を回避し，恐怖症的態度をとる場合である。このような人は，たえず恐怖感をもち同時に感情を避け，常に冷静さを保とうとする。つまり情緒の表現が乏しく知性化が活発な人である。第二は反動形成型である。本能衝動や恐怖感に対し，正反対の態度をとり正反対の感情を発展させる。それゆえ，こうした人は芝居がかった感情を示したり，過度に感情的になったりする。例えば怖いのに強がるなどである。こうした反動形成は自尊心にも向く。例えば，自慢は強い劣等感の，謙虚は高慢の反動形成である。反動形成は，特

定の状況ならば素直に感情を表現できるタイプと，どのような状況でも防衛的になるタイプに分けられるが，後者が病的な性格特性といえる。

Ⅲ．精神療法における性格特性の精神力動

　精神分析における性格特性の研究は，几帳面，けち，頑固といった肛門性格と肛門愛との対応を検討した Freud, S.（1908）にはじまるが，彼は必ずしも系統的に性格特性について述べてはいない。性格特性の精神分析について最も系統的に研究したのは Reich, W.（1933）である。とりわけ，彼の示唆した性格特性に対する治療技法は現代の精神分析療法の基本的枠組みを提供しているといえる。

1．定義

　ここで，性格特性についての精神力動的な定義について振り返ってみる。Reich, W.（1933）は，性格について「イドと外界からの刺激に対する抵抗」であるとした。つまり，性格特性と自我の防衛機制をほとんど同義と見なしている。その後の Freud, A. や Hartman, H. らに代表される自我の研究を踏まえて，Fenichel, O.（1946）は「外的世界，超自我，イドの諸要求に適応するための自我の習慣的態度で，そうした複数の様態が互いに絡み合っている特徴的なタイプ」と定義した。つまり，早期幼児期における環境への適応が性格発達に意義があるという視点を追加したのである。次いで，Groot, J.L.（1963）は，性格形成における自我の統合機能と対象関係の意義を強調しながら「自我の統合能力は，そのほかの自我機能と提携しながら，本能衝動の発達との相互作用の中で，対象関係や環境の影響，超自我や自我理想の影響のもとに，その生来的基盤から発達してくる。このような自我機能の発達において，対象関係における同一化の役割はとりわけ重要である。病理はこの統合過程が失敗したときに生ずる。病的性格特性は正常な性格特性の誇張か歪みであり，それは強固で不可逆的である。その結果，自我やそのほかの自我機能は硬化してしまう」と定義した。

　すなわち，性格特性には，第一に抵抗あるいは防衛としての機能，第二に適応としての機能があり，第三に対象関係としての意味があるといえる。

2. 防衛あるいは抵抗としての性格特性

Reich, W.（1933）は，精神分析療法において，分析医が患者の分析医に対する態度を分析しなければ，自由連想の内容を分析しても，分析の効果はないと考えた。彼の考えを要約すると次のようになる。①精神分析療法において最初に現れる転移抵抗は患者の人格に特徴的な特殊な形で現れる。②抵抗の内容は人格が異なっていても同じであるが（例えばエディプス葛藤のように），その形式つまり話し方，振る舞いなどに現れる習慣的で持続的なものはパーソナリティの特徴を表している。攻撃的である，超然としている，冷たい，服従的である，受身的である，疑惑や不信に満ちているといった患者の態度である。これが性格抵抗あるいは性格の鎧 character armor である。すなわち，同じ内容の問題に対して，個々の患者はそれぞれ自分に特有な異なった性格抵抗を示すのである。③分析状況において患者が何を話すかではなく，どのように振る舞うかが重要である。④（上述したように）患者にとって性格は合理化され，病的とは見なされない。⑤性格抵抗は苦痛や不安を回避し，精神的平衡を維持する機能がある。例えば，受身的で服従的な人は，怒りを感じると常に服従的態度をとることによって，怒りやそれに伴う不安を吸収する。⑥この機能は単なる抑圧より強力であり，不安はたえず解消される結果，性格特性は自動的な質をもち，それゆえ自己愛的性質をもつ。⑦性格特性は，症状と同じように，リビドー発達の固着点により決定される。すなわち，性格特性は幼児期体験と本能衝動に還元できる。⑧こうした性格特性は日常生活においても治療における抵抗と同じ機能を果たしている。⑨性格の鎧は，性格抵抗が治療状況で出現するのと同じ理由によって，かつ性格抵抗が果たしているのと同じ目的のために，幼児期に形成される。⑩このようにして，現在においても患者の「幼児性」が性格特性の中に活動している。⑪したがって，「いま・ここで here and now」における態度の分析，すなわち性格抵抗を解決することが，幼児期の中核的な葛藤に近づく方法である。

このように Reich, W. は，性格を徹底的に抵抗としてとらえ，個人の自己実現を妨げる否定的な存在と考えていた。したがって，治療では，患者が連想する内容よりもどのような仕草をするか，どのような口調かといったことに注目し，性格抵抗を同定し，それを自我異和化するために，患者に対し性格特性を直面化する技法を重視した。

彼の技法は多くの面で，今なお性格障害や神経症の精神分析の基本的な技法

として受け入れられているが，性格の否定的な側面のみを強調し，直面化しすぎるという批判がある。つまり彼のやり方では，患者は常に治療者から批判され疑いの目でみられるわけだから，ともすると何を言っても信用してもらえないという事態になりがちだからである。また理論的にも，すでに述べたように性格形成にはもっと多くの要因が関与しているというのが現代的な考えである。

3. 適応としての性格

　上述した Fenichel, O. の定義にみられるように，性格には防衛としての機能だけでなく，もっと積極的に内的要求や外的要求に適応したり，それらを調和していく機能がある。例えば Freud, A. (1965) は「人が，自分の欲望や願望の充足を，たとえそれが許容であれ，拒絶であれ，外的な権威と道徳的依存に求めているとき，それは未成熟の証拠である。周知のように人格や性格の形成とはこのような屈辱的状況を脱し，成熟した人間らしく，彼自身で行為を判断する権利を獲得していくことである」（原書 p.170，訳書 p.144）と述べている。

　このような視点から，治療における性格抵抗をみると，それは単なる抵抗ではなく，その人が治療状況に適応するための努力であり，その人にとって存在意義があるということがわかる。したがって技法的には，たとえその性格特性が病的であっても，あるいはいずれ直面化し，患者が客観的に理解できるように促す必要があるとしても，その否定的な側面だけでなく肯定的側面を十分認識し発見することが重要である。

4. 対象関係としての性格

　現代において，精神分析のどの学派であれ，人格形成や性格特性の形成において，対象関係の意義を考えない分析家はいないであろう。Fairbairn, W.R.D. (1952) のように本能欲動を否定し自我が本来対象を求めていると考える立場はもちろんとして，欲動論においても対象なしに欲動が展開するとは考えられないからである（狩野，1988）。

　Freud, A. は「両親と子供の結び付きがうまく行かない場合には子供の道徳的発達および性格形成上，決定的影響が出現することがある」（原書 pp.55〜56，訳書 p.54）と述べ，さらに（Freud, 1968）「子供たちは……自分の願望や理想や信念を，愛する両親のやり方に沿うようにし，その新しい価値を自分

のものに同化し，それによって真の人格構造の基盤である本能の力を変形修正し，発達方向へ向けなおしていったのである。両親にリビドー愛着をもって彼らを模倣し，同一化することによって，子供たちは……次代の人間になっていくのである」（原書 p.522，訳書 p.146）と主張している。

　Kernberg, O.F. (1984) は，無意識的葛藤には欲動と防衛との葛藤だけでなく，二つの相反する内的対象関係単位の間の葛藤があることを指摘し，この内的対象関係は情動の影響下にある自己表象と対象表象からなり，欲動や防衛はこうした内的対象関係を通して表現されるという。そして，性格特性は防衛的機能をもつ一つの自己－対象表象とそれに反する自己－対象表象から成り立っているという。例えば，強くて保護的な両親（対象）に服従していて幸せな自己という対象関係とサディスティックで去勢的な両親（対象）に反抗し怒っている自己という対象関係があり，一方が他方を防衛している。そして，治療ではこれらの対象関係が転移すなわち性格抵抗の中に現れるわけである。

　こうした対象関係－表象論の立場から Sandler, J. (1981) は，性格特性に含まれる対象関係の意義を強調している。つまり性格特性は，無意識的空想の中にある望ましい対象関係 wished-for relationships を現実化するために，他者の中に特異的な反応を喚起する手段であり，それは治療関係という役割関係を通して現れる傾向をもつという。こうした喚起的性格傾向は，そこに愛情対象が存在しているという無意識的な錯覚をつくり出す。発達的にみると，早期の対象との相互関係的対話において，子供はいろいろなテクニックや信号を用いて対象から望ましい反応を引き出すことを学ぶ。こうしたテクニックの多くは対象関係的性格特性の前駆となる。そして，このような力動を動機づけているのは欲動の満足だけでなく安全や保証への希求であるという。Sandler, J.(1981) は次のような例を記述している。患者は典型的な肛門愛性格で，何事にもぐずぐずする傾向に悩んでいる。この傾向は治療費の支払いが遅れるなどいろいろな形で治療関係に現れた。これは治療者を刺激し，治療者から叱責されようとする，いわゆる masochistic provocation と理解できる。こうした対象関係を繰り返し解釈していくと，子供のときから彼は同じパターンを母親との間で繰り返していたことがわかった。そして彼は，今でもぐずぐずした時に「母親の小言が実際に聞こえる（幻聴ではないが）」と感じていたことを報告した。つまりこの患者は，サディズムやマゾキズムといった欲動の満足だけでなく，たとえ苦痛な体験であっても，そうした関係に治療者の関心ばかりか潜在的な意

134 第Ⅴ部 パーソナリティ障害再考

識の中で空想することにより母親の関心を喚起して自分の寂しさを埋め合わせ
ていたのである。このように性格特性には対象関係に伴う何らかのよい感情や
安全や保証を得たいという願望が潜んでいるのである。

Ⅳ. 性格特性の精神療法の実際

1. 神経症の分析と性格特性の分析

　現代の神経症の精神分析はある意味では性格の分析といってもよい。実際，
性格特性の分析のない神経症の分析はない。性格特性の分析でも，性格防衛が
解消してくると神経症的葛藤が表面化してくる。では，両者は全く同じかとい
うとそうでもない。違いはある。まず第一に，神経症では患者は症状の治癒を
望んでおり，性格の修正ではない。たとえ性格の修正を望んでいたとしてもそ
れは性格のごく一部である。それに対し，病的性格特性では，患者は治療にお
いて自分の性格そのものが攻撃されると感じている。第二に，精神分析は患者
の葛藤を解決しようとするものだが，神経症症状の背後にある葛藤と異なり，
性格特性では葛藤そのものが性格の中に織り込まれているために，葛藤を明確
化するのが難しいということがある。第三に，性格特性は治療早期からそのま
ま性格抵抗として現れ，それは治療者の中に独特の反応を喚起し，二次的疾病
利得を得ようとする傾向がある。これは神経症患者の転移に対して起きる治療
者の内的葛藤に由来する逆転移とは異なったものである。

　このような違いはあるにしても，中立性や傾聴する態度といった治療態度，
治療契約，禁欲規則・自由連想あるいは質問・明確化・直面化・解釈といった
技法，抵抗・退行・転移・徹底操作といった治療経過，洞察といった治癒機転
などに関する基本は変わるところはない。したがって，これら精神療法の基本
については成書を参照していただくとして，ここでは性格特性の精神療法に特
有な治療技法についてのみとりあげたい。

2. 性格分析の概要

　性格分析について以上述べてきたところは，自我心理学などの古典的な分析
と対象関係論を統合しようとする著者の試みである。著者はGill, H.(1990)の「古
典的理論によるか対象関係論によるかはさておき，臨床家が臨床素材を解釈す
るのは，おそらく彼らの理論によってこうなるだろうと考えていることとの関

連ではなく，現在とそれ以前のセッションから利用しうるものとの脈絡によってである」という言葉に共感をおぼえる。

さらに彼は性格分析の過程を次のように簡潔にまとめている。「性格分析において，治療者は現在の問題として，不安喚起的な情緒反応と障害のある対象関係に出合う。……性格の分析は普通，その防衛構造を繰り返し解釈することではじまり，のちに対象関係の分析にはいっていく。最初，本能衝動への患者の防衛のようにみえるものは，かつて部分的に歪曲された形で，誘惑的である，自分勝手である，欲求不満をかきたてると体験されたような早期の対象への情緒反応に対する防衛であることがわかろう。しかし患者が──直接的であれ間接的であれ──自ら対象関係への関心をもち出すまでは，性格は原初的情緒や本能衝動あるいは解釈の時点における臨床素材に適合するほかの何かに対する防衛としてつくられたものとして解釈するのがよい」

3. 治療の手順

1) 治療同盟と治療方法

神経症水準の人格障害をもつ患者の場合，重い性格病理をもつ人格障害と違って，ほぼ信頼しうる治療同盟を築くことができる。上述したように治療動機が「性格の修正」そのものではないにしても，自らあるいは治療者の説明によって主観的な苦痛と自分の対人関係における行動パターンの特徴に何らかの関連性があることに気づくことができるからである。したがって，精神療法の種類として，精神分析か精神分析的精神療法が有効である。

2) 性格特性の同定

a) 同定の必要性

第一の治療作業は，分析の目的に対する抵抗の源泉である性格特性を同定することである。患者は普通，病的性格特性を訴えてくるわけではないので，その同定は治療者の作業である。

b) 性格特性を対象関係あるいは対人関係の言葉に翻訳する

性格特性を表現する記述的用語は無数にある。しかし，それ自体は性格特性の力動的理解には役立たない。例えば強迫性格の人に「あなたは几帳面ですね」といっても何ら治療的意義をもたらさないどころか，単に批判されていると感じるであろう。「治療状況における治療者と患者」の脈絡に沿った言葉で理解

136 第V部 パーソナリティ障害再考

するべきである。次にいくつか例をあげてみよう。

　ぐずぐずしてふんぎりのつかない強迫性格の場合，「治療者の前で自由に話すと自分のコントロールを失ってしまい，先生に軽蔑されるのではないかと不安に感じる」。不安でびくびくしているヒステリー性格の場合，「治療者の前で自由に話すと，治療者と必要以上に親密になりそうで不安です，逃げ出したくなる，だから私は先生にはっきりと自分の考えをいわないのです」。マゾキスティック性格の場合，「私はうまく話せない，先生に申しわけない，だから叱ってください，そうすれば私はいい患者になれます」。男根自己愛性格の場合「私はあなたにこんなに素晴らしい話をたくさんできます。ほめてください。でも私の虚栄心を傷つけたらただではおきません」

c）どのように同定するか

　上に述べた例はあくまで例にすぎない。実際には個々の患者についてユニークな特性を理解する必要がある。次にその方法について Kernberg, O.F.(1984) の提唱に沿って述べるが，実は精神療法において，この同定作業が最も難しいものであり，スーパービジョンを通して習練する必要がある。

　（1）治療状況全体への患者の関わり方の特徴をみる。とりわけ「いま・ここで」の脈絡で理解する。上に述べた例は，自由連想という基本原則に対する患者の反応をとりあげたものである。

　（2）患者の連想内容から推測する。過去や現在の重要な人物との対人関係のパターンの特徴や前述したように何らかの危機的状況のとき，どのように対処したかといった情報から性格特性を抽出する。

　（3）治療者と患者の相互関係で情緒的にみて最も優勢な関係で，かつその無意識的側面を把握する。その際，Sandler, J. のいうように，サディスティックーマゾキスティックな関係や治療者の中に情緒反応を喚起するような患者の特徴を目安にする。したがって治療者は自分の患者に対する情緒反応を常にモニターすることが大切である。

　（4）非言語的振る舞いに注目する。治療者はしばしば患者の連想内容に心を奪われるが，患者の非言語的な振る舞いにこそ，対象関係とそれに基づいた空想が秘められていることがある。とりわけ患者の話す内容と態度が異なっているときは後者を重視すべきである。

d) 同定した性格特性の機能と，その機能を満たすための方法を理解する

Sandler, J. (1981) は，各々の性格特性がどのような機能をもっていて，どのように作動しているかを治療者は自分に問いかけてみることの必要性を述べている。つまり，それは欲動の表現か，欲動に対する防衛か，あるいは重要な対象から反応を引き出すためなのか，などである。これらの意味については上述したのでそれらを参照してほしい。

3) 性格特性の解釈と自我異和化

自我親和的性格特性を同定したなら，次にそれを自我異和化すなわち症状のような異物にする作業を行う。しかし，防衛的機能をもつ性格特性の解釈を行うと，たとえ注意深い解釈をしても必ず患者はそれを非難と受けとめ，潜在していた陰性感情が揺さぶられる，その結果，攻撃衝動とその防衛に関する空想が浮上してくる。こうした作業を繰り返すうちに，次第に過去に関する新しい情報が増えてくるので，それらを用いて治療者はより系統的な理解を構成していく必要がある。ここで症例をあげてみる。

症例

患者は30歳台後半の主婦で「常に家族みんなの平和を考えている」女性である。彼女は，7年前の母親の死後から続く抑うつと「夫の無理解のせいで母の死に目に会えなかった」という怒りを処理できない，ということで受診してきた。これまで受けていた薬物療法の効果がないため精神療法を求めてきた。彼女は，何事にも控えめで，つつましやかで，常に子供のことを考えている両親のもとで育った。母親は，几帳面で自分を犠牲にしてひたすら家族の世話をしていたという。治療の最初のうち，彼女はもっぱら夫に対する恨みを表出していた。彼女は「父にも母にも憎いと思ったことは一度もない，争いごとはなかった，私だけどうして人を憎まねばならないのか」と訴えていた。しかし，彼女は驚くほど早くうつ状態から脱し，明るく活動的になり，次第に夫への恨みも消えていった。「ここにきて話を聞いてもらってとてもよくなった。夫を変えるのではなく自分を変えようと思う，すると，夫も変わってきた」といって治療者への感謝の念を述べ，さらに母の死後，うつ状態の中で「いつも母親と二人でいて，母親のことを空想し，母親と同じ行動をとっていたが，母親のいい面ばかりみていたようだ」とか「自分はいい子ぶっていた」と述べた。こ

のように彼女は内省的になり，態度も明るくなるなど，確かに変化してきていたが，治療開始時から変わらないのは，治療中，いつもバッグを膝に抱え椅子に浅く腰掛けているという態度と連想が結婚以前の過去に広がらないことであった。

治療者が，彼女がここで本当に言いたいことを言うといけないと考えているのではないか，そのため実はひどく不安を感じて，ゆったりできないのではないか，と解釈すると，彼女は，一瞬「ムッ」としたような表情を浮かべたが，すぐににこやかに「いいえ，偉い先生の時間を使って申しわけない，私なんかのために，もっと重い人がいるのに，私が早くよくならないと，先生にご迷惑をかけてしまうから」と答えた。これに対し治療者は思わず「いやもっと治療を続けましょう」と彼女を支持し励ましたくなったものである。しかし，そうはせず彼女の自己犠牲的防衛態度を繰り返しとりあげたとき彼女は二つの夢を報告した。一つは，高速道路をビュンビュン飛ばしていて自分がどこにいくのかわからなくなり，号泣している夢であった。もう一つは，昔の汽車に乗っていて，海や川に魚が跳びはねていて，こんどまたここにこようと思って目が覚めた，という夢であった。前者は，攻撃衝動とそれに伴う不安，後者は自分の目標にたどりつけない夢と解釈した。彼女はそれに同意して，幼稚園のころ何かわからないが「勝手なことをした」といって，母親に血の出るほど殴られた記憶を想起した。母親との同一化をめぐる葛藤が浮上してきたのである。同時に，治療関係は緊張をはらんできた。「早くよくなってやめる」か「もっと自分のために続ける」かというアンビバレンスが目立ってきた。その過程で彼女は仕事を口実にしばしば治療を休むようになった。このようによい関係になりそうになると嫌われるように振る舞う態度をとりあげた結果，次第に彼女は幼小児期の体験に目を向けるようになった。妹誕生後，父親は妹を偏愛し何でも買い与えた。そのため父親と母親との間に緊張が高まった。患者は二人の調整役をとるようになった。そして，自分さえわがままをいわなければすべてうまくいくと考えるようになったのである。こうした考えは，彼女が妹への嫉妬や父親への怒りからわがままをしたとき母親からひどく叱られた出来事によって，さらに強固になったのである。

彼女の自己犠牲的に早くよくなろうとする態度は，それ自体治療者への挑戦であり，攻撃衝動の防衛でもあり，厳しい超自我の表現でもある。さらにそれは治療者からの関心や賞賛を得たいという願望も含んでいる。

第4章　神経症水準の人格障害の精神療法　139

　さて，解釈でとりあげる性格特性は，前述したようなものであるが，いつと
りあげるかという問題がある。このような分析素材のとりあげ方として，より
意識に近いものから，より浅い層のものからという精神分析の原則がある。し
かし，それよりも Kernberg, O.F. も主張するように，その時点で情緒的に最
も強く治療関係を支配しているような態度で，かつ意識されていないものから
とりあげるのがよい。なぜならば，そうした態度がその時点において最も強い
抵抗になっているからである。その際，治療者はそうした態度の適応的な側面
を把握している必要がある。そして，解釈に対する反応を十分みることが大切
である。

4) 性格特性の変化

　すでに述べたが，以上のような経過を経ていくと，次第に病的性格特性の分
析は症状の分析と同じものになっていく，そしてうまくいった治療の場合，性
格特性そのものの特徴は変わらないが，反動形成は弱くなり，対象関係や対
人関係が変化し，Fenichel, O. (1946) のいうところの昇華型になる。例えば，
常にぐずぐずして几帳面な人は，やはり几帳面だが，その几帳面さを仕事に生
かし，ぐずぐずしたところが消失するといったように，柔軟で役に立つものと
なる。

文　献

Fairbairn, W.R.D. (1952) Psychoanalytic Studies of the Personality. London, Tavistock.

Fenichel, O. (1946) The Psychoanalytic Theory of Neurosis. London, Routledge & Kegan Paul.

Freud, A. (1965) The Writings of Anna Freud VolⅥ, Normality and Pathology in Childhood : Assessments of Development. New York, International Universities Press. (黒丸正四郎・中野良平訳 (1981) アンナ・フロイト著作集9　児童期の正常と異常. 岩崎学術出版社)

Freud, A. (1968) Instinctual drives and their bearing on human behavior. The Writings of Anna Freud Vol Ⅳ. pp.498-527, New York, International Universities Press. (黒丸正四郎・中野良平訳 (1984) 本能欲動と人間行動の関連. アンナ・フロイト著作集6　児童分析の指針 (下). pp.128-150, 岩崎学術出版社)

Freud, A. (1974) Child analysis and the upbring of children. The Writings of Anna Freud Vol Ⅰ. pp.50-69, New York, International Universities Press. (岩村由美子・中沢たえこ訳 (1981) 児童分析と子供の養育. アンナ・フロイト著作集1　児童分析入門. pp.50-68, 岩崎学術出版社)

140　第Ⅴ部　パーソナリティ障害再考

Freud, S. (1908) Character and Analerotik. Gesammelte Werke. (懸田克躬訳 (1969) 性格と肛門愛. フロイト選集5. 日本教文社) (懸田克躬・吉村博次訳 (1969) 性格と肛門愛. フロイト著作集5. 人文書院)

Gill, H. (1990) Classical psychoanalysis and object relations theory in the analysis of character. Bulletin of the Menninger Clinic 54 ; 488-499.

Groot, J.L. (1963) Symptom formation and character formation. International Journal of Psychoanalysis 44 ; 1-11.

狩野力八郎 (1988) 性格の障害. (土居健郎, 他編) 異常心理学講座 第5巻. pp.398-453, みすず書房.

Kernberg, O.F. (1970) A psychoanalytic classification of character pathology. Journal of the American Psychoanalytic Association 18 ; 800-822.

Kernberg, O.F. (1984) Severe Personality Disorders. New Haven, Yale University Press.

Reich, W. (1933) Charakter Analyse. Wien, Selbstverlag. (小此木啓吾訳 (1964) 性格分析. 岩崎学術出版社)

Sandler, J. (1981) Character traits and object relationships. Psychoanalytic Quarterly 50 ; 694-708.

第5章 重症人格障害の治療

Ⅰ. 発想の転換
——医学モデルから医学モデルと力動モデルへ——

まず，本題に入る前に，治療に関する発想を転換する必要がある。診療に際して，医師は，伝統的な医学モデルに準拠している。疾病論と症候学にもとづいて，患者の症状を把握し疾患を同定し治療計画を立て予後を予測する。ここでは，患者の苦痛に関する答えはもっぱら専門家である医師が持っていることになる。これとは異なった見方をするのが力動精神医学モデルである。この場合，医師は，まず患者がなぜここにいるのかを自らに問いかける。患者は，必ずしも症状の解決を求めて受診しているとは限らない。たとえ症状があっても患者が医師に求めているのは別のことかもしれない。あるいは，自分のためではなくほかの誰かのために受診しているかもしれない。答えは患者が持っているのである。すなわち，患者と医師が共同してその答えを見出す作業が精神力動的アプローチといえる。

この二つのモデルはどちらが正しいかという問いは適切ではない。そのような問いは純粋な研究場面ではありうることであって，臨床場面ではこれら二つのモデルが必要なのである。つまり，私たち臨床家にとって大切なのは，「複眼視的に診る」ということである。

Ⅱ. 精神分析における多様なアプローチ

力動精神医学モデルの基礎は精神分析である。重症人格障害の病理の解明や治療技法の開発に関して精神分析が大きな役割を果たしてきたことはよく知られている。ところが，この精神分析の実際については必ずしも正確に理解されていない。幼少児期の記憶が想起されると問題は解消する，といったことは映

画や小説の中でしか起きない。精神分析を行うと患者の状態が悪化するといった非難もよく聞く。しかし，それはトレーニングを受けない治療者が自己流精神分析を行った場合に起きるような事態である。むしろ，注意深い精神分析的見立てと適切な治療構造の設定が，そうした悪化を防ぐことができる最良の手段なのである。精神分析そのものについて述べることは本論の趣旨ではないので，ここでは技法の実践に関する一つのことだけを述べておくこととする。

　精神分析とは週4回以上（毎回45分から50分），寝椅子と自由連想を用いた治療法を指す。いっぽう，精神分析的精神療法は，洞察を目的にする方法から支持を目的にするものまであり，それらは二つに分けられるものではなく，一連のスペクトラムと考えられる。頻度は週1回から3回（1回45分から50分）で，ふつう対面法が用いられるが，寝椅子を用いることもある。そのほかに，精神分析理論を応用した集団精神療法・家族療法・マネージメント・ガイダンス・デイケア・入院治療などといった多様なアプローチがある。重症人格障害の理解は，これら多様な治療アプローチからの経験的素材によって成り立っている。

III．Kernberg, O.F. の境界人格構造
（BPO, Borderline Personality Organization）

　現代の人格障害の臨床は，1970年初めに発表されたKernberg, O.F.（1975）の境界人格構造論が基本的準拠枠になっている。**表1**に示したように，彼は，それまで記述されてきたような，人格の特性による分類ではなく，構造と機能レベルによってパーソナリティを三つに分類した。そして，すべての精神障害は，この三つのいずれかに分類されるという新しい考え方を提示した。たとえば，DSM-IVでいえば，クラスターA，BはBPOに位置づけられるだろうし，クラスターCの強迫，回避，依存のかなりな部分はここに入ると思われる。そのほかに，マゾキスティック性格の一部もここに属する。また，高機能の発達障害やPTSDをもつ人格の多くもBPOに入る。

　つまり，境界人格構造は，力動構造論的概念であり，いわゆる境界人格障害や自己愛人格障害の多くは，境界人格構造を持つといえる。その特徴は，同一性が拡散しており，普段は現実検討が維持されているが，内外からの情緒的刺激で一時的に現実検討を失い，万能的になることがあり，主要な防衛機制は抑

圧ではなく，分裂を中心とした投影同一視，否認，理想化，軽蔑などである。

　Kernberg 理論の画期的なところは，境界人格構造をもつひとに対して，精神分析的精神療法（洞察を目的するような表出タイプ）が有効であることを実証した点にある。しかし，「境界」という言葉はいささか紛らわしいので，BPO を意味するものとして私は重症人格障害という言葉を用いているが，ここでもそのようにしたい。

表 1　Kernberg, O. F. の境界人格構造論

	同一性	現実検討	防衛機制
NPO	統合	＋	抑圧
BPO	拡散	＋ or －	分裂
PPO	拡散	－	分裂

IV. 治療関係の特徴

　まず，ごく簡単な例を考えてみよう。重症人格障害患者は，すぐに何とかして欲しいという切実な願望を持って受診する。この際，医師の対応によって 2 つの道筋が想定できる。

1) Dr. A の場合：患者の要求に応じて直接的な助言をしたり，症状に応じた薬を処方する。

　患者の反応：ますます要求を募らせる。しかし「先生は役に立っている」というメッセージを送る。

　Dr. A の反応：患者の反応に満足し，何とかしてあげようという気持ちになり，何らかの助言や指示あるいは薬物の変更をする。

　患者の反応：次第に要求をエスカレーションさせる。

　Dr. A の反応：要求すべてには応じきれなくなる。

　患者の反応：拒絶と受け止める（このような医師の態度に患者は非常に敏感である）。

　Dr. A の反応：患者に批判的になる。

　患者の反応：自己破壊行動などの不適切な行動をとる（これらは「先生の対応は不十分だ！　もっと私をケアせよ」という無言のメッセージとなる）。

　Dr. A の反応：なんとかしたい。でもだめだ。私は役に立たない（医師は，

144　第V部　パーソナリティ障害再考

　　　無力感や無能力感に襲われ，結果的に葛藤に巻き込まれる）。
　2）Dr. B の場合：拒否する。
　　　患者の反応：去っていく。
　　　Dr. B の反応：医師の役割を果たしていないことをめぐる不快，不全感，罪
　　　悪感が残る。
　　このモデルは，簡略化しすぎのきらいがあることは承知しているが，まずは
　身につけておきたい関係モデルである。その上で，この関係パターンに認めら
　れる二つの特徴的な重症人格障害病理，すなわち硬直した内的対象関係と象徴
　能力の欠如について述べる。

V．対象関係論とは

　　では対象関係あるいは対象関係論とは何かということである。一言で言うと，
　対象関係とは，人が世界を体験する際の，その基本的鋳型ないしは様式のこと
　である。この意味での対象関係とは次のような特徴を持っている。
　　第一に，対人関係がいかに精神内界の構造や機能を決定するかに関する学問
　　　である。
　　第二に，精神内界の構造が，過去の内在化された他者との関係及び現在の対
　　　人関係の脈絡において，いかに保存され，修正され，再生されるかを研
　　　究する。
　　第三に，精神内界の対象の世界と個人の持つ現実の対人関係との相互作用を
　　　扱う。
　　第四に，人間の発達において，人生早期に環境（養育者）への依存と環境の
　　　自分への吸収の意義を強調している。
　　第五に，子どもと親は相互に適応しながら，その関係はそれ自体非常に特異
　　　的な一つの関係システムとして発達する——この過程で自己制御機制と
　　　しての自己が組織化される（たとえば，Bowlby, J. の愛着理論が有名で
　　　ある）という発達的視点をもっている。
　　第六に，この視点から精神病理や精神療法関係を探求する。

第5章　重症人格障害の治療　145

VI．対象関係からみた重症人格障害の病理

　対象関係という視点から重症人格障害の病理を見ると，その主要な問題は，対象喪失と喪の仕事にかかわる能力に制限があるということであり，すなわち対象の不在という空白・空間に耐えることが困難だということである。この基本問題は，具体的にはつぎのような特徴として認められる。

　第一に，親密な状況に脅え，真に自発的な反応を必要とする状況を避ける。他の人には委ねることができないような固有の責任性をとろうとしない（これは，他者との内的関係の深さや安定性に欠けているからである）。

　第二に，暖かさに欠ける。愛情対象へのアンビバレンスに耐えられない。すなわち，ひとがいろいろな側面をもつことを想像できないのである（たとえば，恐怖を与える父親が優しい側面をももっているということを考えられない）。

　第三に，分離に耐える力，罪悪感に耐える力，喪の仕事（抑うつ）を遂行する力に欠ける。別れが，永遠の別れや対象の破滅と体験されたり，内的な破壊的力を心の中に保持できず，外界に投影され迫害的不安を持つのである。

　第四に，自己概念の統合が不十分であり，自己概念と行動パターンの不一致があるという自己の病理であるが，これは後に詳しく述べることとする。

VII．無意識の構造

　ここで，精神分析の特徴である無意識について，対象関係の視点から見るとそれは三つのレベルから成り立っているという Hinshelwood, R.D.（1997）による最近の考え方について説明しておきたい。というのも，この考えは，上述した対象関係病理を説明する概念になっているからである。

　第一のレベルは，エディプス葛藤と象徴のレベルであって，そこでは去勢不安と抑圧が中心的メカニズムで，時間の流れや因果関係が維持されているという意味で四次元的である。このレベルの問題に対しては，象徴解釈が有効である。第二は，妄想分裂のレベルで機能している組織であり，そこで起きる事態は即物的具象的であり，被害的不安や分裂が中心的メカニズムである。対象関係は部分対象関係であり，時間性が欠如している。この意味で三次元的体験で

ある。いわば all or nothing の世界である。このレベルにおいて，治療構造や治療者は，母親の身体の一部ないしは内部と体験される。治療者の解釈は，自他の違い・ズレと体験されるが，それに対しては containing とか holding といわれる態度が必要となる。第三は，自閉接触のレベルで機能している組織である。ここでは，空虚，ばらばら，無力，無能力，未統合といった体験が中心であり，境界がなく，もれるという感覚が優勢である。境界がないために，つねに，皮膚接触という圧力感によって境界を感覚し続けないと奈落の底に落ちる感覚である。ここでは，「動き」が重要であって，「動き」が止まると何もなくなるのである。その意味でこれは二次元的体験である。治療者や治療構造は，未統合を統合する皮膚のように体験される。たとえば，治療者が治療を休むという事態を，自分が拡散してしまうという不安で体験する。そのため，患者はつねに自分をまとめ維持するような皮膚機能を外界に求めるために，治療者に固執し依存する。治療者の介入は，患者が治療者を皮膚対象として取り入れ，同一化し，自分を守ることができるようになることを目指すわけである。つまり，解釈は自他の境界を維持しようとする動き，自分を保護しようとする動きに向けてなされる。

　このような三つの無意識的な心的組織は，誰にでもあるわけだが，臨床的に見ると，重症人格障害では，第二のレベルと第三のレベルが治療関係を支配していることが多い。このことは，重症人格障害の治療において，もっとも大切なのは治療構造の設定とその維持であり，そうした配慮にもとづかない象徴解釈はかえって混乱を引き起こすという臨床経験によく合致するものである。

Ⅷ．人格特性による比較

　さて，これまでは重症人格障害の基本的な共通項を取り上げてきたが，**表2**に示したのは，サブグループの特性の比較の試みである。ここでは，違いを強調しているが，基本的情緒は，「空虚感」であることは強調しておきたい。このような比較はどうしても現象記述的にならざるを得ないのだが，臨床において治療者が見立てを整理するために多少役に立つかもしれないと考えたので，ここで取り上げたのである。ちなみに不安定性人格障害は ICD-10 にならったのであり，境界人格障害のことである。

表2　人格特性による比較

	不安定性	自己愛性	スキゾイド
自己	不安定	明らかな誇大性	秘められた誇大性
他者	すべてを支える人を希求	能力を認める人を希求	依存欲求を隠す
情緒	不安定	野心的競争的	あきらめ・破滅
治療者	過剰な理想化と脱価値化	過剰な理想化	あきらめと内界への没頭
逆転移	常に脅かされる	心地よさと退屈	変化のなさ・沈黙への不毛感・退屈
将来	曖昧な見通し	過度に楽観的な見通し	あきらめ・不毛

IX. 自己の病理：主観的観点から

　重症人格障害の自己の病理を主観的な視点から記述するとしたら，彼らは「自己愛脆弱性」に悩んでいるといえる。情緒的には，彼らは，空虚感・無力感・無能力感・ばらばらといった感覚を持っている。Bleiberg, E.（2001）は，この自己愛脆弱性は理想自己と現実自己のギャップによると主張している。この自己愛脆弱性の特徴を以下に述べる。

　まず第一に，彼らは，現実的身体能力と幼児的万能感の融合によってつくられる万能的錯覚によって脆弱性を解決しようとする。身体は万能感に満たされるので，現実感や現実的限界というものを無視してしまう。たとえば，自傷行為はこのような現実感の喪失と万能的な身体感覚が背景にあると考えられる。第二は，愛着を基盤にした対象関係の脈絡において他者の内面——こころ——を読み取り，ひるがえって自分について考えるという reflective function（Fonagy, 1998）が欠けている。これは象徴機能の欠如につながる。第三に，実現可能な理想自己形成に失敗しているということである。そのために，失敗感に打ちひしがれるか，反対に不可能な目標を設定しようとするのである。誇大性・根拠のない曖昧な自尊心・錯覚的な自己コントロールの維持を目指す自暴自棄な努力を繰り返したり，他者を搾取・理想化・脱価値化して自分を救済しようとするのである。第四は，親との関係をめぐって，親の保護を失う不安と自分がいないと家族は崩壊するという確信をもっていることである。彼ら

148　第V部　パーソナリティ障害再考

は，自分が家族を救済するという幻想をもち，それにもとづいて行動しているのだが，それは自分が犠牲になるという大変な代価によって達成されているのである。

X．治療的マネージメント——外来設定において——

本学会[編注)]は，外来精神医療の学会だから，外来設定を念頭において，一般的な治療マネージメントについて述べることとする。その際，目標をどこに置くか?，どのように治療を実践するか?，どんな人が治療に関与するか?，ということを考慮しておくことが大切である。

1．目標について

治療の目標を，あまりに高いところに設定すると，治療者のほうが疲労し，落胆し，悲観的になってしまうし，治療期間が過剰に長期化してしまうことになる。たとえば，精神分析で言うところの「洞察」を目標に掲げることは，一般的な治療マネージメントにおいては非現実的のように思われる。Fonagy, P.（1998）は，重症人格障害の治療目標は，洞察よりも「reflective function の再強化」におくことを主張している。すなわち，「対人関係において，他者の心を想像し，考える能力」の強化である。たとえば，医者はイコール薬ではなく，彼／彼女の身体や心の状態を配慮し考える人であることを知るようになるといったことである。これは，象徴機能の成長を促すものであり，洞察よりもはるかに達成可能な目標である。筆者は，これに密接に関連した二つの目標を追加したいと考えている。一つは，「内外の刺激に対する保護障壁の再構築」である。reflective function の成熟とともに，内面の欲動や万能感あるいは外からの支配に翻弄されないような内的な心の態勢ができあがる。行動に移す前に，まず考えるようになる。これらは，臨床上はどちらが先ともいえないので，目標としてあげておきたいのである。もう一つは，「患者の主観的世界と家族・社会相互関係との統合」である。これもまた，reflective function の芽生えとともに起きてくる現象である。患者が親について独自の心を持つ存在であると

編注）第4回日本外来精神医療学会総会における教育講演（2004年7月17日）での発表に基づく原稿と推測される。

第5章　重症人格障害の治療　149

考え，親もまた患者が独自の内的世界を持つ存在であると考えるようになると，それぞれの家族イメージは変化してくるのである。これもどちらが先とはいえず，同時に起きてくるので，目標としてあげておくのである。すなわちこれら三つの目標に関する出来事は，患者のこころと対人関係の異なった次元で同時に起きてくるような変化なのである。

2.　治療実践の基本姿勢

　治療者は現実的で containing な設定を提供する「現実的な行為者」であることが重要である。単なる薬物の処方者でもなければ，患者の内面のたんなる解釈者でもない。どんな治療手段を用いる場合であれ，こうした設定を提供し続けるという実際的な態度が，目標にかなった最も治療的な要素である。その際，設定が現実原則に基づいていること，連続性があること，そして患者が主体的に体験し，考えることを促進するということが，治療者に求められる基本的な事柄である。

3.　具体的な方法──その1──

　これらの目標や基本的態度を基盤とした具体的な方法について説明するが，以下に述べる事柄は Bleiberg, E.（2001）の提案を日本版に筆者が修正したものである。

　①統合的な治療プログラムを設定する

　薬物療法・精神療法・心理教育・家族療法・デイケアなどを一貫したまとまりのある脈絡のなかで実践する。たとえば，薬物療法について，reflective function の活性化のために不安を軽減させる目的で用いているといった説明を患者にすることは，つねに不連続やまとまりのなさに苦悩している患者にまとまりや連続性を提供することになる。

　②多様なアプローチを用いる

　一つの治療手段ではなかなか片がつかないのが重症人格障害の治療である。実行可能な範囲で，いろいろな手段を用いるのが望ましい。個別の手段には特異的な目標があるだろうが，重要なのは，そこで当然生じることになるチーム医療や多職種間のコラボレーション（協働）の治療促進作用を認識しておくことである。患者にとって，各関係治療者が互いに協働している姿を体験し知ることは，患者が協働する心を身につける恰好の機会なのである。

150　第Ⅴ部　パーソナリティ障害再考

③適切な愛着関係の形成には時間が必要である

　治療期間は短いほど良いに決まっているが，愛着関係の形成には長期にわた
る時間は必須の要素である。それでも，もし１年間定期的な治療環境を提供で
きれば，患者の reflective function はかなり成長することが多いのである。

④親は治療の必須のパートナーである

　どんなに欠点が目に付いても，親は患者の成長のための資源を持っていると
いうことを忘れてはならない。それらは，お金かもしれないし，安全な場所か
もしれないし，愛情かもしれないし，あるいは他の何かかもしれない。

⑤治療の失敗は《知的診断の失敗》ではなく《情緒的態度の不適切さ》による

　私たちの臨床経験は，治療の失敗は知的理解や知的解釈の不適切さに由来す
るのではなく，治療者側の情緒的態度の不適切さによることが多いということ
を教えてくれる。たとえば，患者からコミュニケートされる不快な情緒を心の
なかに保持しきれずに，治療者がその情緒を行動に移してしまうなどである。

⑥ reflective function の再強化の具体策

　これについての具体的な方法は項をあらためて述べることとする。

4. 具体的な方法──その2　reflective function の再強化──

①対象関係の内的表象（自分についてのストーリーあるいは物語や脚本）の
　　特徴を把握する

　患者は，自分について自己愛的な脚本を描き，それに沿って行動している。
この脚本を把握するわけである。次にあげるのは一つの例である。

　例）「自分は目標に向かって努力すればするほど疲れ果て，自信を失ってし
まう」

「自分が居なければ家族は駄目になるので，まとめようとするが誰も認めて
くれない」といったストーリーである。

②内面を言語化し，互いに共有する

③処理できない体験を，患者と家族が処理できるものへと変換する（大目標
　　から小目標へ）

　例えば，死にたいといっているのですぐに何とかして欲しいと要求されても，
即座にそういう考えを変化させることは誰にとっても不可能である。不可能な
ことに挑戦することは無力感をつのらせる結果にしかならない。しかし，まず
は治療のルートに乗せる努力をすること，そしてそれができたならば今実践し

ていることの価値を患者や親に伝えることが大切である。「今相談に来ていること自体が大変な努力の表現である」などである。患者や親はしばしば「○○○しかできない」というが，それを「○○○をしている」に変換して伝えるわけである。

④感情の内的表象を発達させ，感情の統制へ（感情の言語化）

たとえば「○○のときに，怒る，悲しむ，うつになる」などを言語化させる努力を続ける。もし，親と患者の同席面接ならば，患者が感情を言葉にした場合，それを親が聞き，どのように体験しているかを言葉にするように促すのである。これは，親が子供の心を理解できたという感覚を伝えるといった，共感の前駆的な体験になるのである。

⑤不安を減少させることによって考える姿勢を促進し，多様な思考過程があることを体験させる

薬物療法はこのために役に立つ。将来についていろいろな可能性を予測させるという方法もある。今実践していることの多側面を指摘する方法もある。たとえば，バイトを始めてはすぐ辞めてしまい落ち込む患者に対して，バイトは辞めることができるものであり，いろいろなバイト経験から得たことを考えてみるように促すこともできる。あるいは，患者が混乱し興奮している場合，その時点では葛藤的な考えを明確化させず，少したって興奮が鎮まってから葛藤を取り上げるのである。

⑥愛着関係に含まれる意味や意図の理解を促進する

⑦他者の内面を想像させ，他者の心の状態への気付きを促進させる

「○○のとき，父親はどう考えると思うか？」「もし○○の状況なら，あなたはどう感じ，相手はどう感じるか？」などといった方法で，思い込みの世界と多様な人間関係との違いに気付かせる。

⑧限界設定（衝動的不適切行為に対し）

これを行う場合，治療者は，限界設定という現実原則の導入は，単なる禁止ではなく保護を与えることだということ（衝動や外界からの刺激に翻弄されている事態から患者を守ること）を自覚すべきである。そしてこのような設定された限界の意味を患者とともに考えることが重要である。

⑨世代境界の再建を試みる（ミスマッチの項を参照）

⑩ストレスへの対処戦略を考える

ストレスを予測させ，それについてどのように感じ，どのように今まで対処

してきたか，今後どのような対処方法があるかを考えさせる。この方法は自信喪失に対する不適応的防衛の放棄に役に立つ。

⑪遊び・空想・ユーモアの使用の促進

たとえば，診察中のおしゃべりや対話を楽しむこと。その際治療者に要求されるのは想像力とユーモアの感覚である。悪乗りや駄洒落になってはいけないのである。

⑫現実検討能力を支持する

患者はしばしば過去の失敗を過剰に評価し，自分がこれまで問題解決のために大変な努力を払ってきたという建設的な側面を忘れている。それらについてよく聞き，適切な判断を伝えることは，過去や現在の失敗・落胆・喪失の克服のために役に立つ。

⑬達成可能な未来への青写真を想像し，作成することを援助する

このためには，患者の実際の能力・資質・長所の把握，家族の持つ資源，広い意味での患者を取り巻く環境などを把握しておくことが求められる。この方法それ自体，患者の現実的な自己価値観を保障するものである。

⑭ミスマッチ技法（Horowitz, 1987）を意識することと逆転移を抱え，持ちこたえること

たとえば，限界設定は，患者が無能力感・無価値感に直面することを意味するし，世代境界の変更は，患者の思い込み的役割の変更を迫る，また将来の青写真の想像は，患者の無能力感を刺激するものである。このように，治療者の介入は，多かれ少なかれ，現実原則を具体的に示すことであるから，それは患者の思い込み的世界（自己愛的な脚本，物語など）とのミスマッチを意味し，患者に激しい情緒を喚起することは避けられない。患者は，怒り，絶望，治療へのあからさまな抵抗，破壊行動などを示すのである。同時に，治療者も激しい逆転移感情を体験することになる。

これは，いわば治療の山場ともいえる局面だが，患者は目の前の治療者が強烈な情緒的葛藤をいかに持ちこたえるかをみているのである。治療者は態度というモデルを提供しているのである。それは，患者が治療者に同一化し，共感能力を成熟させる大変よい機会になるのである。

XI. おわりに

自己愛人格障害や境界人格障害を典型とする重症人格障害の治療には多様なアプローチが必要である。その場合，包括的な理論的枠組みの必要性が前提となる。興味深いことは，そのように理論的枠組みを持ち続けるということ自体が治療作用を持つということである。

文　献

Bleiberg, E.（2001）Treating Personality Disorders in Children and Adolescents. New York, Guliford Press.

Fonagy, P.（1998）An attachment theory approach to treatment of the difficult patient. Bulletin of the Menninger Clinic 62（2）; 147-169.

Hinshelwood, R.D.（1997）Catastrophe, Objects and Representation : Three Levels of Interpretation. British Journal of Psychotherapy 13（3）; 307-317.

Horowitz, J.（1987）States of Mind : Configurational analysis of Individual Psychopathology. New York, Plenum Press.

狩野力八郎（2002）重症人格障害の臨床研究――パーソナリティの病理と治療．金剛出版.

Kernberg, O.F.（1975）Borderline Conditions and Pathological Narcissism. New York, Jason Aronson.

第6章　人格障害の診断と治療

はじめに

　「さっきの秘密をいおうかね。なに，なんでもないことだよ。心で見なくちゃ，ものごとはよく見えないってことさ。かんじんなことは，目に見えないんだよ」。これはかの有名な「星の王子さま」の一節である。では，心で見るとはどのようなことか。辛抱することと同じ時刻に同じ場所で会い続けるというきまりの二つの手段によって，他者は物ではなく自分にとって意味のあるかけがえのない人として見えてくると，キツネは教えてくれる。

　これはまさに重い人格障害を持つ人の治療のポイントを衝いている言葉である。時間と空間に規定された治療構造（きまり）を設定し，それを辛抱強く維持するという治療者の情緒的態度によって，患者とわれわれは対象恒常性に基礎付けられた意味のある治療関係を作ることができる。

Ⅰ．精神医学的評価の仕方と人格の評価の仕方

　まず，実際の精神科臨床で，われわれ臨床医は意図的か否かは別として医学的評価（記述精神医学的）と精神力動的評価という二つのアプローチをしていることを明確にしておきたい。ついで以下にそれらの違いを述べることとする。前者は，医学体系における疾病学に基づき症状を把握し疾患を同定するのだから，答えは医師が持っていることになる。後者は，疾病学の外から，非特異的に事例性（case-ness）を重視し，なぜ患者はここにいるのかを考えるのである。つまり，答えは患者が持っているわけである。具体的にいうと，第一に，患者は症状による苦痛の解消を求めて受診しているだけではなく，さまざまな受診動機を持っているので，それらを理解しようとするのである。第二に，適切な助言をしてもうまく通じないことがあるが，そういうコミュニケーション不全

156　第Ⅴ部　パーソナリティ障害再考

がなぜおきているのかを考えるのである。いいかえると，診療状況に対する患者の適応機能（あるいは適応の障害）や考える力（象徴能力）を考えるのである。人格の特性は，対人関係の中に表現されるわけだから，動機や適応の仕方を考えるということは，まさに人格を考えることに他ならないのである。第三には，家族機能や社会機能を理解する。

　以上のようなアプローチによってかなり全体的に患者を理解することができるが，ここでもう一つ大事なことは人格水準の評価である。筆者は，まず二つの水準に大別することが臨床的にみて役に立つと考えている。つまり，他者と信頼関係を持てるような軽度の人格障害と信頼関係をもつことが難しい重症人格障害である。この捉え方は，Kernberg, O.F.（1975）の NPO（軽症に相当），BPO，PPO（この二つは重症に相当）という人格構造論に準拠している。

　このことを念頭において，つぎにいろいろな人格特性は治療関係の中でどのように現れるか，そして治療者はどのように対応するかの基本的事柄について述べ，そのあと主に重症人格障害の病理や治療について概説する。ここでは，説明のため典型例を簡略化して述べるが，臨床家が出会うであろう人格特性を重視しているため，必ずしも ICD-10 や DSM-Ⅳ-TR と一致させていないことをお断りしておきたい。

　さらに人格障害は軽度でも重症でも，その人格特性は，程度の差こそあれ必ず他者を情緒的に巻き込むことを特徴としているので，括弧内に治療者の特徴的情緒反応を示した。

Ⅱ．治療関係における人格特性の表現と対応の仕方
　　──軽度の人格障害の場合

1) 助言をしてもあれこれ理屈っぽく考えこんでしまう，愚図愚図して結論を出せない（イライラしてくる）。これは強迫的人格であり，患者はコントロール感の喪失により自信を失っている。
2) 自分自身による判断や決定を避け，相手にゆだねる（突き放したくなる）。これは依存的人格であり，患者は他者の援助なしではうまく機能しない，他者からの拒否を恐れている。
3) 引っ込み思案でオドオドし，話が弾まない（叱りつけたくなる）。これは回避的人格であり，患者は恥をかかされることを恐れ新しいことを回避

している。

4) 次々に問題を持ち出し，よくなることを望んでいないような態度をとる（徒労感と無力感）。これはマゾキスティック人格で，患者は自分よりも他者の役に立とうとする，自虐的世話役といった振る舞いを示す。

5) 注目を引き，大切にしてもらおうとする（やさしくしたくなる）。これはヒステリー人格で，自己顕示的，情緒過剰，小心なのである。

　つぎに対応の仕方あるいは臨床家が取るべき基本的態度について説明する。

①強迫人格：自分や状況をコントロールしている感覚を保証するために，よくなろうと努力している側面を認める。これは自信や自尊心の回復，困難に積極的に取り組む態度を促進する。なぜなら，患者はコントロール感覚を維持したいと願っているからである。

②依存人格：丁寧に，穏やかに，できることできないことを明確化する。患者は相談関係の維持が保証されれば，ある程度欲求不満に耐え，努力する。依存さえ満たされれば何とかしようとしているからである。

③回避人格：じっくり傾聴しながら，彼らの問題解決に対する誠実さや真剣さを見出す。少しでも自分の考えを表出したらその妥当性を評価する。患者は自己不全感に悩みながらも何とかしたいと願っているからである。

④マゾキスティック人格（最も対応が難しい）：目標の設定が大切で，治療者は苦痛の消失よりも，社会的機能の維持やそこにおける生きがいを見出す努力をする。患者は，根底において自分は誰よりも愛される資格があると考えているのである。

⑤ヒステリー人格：治療目標の達成には協力的なので，ほどよい暖かさと関心を向けつつ，適度な賞賛を与える。患者は，小心で，自分は人から愛される資格はないと感じている。

Ⅲ．治療関係における人格特性の表現
——重症人格障害

　重い人格障害は，臨床家を情緒的にだけでなくその人の職業的同一性や自己評価を揺さぶるほどに巻き込むのが特徴である。以下に典型的なパターンを示す。

　患者の受診のニーズには緊急性があるため，彼らは即座の満足を求める。これに対し医師は何らかの助言をすると，患者は「先生は役に立っている」とい

うメッセージを伝えるとともに要求を募らせる。医師は，何とかしてあげようという気持ちになり，助言などを重ねる。すると患者はさらに要求をエスカレートさせるが，医師はそれらの要求には完璧に応じられるはずもない。その際，医師のとる現実的態度について，患者は「先生は自分の気持ちに応じてくれない」「自分を拒否している」と受け止めるのである。この文脈の中で医師の中にも患者に対する批判的な気持ちが強くなると，患者は自己破壊的行動など不適切な振る舞いで反応する。これは「もっとケアーせよ」というメッセージだが，もはや医師は「何とかしたい，でもだめだ，私は役に立たない」と感じ，無力感，無能力感，憤懣に襲われるのである。反対に医師がもし患者の要求に関心を払わず助言をしない場合はどうなるであろうか。患者は即座に去っていくであろうが，医師の心の中には不快感，不全感，罪悪感が残るであろう。

　これが典型的な治療関係パターンだが，以下にいくつかの重い人格障害の例を述べる。この分類は自己像のあり方の違いに基づいている。括弧内は治療者の情緒反応である。

　1）関心を引こうとし，自慢し，大げさに訴える，内省しようとしないが，依存する（批判，軽蔑，無視したくなる）。これは演技的人格で，ちっぽけな自己像をもっている。

　2）自分勝手で，思い込みが強く，賞賛を当然のことと期待し，ほめられないと「うつ」や怒りを示す（かわいくない，ずうずうしい，直面化すると壊れそうではっきりいえない）。これは，自己愛人格で，誇大的自己像をもつ。

　3）すべてを支えて欲しい，愛情のためなら自分を傷つけてもよい，不信感があり不当な扱いから自分を守らねばならないという思い込み，一人になれない，不可能を可能にする魔術的な人を求めている（治療者の反応は典型例として上記したパターンである）。これは境界人格で，不安定な自己像をもつ。

　4）あきらめ，破滅的，頼らない，依存を隠す，しかし内的には誇大的，かつ環境に頼っている（退屈や虚しさを感じる）。これはスキゾイド人格で，秘められた誇大的自己像をもつ。

Ⅳ．1980 年代までの重症人格障害の病理と治療

　Kernberg, O.F. が，メニンガー精神療法研究プロジェクトの最終報告を発表したのが 1972 年である。ここで，境界人格構造に対する表出的精神療法の有

第6章　人格障害の診断と治療　159

効性が主張され，米国精神医学界に多大な影響を与えたことが，重症人格障害治療の活性化や1980年のDSM-Ⅲにおける人格障害のリストアップにつながったのだが，もっと重要なことは1970年ころまでに現代的な意味での重症人格障害に関する理論と技法が確立したことである。つまり，精神分析的対象関係論や集団力動論，システム理論にもとづいて，この病態に対して力動的入院治療，精神分析的精神療法，集団精神療法が試みられた。そして，1970年代はこれらの臨床経験にもとづき理論と技法が推敲された時代であった。そこで明らかになったのは，高度に構造化された治療設定が治療において最も重要な技法だということである。つづく1980年代は，この基本的な考えに従って多様な治療法が試みられた。この動向は，米国における医療経済的な圧力によっていっそう加速された。たとえば，短期入院治療，部分入院治療，精神分析的（支持，表出）精神療法，家族療法，集団精神療法，認知行動療法，薬物療法などである。

　この時点までに明らかになった重症人格障害病理の主要な問題は今もなお基本的な理解の仕方をわれわれに提供している。それらを要約するとつぎのようになると思う。

　最も主要な病理は，対象喪失と喪の仕事にかかわる能力に制限があるということである。「不在という空白」に耐えることが困難だといいかえてもよい。具体的にあげると；第一に親密な状況に脅え，真に自発的反応を必要とする状況を避ける（他者との内的関係の深さや安定性に欠ける），第二に他者との関係において暖かさに欠け，愛情対象へのアンビバレンスに耐えられない，第三に分離に耐える力，罪悪感に耐える力，喪の仕事を遂行する力に欠ける（病的うつが問題になる），第四に自己概念の統合の障害，自己概念と行動パターンの不一致といった自己の病理である。

　治療技法的にみて重要な事柄は，Waldinger, R.J. が1987年にまとめた境界例に関する八つの技法によく示されている；1）安定した治療の枠組みを作る（治療構造の設定と維持），2）積極的な態度，3）患者の憎悪に耐えること，4）自己破壊行動を満足させない，5）患者の感情と行動との関連をつける（言葉で表現する），6）行動化の阻止（構造化，限界設定），7）いま・ここでの脈絡における明確化と解釈，8）逆転移の注意深い観察。

Ⅴ. 既存の理論の有用性と限界

1990 年代になり，重症人格障害治療は大きく変化している。たとえば，入院治療から外来設定におけるさまざまな治療法を重視するようになったこと，実証的な治療効果研究が一般化したこと，生物学的研究が行われ始めたことなどである。すなわち，治療が短期化，焦点化していることである。それを象徴するのが 1990 年代に登場した Linehan, M. による弁証法的行動療法（DBT）である。2000 年代に入ると，このような動向をふまえながら従来の精神分析理論と技法をも活用した新しい様式の精神療法が生まれてきた。それが，Fonagy, P. ら（2002, 2004）による Mentalization Based Treatment（MBT）である。

このような歴史的変遷があるにしても，既存の理論や技法は基本的準拠枠を与えてくれるという意味でなお役に立つと筆者は考えている。たとえば，Freud, A. の発達ライン，Erikson, E.H. のライフサイクル論，Blos, P. の段階特異性と発達課題の研究，Kernberg, O.F. の境界人格構造論，クライン学派の三つの position などであるし，Waldinger, R.J. がまとめた上述した技法などがあげられる。われわれ臨床家は既存の決定論に基づいた理論や概念を用いて病理を公式化し，それに相応した治療計画を立て治療の将来を予測するのである。たとえば，既存の理論を用いた場合，つぎのような治療計画が立てられる。家族に大きな問題がなく，全体的対象関係が成立していれば，本人の能力を活用して，洞察的精神療法が適用されうるし，もし家族が混乱していたり，対象関係が部分的な水準にとどまっていれば，支持的精神療法，家族療法，入院などを用いる，といった考え方である。

いっぽう，社会構造の流動性，離婚や再婚が当たり前のようになっていてまるでパッチワークのような家族が増えているといった家族構造の多様化，もっとも好ましい治療目標は個の自立・自律ではなくむしろ相互関係の形成ではないかという意見を目の前にすると既存の理論には限界があるといわざるを得ない。つまり，現代においては内外からの予測できないいろいろな要因をも考慮する必要がある。われわれの臨床経験にもとづくと，われわれの概念化を，既存の理論だけでなく，未決定性・予測不能性・相互関係性をも視野に入れたものへと拡大する必要があるように思われる。つまり，われわれは，患者の精神機能を考える際に，体質・素因や人格構造間あるいは構造内の葛藤という概念

第 6 章　人格障害の診断と治療　161

だけでは現状に対応できない。精神は組織化されるにしたがって予測性は増大するが，それでも「永続性と変化」という過程すなわち「自分になる過程」（狩野，2005）は進行するわけで，人格障害の不安定性に対してこの視点はとりわけ必要だといえるからである。こうした考え方にたって，現在実施されているいろいろな様式の治療に対応するような概念が必要とされているのである。

VI.　現代における重症人格障害の治療戦略と治療目標

　では，現代においてどのような治療が望ましいかということが問題であるが，これまで述べてきたことや，最近の重症人格障害治療に関する治療効果研究を振り返ってみると，基本的には次のようなことがいえると筆者は考えている（狩野，2006）。

1) いくつかのアプローチの組み合わせが望ましい。実際に単一の治療法で進行する治療などないからである。個人精神療法（力動的・認知行動・DBT・心理教育など），家族療法，薬物療法，集団療法などの組み合わせを行う。

2) どの精神療法理論がよいかという議論は治療的には価値がない。

3) 理論は何でもよいが，首尾一貫した治療理論に基づくことが大切である。実際，精神分析以外の多様な理論は，分裂・投影同一視・同一性・現実検討など精神分析の概念を自らの理論系列に置き換えているので，関連する精神分析の概念，特に防衛機制は共通言語としてそれらについて知るのは助けになる。

4) 治療の構造化が技法上重要である。多くの統制された効果研究はそれぞれ良好な結果を示しているという共通性があり，そこからいえることはそうした治療法の特徴は，臨床の構造設定が明確だということである。それぞれの治療法にはそれぞれの目標，設定，手段があることを意識して治療を実践するということが大切である。

5) 治療には家族を含むこと。家族の協力なしに治療は成功しないので，家族を治療への能動的な参加者あるいは協力者として位置づける。

6) 治療者には経験と訓練が必要である。当然のことではあるがやはり専門的な訓練が必要である。もし経験が不十分な場合はコンサルテーションを受けるべきである。

162　第Ⅴ部　パーソナリティ障害再考

7) 非現実的な治療はしない。以上に述べたところに留意し，自分の置かれ
ている臨床施設において可能な範囲で，また自分の専門家としての技量
が許す範囲での治療をすることが必要である。初心者がスーパービジョ
ンもなしに自己流精神分析的精神療法を行っているのを仄聞することが
ある。これは避けるべきである。

8) チームないし広いネットワークの協働を意識する。

　そこで，どんな治療を行う場合でも共通の目標があると実践上役に立つ。従
来の概念を現代の傾向の文脈でとらえてみると，重症人格障害の病理として，
想像する能力・象徴機能の不全があげられるのではないかと考える。もう少
し，限定して言えばFonagy, P. らがいう「対人関係において他者の心を想像
し，考え，読み取る能力」（Mentalization 能力）（Bateman & Fonagy, 2004 ;
Fonagy et al., 2002）である。他の病態にこの種の病理が存在しないかとなる
と必ずしもそうではないが，この病理は重症人格障害治療のターゲットにもな
りうるという意味で役に立つ捉え方である。

　しかも，この目標を達成しうる治療法は，個人精神療法に限らないことは容
易に理解できるであろう。強調しておきたいのは，この目標は一般外来におけ
る主治医の診療においても達成可能なものだということである。従来ともする
と重症人格障害の治療は個人精神療法のみに特化される傾向があったが，以上
のように考えてみると，主治医の機能は本質的であると位置づけることができ
る。本論文では，主治医機能に関する具体的な手段について述べる紙数はない
が，少なくとも，主治医は，継続的見立て，家族面接，薬物療法に加え，自分
と患者との対話を通して「想像する能力」「Mentalization 能力」の進展を意図
するといった重要な機能をもつということだけは明確にしておきたい。

おわりに

　治療関係の文脈から軽度人格障害と重症人格障害の特徴的パターンや治療ア
プローチの原則的な事柄を述べた。その中で，現代の社会・家族状況に見合っ
た概念の必要性を明確化しつつ，重症人格障害治療ではとくに臨床の構造化と
「想像する能力」「Mentalization 能力」の展開を治療目標にすえることの意義
を強調した。さらに，治療において主治医の機能が本質的意味をもつことも指
摘した。

文　献

Bateman, A. & Fonagy, P.（2004）Psychotherapy for Borderline Personality Disorder : Mentalization-Based Treatment. New York, Oxford University Press.

Fonagy, P., Gergely, G., Jurist, E.L. et al.（2002）Affect Regulation, Mentalization, and the Development of the Self. New York, Other Press.

狩野力八郎（2005）自分になる過程――青年期における自己愛脆弱性と無力感．思春期青年期精神医学 15 ; 25-35.

狩野力八郎（2006）青年期人格障害．児童青年精神医学とその近接領域 47 ; 326-336.

Kernberg, O.F.（1975）Borderline Condition and Pathological Narcissism. New York, Jason Aronson.

Waldinger, R.J.（1987）Intensive psychodynamic therapy with borderline patients : An overview. American Journal of Psychiatry 144 ; 267-274.

※なおサン＝テグジュペリの著作については以下の翻訳から引用した。
サン＝テグジュペリ（1939）人間の土地．（堀口大學訳（1950）新潮社）
サン＝テグジュペリ（1943）星の王子さま．（内藤濯訳（2000）岩波書店）

第 7 章　抑うつ状態を示す人格障害へのアプローチ

―― A-T split の活用 ――

はじめに

　精神科を受診する人格障害患者の多くは，話を聞いてほしいというニーズをつねにもっている。しかし患者の話は一方的であるため，主治医に負担を感じさせることがある。したがって，サイコセラピストに抑うつ状態やうつ病の患者の精神療法を依頼することになるが，最初は順調にみえても患者は治療者に強く依存することから，治療が難渋することが多い。そこで，一人の患者に二人の治療者が関与するという治療設定をいかに活用するかが治療のポイントになる。

　では，なぜこのような治療設定が必要かということについてもう少し詳しく説明する。精神療法を行う際には首尾一貫した構造が必要である。主治医は現実的なマネジメントをしなくてはならない。以前にくらべて，現在のわれわれがもつ"使える技術"は圧倒的に多い。しかしその一方で，それだけ精神科医は多忙となり，すべてのことを一人で行うことは不可能になってきている。

　精神療法は，患者が自分の内面を治療者に投影し，治療者はそれについて共感的に理解することが基本である。共感的とは相手の身になる，つまり一時的に患者に同一化して患者を理解する，という非常に困難な作業である。しかも，患者の話を聞く場合には中立的な態度が大切で，患者の話している意識レベルではなく，精神療法家は無意識的なレベルのものも理解しようとしなければならない。したがって，一人の精神科医が，精神療法担当者と主治医という二役をこなすことは不可能になる。そこで，主治医とサイコセラピストである精神療法担当者を分けて，役割分担して治療をしていく方法が必要になるのであり，それが A-T split である。"A" は administrative doctor で，管理医と訳すが，主治医を意味する。T は therapist であり，精神療法担当者を意味する。

　本稿では，うつ状態を示す人格障害を例にあげ，A-Tsplit の治療について概説する。

166　第Ⅴ部　パーソナリティ障害再考

Ⅰ. 症例

　31歳男性。プライマリ・ケア医から，うつ病のため他院（A診療所）で加療中だが，良くなりかけたりもするがすぐ悪化し，なかなか回復しない状態を2年間くり返していると筆者に依頼があり，患者は紹介状を持ち来院。当時の診断名は，反復性うつ病性障害，身体表現性障害であった。

　初診後，毎週1回規則的に通院。診断がつくまでは前医による薬物療法に準じて行うこと，診断のための面接や心理テストが必要だということを説明し，患者の同意を得た。この患者の特徴は，治療に過剰な熱意を示し，協力的姿勢を示したことである。妻は，診断のため，また診断告知のために適宜同席をした。必要な情報がそろったところで下記のような診断や治療に関する説明を本人と妻にしたところ，全面的に同意を得た。

　[**現病歴と経過**] 数年前，U赴任中にめまいが発症し，その後V赴任中，激務などを契機としてめまいに加えて抑うつ症状がはじまった。このころから心療内科を受診していた。その後，会社が配慮し出身地勤務となった。この症例は一見健康にみえるため，短い休業の後復職するも，またすぐ症状が出現して勤務できなくなることをくり返していた。妻によると，復帰して2カ月ぐらいは気分が安定しており，就業していられるが，それを過ぎると気分が高揚し（見かけはそれほど躁状態ではなく，心理的なレベルでは躁的である），「自分はなんて幸せなんだ」という幸福感に浸る。それが1週間続くと急速に元気がなくなり仕事ができなくなる——ということのくり返しだという。前医での薬物療法の効果は外来レベルでは十分確認できなかったが，自分の判断で服薬を一時的に中止したところ，具合が悪化したと本人は述べている。

　この患者は一見したところ，うつ状態に見えない。最初から非常に協力的で，質問も多い。そのときも穏やかで，低姿勢な態度を維持しようと努力している。筆者の説明についてメモをとるなど几帳面さがみられた。同時に，自分がすべてを理解していないと気が済まない，すべてをコントロールしないと気が済まない，という強迫的な性格が認められた。現在は，以前より抑うつ感は軽度であるが，悲観的な思考があり，また精神運動面では意欲が不規則で，「やる気があるときとないとき」が顕著で不安定であった。気分，意欲は絶えず変動している。たいがい午前中が憂うつで夕方にかけて元気になる傾向がある。ほかの精神病を示唆する症状はなく，食欲はあり，睡眠は一応寝ているというレベルである。

Ⅱ．家族状況と生育史

わがままで権力的な父親のもとで末子として育つ。父親は「為せば成る」と確信している人で，一方的に自分の考えを押しつけたり，勝手な理由で怒りを爆発させたりする人であった。そのような父親からいかに距離を保つかということが患者の課題であった。他の同胞は幼少期から父親を完全に回避し，コミュニケーションがなかった。そのためもあってか，父親の関心は患者に向いた。患者は他の同胞のように父親を避けなかったため，つねに感情的対立に巻き込まれざるを得なかった。患者は，母親へは愛情をもっているために，母親と父親との葛藤をも引き受けてきたと考えられる。「自分の家族には家庭がなかった」「変な家庭だった」という。

患者は主観的には，一貫して自信をもてないと感じてきたが，学生時代には運動部で主将を務めており，まとめ役をしている。このような適応的努力の結果，ある程度，自信を得られるようになったという。そしてこの患者はつねに理想を求め，父親と同じように「為せば成る」という確信をもつようになった。また，対人関係で怒りを体験しても，理想実現に向けて時には自分を痛める傾向のなかに吸収されていた。対人関係では他者への気遣いが顕著であり，本人は「他人が喜ぶことがうれしい」と感じている。しかし自分を犠牲にすることで成り立っているため，妻からみると彼の気遣いは痛々しく感じられる。こうした面倒見のよさは，仕事で多忙なときも，過去何年間か通勤できないあいだも，あるサークルの幹事を引き受けたことにも現れている。妻に対しては十分満足しており，同時に自分が妻を守らなければいけないという強い考えをもっている。妻とはケンカしそうになると互いに無口になるか，妻が多少乱暴な行動をとる程度であり，患者のほうからは決して怒りを表さず，その後は必ず十分に話し合って振り返るというパターンである。

Ⅲ．最終的な包括的診断

DSM にもとづき，Ⅰ軸では反復性うつ病性障害，身体表現性障害，Ⅱ軸では強迫性人格障害（自己愛的傾向，マゾキスティック——抑うつ的性格傾向を伴う）と診断した。

以上の情報と心理テストなどを加えた力動的な診断になると，ボーダーライ

168　第Ⅴ部　パーソナリティ障害再考

ンレベルとはいえ，以下のようになる。知能や記憶などの一時的な自我機能の障害は認められない（アスペルガーなどの高機能発達障害は否定できる）。最近抑うつ状態，あるいは人格障害と称して受診する患者のなかに，高機能の発達障害が少なくないため，この鑑別は非常に重要になってくる。

　この症例は非常に厳しい倫理観と高い自己理想をもっており，この二つが心のなかで融合しているために，理想に対する些細な失敗も，本人には罪悪感や自己不全感を引き起こす。また自分はつねにユニークで独特な能力がある，そうあらねばならないと思っており，それを達成するために行動している。社会に対する適応能力とそれを実行する能力はあり，キャプテンやサークル幹事を務め，仕事に対しても意欲を示そうとするが，それは他者から良い評価を得るためであり，基本的に自分自身の充足感のためではない。これは見方を変えると，自分自身を考えるときに，自分の視点から物を見るのではなく，絶えず心のなかで他人はどう見るかと他人の視点から考えてしまう。また対人関係における情緒的ストレスに対して矛盾に満ちた態度をとる。情緒的葛藤に対して，自分が感情的にならずに知的にコントロールしよう，理解しつくそうと努力を試みる。その努力はしばしば万能的で非現実的なものである。しかしその方法で対処できなくなると，当然感情的になる。そのときに怒りを放出することはなく，むしろ自我全体が退行して迫害的不安をもったり，身体化したり，あるいは空虚感（emptiness）を感じてしまう。つまり，これがたえず変動するために，自分についての自己像はまとまりがない。破壊性は，直接あるいは間接的により適応的な形で表出されるというよりは，"自分を責める"というマゾキスティックな傾向に向いてしまう。すなわち，自我状態が統合されておらず，二つに極端に分かれている。

　この症例は回復能力もあり，適応能力のよいところもあるが，患者自身の自我は極端に揺れており，絶えず自己脆弱感に圧倒され，より現実的なまとまった自己像をもつことができない。他者と親密な関係になると，極端に融合した関係になり，そのなかで自分のためというより「他者のために尽くす」という空想が優位になるか，反対にそこから距離を置き「空しさ」に圧倒され不安定な状態になる。すなわち，この症例の対象関係のレベルは自己愛的であり，Kernberg, O.F. のレベル水準で考えると，これは神経症人格構造レベルではなく境界人格構造（borderline personality organization：BPO）レベルであると考えられる。

第7章　抑うつ状態を示す人格障害へのアプローチ　169

Ⅳ．治療に関する助言

　全体的に概観すると，この患者は見かけの回復に惑わされることなく治療に専念することが望ましいといえる。治療は薬物療法と個人精神療法，および家族への助言的アプローチで構成されるべきである。薬物療法は，それまで使用されている抗うつ薬が選択的セロトニン再取り込み阻害薬（selective serotonin reuptake inhibitor：SSRI）だけなので，今後ほかのカテゴリーの抗うつ薬の使用も検討する必要がある。しかし，患者のパーソナリティの問題の解決には，個人精神療法が必要となる。また，家族とくに妻の協力は不可欠であり，時には患者の実家の協力も得る必要がある。

　そして，このような治療は，筆者が一般的な助言や薬物療法，夫婦への助言・ガイダンスを担当し，個人精神療法は筆者以外の専門家を紹介するようになるだろうという計画を立てた。これらをすべて見据えたうえで，治療を開始する前に，一度入院治療をすることの価値について助言した。入院により，まず薬物の調整が可能で，精神療法への動機づけを強めることができること，外来で自分が病気であるという感覚をつけることは困難であること，そして，「うつで悩んでいるのは自分だけではない」こと（集団精神療法における治癒促進因子として知られている一般性 universality のこと）を体験させるために，入院治療が効果的で役に立つだろうと説明した。本人と妻が同意したので，X病院に紹介入院とした。入院時に診断のサマリーと心理テストの結果の報告をつけてお願いした。最終的に1カ月後に退院し，筆者が主治医役，X病院の精神科医が精神療法担当者として治療を行うことになった。

Ⅴ．A-T split による治療

　上記の症例のように，ある程度の重症患者の場合，診断して治療をする計画を立てる段階で，最初から A-T split を視野に入れることが望ましい。

　前述の主治医や臨床心理士以外に，診療においては何らかの形でほかのスタッフがかかわっている。たとえば大学病院では院内の他スタッフとのかかわりがあるが，外来のクリニックでは外部の診療機関との連携が重要になる。

　看護師や受付の方も重要なチームの一員であり，そのなかに主治医，精神療法担当者もいるので，その二つの役割のみを取り上げる A-T split は現実とは

そぐわない部分もある。それゆえ A-T split は、「チーム医療」や「ネットワーク」のなかで機能している一つの治療形態ととらえるべきである。

つぎに、このようなチームで患者に広くアプローチをしている際の主治医の役割を考える。以前にくらべるとはるかに主治医の機能、治療の選択肢は増えている。精神療法との関連では、主治医はやはり精神療法を維持、展開させる努力をするべきである。

つぎに主治医による治療の目標設定が大事である。医学的にみれば、症状の軽減を一つの目標に置く、しかし、さまざまなアプローチを身につけた現代において、症状の軽減だけが目標ではない。たとえば、現実的なストレスへの対処、いわゆるコーピング・スキル（対処技術）を身につけることを促進させることも目標になる。あるいは、家族による患者理解の促進や、患者による家族理解の促進、そして reflective function も治療目標と考えられる。

この reflective function とは、Fonagy, P. が提唱した比較的新しい概念である。重症患者の治療、あるいは子ども、思春期、青年期の治療、そして乳幼児の発達研究、それら全部を含めた領域で、この概念が現在研究されている。彼は、reflective function について、誰にでもある生来的な能力であり、愛着に基礎があるという。他者の行為、あるいは自分の行為を内的な心の状態の文脈で読み取る能力、人の気持ちを読み取る能力、自分のそのときの気持ちを読み取る能力——これは内省と違って、その瞬間、瞬間の感情、願望や意図を読み取る、と定義している。これは、さらに他者の覚醒リズムや情動のリズムに調和する能力でもあり、養育者が実際に存在するなかで徐々に生まれて育っていくものである。創造する力、象徴機能、こういうものの基盤にある。つまり、一般外来でわれわれが主治医として機能する時に、患者の考える姿勢や、行動する前に少し考えることなどは reflective function が機能していることを意味しており、それ自体が生まれてくることは大事な変化のサインであり、reflective function はそれを見るための概念でもある。

VI. 主治医と精神療法担当者との連携

主治医として、精神療法担当者とどのように連携するかが、実践面で重要である。主治医と精神療法担当者との日常的コミュニケーションが良いと治療も順調にすすむ。日ごろ競争関係、葛藤関係、権力関係などがあるとうまくいか

第7章　抑うつ状態を示す人格障害へのアプローチ　171

ない。精神療法を依頼する時に，日常的にコミュニケーションや信頼関係があることを考慮に入れる。情報交換はケース・バイ・ケースで必要に応じて行えばよい。ただ，精神療法担当者は，privacy や confidentiality を守る必要がある（守秘義務）。主治医と話し合いをしなければならない時には，あらかじめその内容を患者に伝えて同意を得ておく必要がある。筆者の経験では，「治療全体から見ると，こうだろうから，こういうことを伝えるつもりでいるけどどうでしょう？」と言うと，大概の患者は同意する。そして，実際に精神療法担当者が主治医に伝えなければならない情報は，患者が何を言ったかよりも，どのぐらい変化しているか，また今どのような状況なのか，何が葛藤的になっているのか，である。このように率直に伝える内容を説明すれば，患者は同意してくれることが多い。

　以前，筆者がスーパーバイザーに，confidentiality の問題に関して，主治医と精神療法担当者の関係とはどうあればよいのか聞いたときに，「患者にしてみれば，主治医も精神療法担当者も同じ治療者グループなのだから，治療者たちが互いに協力し合っている姿のほうがよほど自然だろう」と答えた。confidentiality の維持は大事であるが，治療者間に過度に硬い壁をつくることは，避けるべきである。

Ⅶ．主治医の役割

　主治医の役割は，精神療法の維持を支持していくことである。筆者は外来で「君はちゃんと精神療法を行ってる？」と聞く程度である。そうすると，患者に問題が生じ精神療法を中止しそうになった時に，事前に精神療法担当者へ相談するなどの助言ができる。患者は，主治医と精神療法担当者とで言うことを区別していることが多い。主治医としては，精神療法担当者に対し，知り得たことは基本的には何でも伝える。しかし，主治医は精神療法で何が起きているのかという詳細はわからないので知りたくなるが，知らないでいることに耐えることが大事である。治療上必要ならばきちんと話し合いをすればよい。主治医は患者にかなり直接的な助言をする。さらに，精神療法担当者との意見の違いに耐えることも大切である。両者では視点が異なるので意見の違いが起こることはむしろ当然だともいえる。

　治療初期には主治医の機能，役割のほうが効果が発揮され，精神療法の効果

はすぐには現れないことを知っておく。そのうちしだいに変化して、精神療法が治療の中心になっていく。主治医の診療は頻度も少なくなり、少し助言をする、あるいは薬の調整をするという機能くらいとなる。また、患者は家族のなかで生活しているので、家族面接を忘れないようにする。家族は患者をどう思っているか、どう見ているか、あるいは患者は家族をどう思っているのかということを念頭に置くことが、主治医の役割として大事である。一対一の治療の場合には、精神療法担当者は基本的には家族とは面接しないため、それは主治医の機能になる。

　外来での主治医の機能は多いので、診断と治療を単純に分けるのではなく、自分がどのような機能や役割を患者に果たしているのかを細かく見ていく。それについての目標設定と効果の判定も行う必要がある。たとえばカルテに記入するときも、自分が助言をする役割の場合、その効果の程度も必ず書く。あるいは reflective function を念頭に置いておくと、患者や家族の「こういうところで変化が現れた」ということを記載することができる。日常の診療のなかで、ある程度項目的に羅列しておき、時々チェックすることが大事な方法である。

　もう一つ主治医として大切なことは、患者に対し「自分はこういう治療をあなたに対してこれだけ行っている」と具体的に説明することである。なぜならば、患者が自分に対してなされている治療の種類や内容を適確に知ることは、治療同盟を促進し、治療への動機を高めることに役立つからである。これに関して具体的なテクニックを以下に二つ示す。もし主治医としての精神医学的診察（説明・助言を含む）、薬物療法、家族ガイダンス、個人精神療法という四つの治療を行っている場合、患者への説明の仕方として「四種類の治療をやっています」というように数を明示するのである。患者は治療内容を忘れることが多いが、数だけは割合よく覚えている。「内容はよく憶えていないが、先生は三、四つの治療をしているといっていた」というふうに記憶している。そこで「どんな内容か思い出してみて下さい」というと、「薬もあった、それからこれもあったな」と思い出してくれる。「思い出す」という作業は、われわれの治療にとってとても重要だろう。もう一つは、助言や説明も大事な治療方法の一つだということを明確に言うことである。患者は、しばしば「薬しか出してくれない」とか「助言しかしてくれない」と不満を言う。しかし、助言や説明の価値をきちんと説明すると、患者はよりいっそうそれらを真剣に理解しようとするようになる。

おわりに

　気分障害と人格障害が併存している症例は，臨床家が日常的に経験すること
が多いものの一つである。そうした症例の治療で，結果論的に A-T split を用
いることが少なくないように見受けられるし，しかもせっかく導入したこの
A-T split が有効に活用されていないようにみえる。筆者は，治療の最初から
A-T split を視野に入れた治療を計画的に実施することの必要性を，症例をあ
げて説明した。そのうえで，A-T split という治療設定における主治医の役割
や機能，主治医と精神療法担当者との関係について述べたが，とくにこの治療
設定の一貫性とまとまりを維持するような主治医の役割の意義を強調した。

参考文献

Bateman, A. & Fonagy, P. (2004) Psychotherapy for Borderline Personality Disorder :
Mentalization-Based Treatment. New York, Oxford University Press.
狩野力八郎 (2002) 重症人格障害の臨床研究——パーソナリティの病理と治療技法. 金
剛出版.
狩野力八郎 (2005) 気分障害の精神分析——無能力感と境界形成をめぐって. (広瀬徹也・
内海健編) うつ病論の現在——精緻な臨床をめざして. 星和書店.

第VI部

メンタライゼーションの導入

第1章　メンタライゼーションあれこれ

　1960年代の終わり，ベトナム戦争の影響によりパクス・アメリカーナが終焉を迎えた頃，米国において精神分析もまたかつての輝きを失いつつあった。精神分析を批判し地域精神科医療を訴えたケネディ教書の影響もあったであろうが，社会情勢に敏感な米国精神医学にあっては，毎日分析に固執する分析家の姿勢は受け入れられないものとなりつつあった。このような状況の中で登場したKernberg, O.F.の境界パーソナリティ構造論やKohut, H.の自己心理学は，精神保健の広い領域に熱狂と関心を喚起し，精神分析の復興に多大な貢献をした。しかし，1990年代に顕著になった医療経済の破綻は，再び精神分析の退潮を，それも米国だけでなく国際的規模で，促進してきた。理論や技法が間違っているのではない。人間の行動の大半は無意識の力に動機付けられているという考えや乳幼児が早くから人を愛し憎むことを体験し，葛藤を解決する能動的な力を持っているという発達論的考えは間違っていないのである。いかなる治療も治療関係という相互的対人関係を無視しては成り立たないのも確かである。精神分析は，ただ現代の医療経済状況にキャッチアップしていないだけである。

　このような状況において精神分析から発信され，いまや国際的な関心を集めているのがメンタライゼーションmentalization概念とそれに基づく精神療法Mentalization-based Treatment,（MBT）である。

　メンタライゼーション（力動的な概念なのでメンタライジングmentalizingという動詞形で使用されることが多い）とは，ひと言でいえば他者や自分自身の行為を，それらの背景にある感情，思考，信念，欲望などという心的状態との関連で読み取る能力のことであり，われわれが他者と心理的に関係しているという感覚，あるいは他者を知る，他者に愛されている，ケアーされている，理解されているという感覚の基礎を成しているという意味で，対人関係性能力の基盤として重要な役割を果たしている。他者に対するわれわれの振舞い方は，

178 第VI部 メンタライゼーションの導入

メンタライゼーションにもとづき，同時にメンタライゼーションは他者との関係において展開する自己表象や他者表象を形作る働きもする。

　このように記述すると，読者の方は「なーんだ，当たり前のことじゃないか」とか自閉症に関心のある方は「心の理論と同じじゃないか」と思うかもしれない。ところがこの当たり前の考えを探求すると，この考えがひどく曖昧であることに気づくのである。しかしそれでもわれわれはこの考えの意義に納得するのである。

　現在，われわれが知っているのは，フランス精神分析の Marty, P. が心身症やうつ病の精神力動を検討する中でこの考えを最初に記述したということである。そこで彼が用いたメンタライジング能力に欠けた操作的思考 pensée opératoire という概念はアレキシサイミアの起源になったものである。ついで，メンタライゼーションは，自閉症の中核的心理的問題として取り上げられた。この流れをふまえて，Fonagy, P. や Target, M. らは，外傷関連性障害や BPD の発達的病理へと，この概念を精緻化し拡大したのである。この過程で特筆すべきことは，彼らが長年葛藤状態にあった精神分析と愛着理論の根本的な解決に成功したことであろう。さらに彼らとその研究グループは，Bion, W.R. や Winnicott, D.W. の思考，さらには神経生物学の知見を再組織化しながら，メンタライジングを強化することを目的にした治療アプローチを開発したのである。この治療は，1990 年代からロンドンやメニンガークリニックで実践され，実証研究によりその優れた効果が認められるようになった。

　この英国生まれの概念は，米国における幅広い実践を通して世界に拡大した。つまり，1990 年代後半からメニンガークリニックは，乳幼児臨床研究部門を設立し，Fonagy, P. を迎え，メンタライゼーション理論の実践と臨床研究に取り組んできた。長年にわたり彼はロンドンとメニンガークリニックを行き来するハードな生活をしていた。一つだけ逸話を紹介する。この国際的なプロジェクトが生まれる契機となったのは，1994 年東京で開催された世界乳幼児精神医学会（現在は世界乳幼児精神保健学会）東京地方会におけるパーティで，私が長年の友人である Bleiberg, E. 氏（当時メニンガー精神医学校校長）を Fonagy, P. 氏に紹介したというたまたまの出会いである。もちろん，私はその後の二人のいきさつには関与していないが，この偶然の出会いがこのような素晴らしい研究を生み出したことに幾分ナルシスティックに嬉しく思っている次第である。こんな経緯もあり，私は早くから MBT の流れを知る立場にあった

のだが，21世紀になり，このわずか5～6年の間に，それらの臨床経験がまさに洪水のように発表され始めたのである。それらをみるといかに多くの臨床家と研究者が，さまざまな臨床分野でメンタライゼーションに基づいた治療の実践に取り組んでいるかがわかる。たとえば，心的外傷関連の障害やBPDの臨床だけでなく，家族療法，集団精神療法，研修医教育救急入院プログラム，心理教育，精神科予防などの分野で適用されている。

　私は，本年^{編注)}3月29日・30日に小寺記念精神分析研究財団主催のMBT国際セミナーを開催した。英国からBateman, A., Fonagy, P. そしてメニンガークリニックからBleiberg, E. 氏をお招きし，またわが国の精神分析家やこの分野の指導的な精神科医や心理臨床家にも参加していただき，大変刺激的な討論が行われた。この国際セミナーは同財団設立15周年を記念して行われた。同時に，私は仲間と共に，メンタライゼーション研究会を立ち上げ，その活動の一つとして『メンタライゼーションと境界パーソナリティ障害（Bateman, A., Fonagy, P.)』を翻訳出版した。

　このような仕事をしながら，小此木啓吾先生が亡くなるほんの数カ月前，「狩野君，今度日本に呼ぶのはFonagy, P. だよ」と遺言のようにいっておられたのを思い出す。先生の情報収集能力の速さに驚いたが，先生はこの概念と技法が，精神分析の進化した最新の形であることを見抜いていたのであろう。今この概念をわが国に紹介するにあたって，少しは遺言を果たせたかと思っている。

編注) 2008年

第2章　自分になる過程

──青年期における自己愛脆弱性と無力感──

はじめに

　近年若者の間で「居場所作り」とか「自分作り」といった言葉がよく使われている。しかも，彼らは，非常に具体的に，居場所がないからかくかくの居場所を作ろうとしている，自分がないから〇〇教室に通って自分を作ろうとしていると表現する。これは，青年が受身的に与えられた人生を能動的に捉えなおす作業，いいかえると事後作用による物語の書き換えなのかもしれない。当面，臨床家にとって，これが重い病態の表現なのか，あるいは，口触りの良い言葉だという理由によるたんなる流行の表現なのか，ということは鑑別や治療計画の立案のために重要な課題ではある。

　その場合，私たち臨床家は既存の決定論に基づいた理論を用いて公式化し，治療の将来を予測する。たとえば，Freud, A.（1965）の発達ライン，Erikson, E.H.（1959）のライフサイクル論，Blos, P.（1979）の段階特異性と発達課題の研究は，私たちに基本的準拠枠を与えてくれる。これら概念に照合して，臨床家は病理を考え，それに相応した治療計画を立てることができる。家族に大きな問題がなく，全体的対象関係が成立していれば，本人の能力を活用して，洞察的精神療法が適用されうるし，もし家族が混乱していたり，対象関係が部分的な水準にとどまっていれば，支持的精神療法，家族療法，入院などを用いるであろう。

　しかし，近年の，私たちの臨床経験は，私たちの概念化を，既存の理論だけでなく，未決定性や予測不能性をも視野に入れたものへと拡大する必要があるように思われる。つまり，私たちは，若者の精神機能を考える際に，素因や構造間あるいは構造内の葛藤という概念だけでなく，内外からの予測できないいろいろな要因をも考慮する必要があるのではないかと思うのである。たしかに，精神が組織化されるにしたがって予測性は増大するであろうが，それでも「永

続性と変化」という過程すなわち「自分になる過程」は進行するのである。青年期の不安定性に対してこの視点はとりわけ必要である。

　本論文で，このような基本的視点にたって，筆者は重い病態の患者の理解や治療について考察しようと思うが，その中で筆者はとくに無力感，無能力感，空虚，無意味，断片化，名前のない恐怖 nameless dread（Bion, 1967）という主観的体験は，中核的な情緒体験であり，それらは一次的な自我の脆弱性を現しているということを強調している。この事態は，構造論的には，自尊心の低下として表現されるが，それは構造間葛藤の結果低下しているのではなく，むしろ自我やイドそして超自我（自我理想）が，こうした無力感をなんとかコントロールしようと試みる結果招来されているのである。自己愛脆弱性が，病理の構成や治療の主題になってくるのはまさにこのときである。

Ⅰ．青年の課題

　青年の特徴は，極端と極端の間の激しい揺れにある。混乱とかジレンマといっても良い。内省的態度と衝動的態度，現実性と万能性，誇大性と無力感，オープンさと秘密性，多様性と画一性などである。この激しい動揺のなかで，彼らは奇跡的に正気を保っているといっても良いほどである。青年期の生物学的，情緒的，性的，認知的，心理社会的変化とそこから来る圧力は大変なもので，それらの変化を統合する準備など彼らにはまだないかのようにさえ見えるし，彼らの「考える能力」や自己と他者についてのいろいろな感覚を危うくしているようにみえる。では，このような青年期の変形におけるジレンマと結合の様相はどのようなものか，主体は自分になる過程をどのように体験するのか。それらについて述べてみたい。

　自己体験のいろいろな側面の結合や統合のありさまは複雑になる。青年期において身体は性的能力・生殖能力や身体能力を新たに獲得するわけであるが，一方，現実原則の導入により彼らは死の普遍的意味や両性の違いや世代の違いを知り，完全だという錯覚を喪失することになる。すなわち，これら新たに獲得した能力の感覚と知ることや喪失することをめぐる苦痛な情緒は隣り合わせの体験になる。さらに重要なことは，それらの体験が現実的だということであり，しかもそのような現実的感覚と，なお残存している幼児的な無能力感と幼児的万能感は複雑に結合しあっているのである。これらはすべて強烈な情緒的

第 2 章　自分になる過程——青年期における自己愛脆弱性と無力感——　　183

ジレンマとして体験されるのである。

　親から離れたいというニーズは——内的な両親像と外的な両親像の両方から
だが——対象との共感的結合をも緩めてしまうので，他者の心的状態を把握す
る能力を脅かすことになる。このニーズは，自由と解放を求め，自律性と自信
を獲得しようとする青年の前向きの力からも，また，彼らへの社会的要請から
も発生する。あるいは両親像への依存という退行的傾向に対する防衛的ニーズ
からも動機付けられる。つまり，拘束されないということが，古い結合への退
行を意味するのか，新しい結合の創造を意味するのかという「揺れ」がおきる
のであるが，その過程における典型的なテーマがエディプス葛藤の再燃である。

　このような動きは，青年の内的変化からだけでなく，親の変化によっても動
機付けられる。中年になり体力・活力の減退に直面している親は，青年の魅力
の前に，競争心や羨望をかきたてられ，これが欲望をめぐる葛藤や無意識的情
緒を目覚めさせるかもしれない。このような親の防衛的，退行的な傾向は，青
年の退行的・防衛的傾向を強化するだろうし，その過程で悪い親あるいは弱い
親を救うのは自分であるという全能的な無意識的空想とそれに基づく行動をも
強化させるであろう。

　親を避けることは，同時に内的に取り入れられていたモデルとしての親の効
果と権威を低下させることになるが，それは自分自身の一部を失い，自尊心を
低下させる危険を招くことになる。この時代の特徴の一つは，新しく獲得した
批判能力によって，青年は画一主義に陥ることなく，自分をも批判することで
ある。彼らは古い同一化に基づいた自己の理想や信念について距離をおいて批
判することができるし，親の理想や信念や価値観を批判し，それらの矛盾を明
らかにすることもできるようになる。このことは，未知なることや新しいこと
へのオープンな態度として現れる。すなわち，危険にさらされながらも彼らに
は不確定性への余地があるといえる。

　このような「揺れ」の過程は，分化の過程だともいえるもので，それは自己
の身体を専有し考えかつ想像することを可能にし，理想自己の修正や新しい現
実自己の形成を可能にする母体である。Erikson, E.H.（1959）の「モラトリア
ムと同一性の獲得」，Winnicott, D.W.（1971）が青年期について述べた「予測
的同一化に基づいたリハーサル」，Blos, P.（1979）の「恐怖と苦痛を伴う脱理
想化作業による大人の自我理想の形成」とはこのようなことを言っているので
ある。

184　第Ⅵ部　メンタライゼーションの導入

　以上述べてきたように，青年期というジレンマに満ちた過程は，自己システムの形成や自己愛脆弱性という視点からより明確に描くことができると思われる。この分野において，Bleiberg, E. は，Fonagy, P. の reflective function という概念を基礎に青年の人格障害における自己愛病理を包括的に把握しようと試みている。この考えは，青年期の人格障害の治療技法をも視野に入れた，すぐれて臨床的な理論である。つぎに，この概念を紹介しつつ，いくつかの考察を加えたい。

Ⅱ．自己制御システムと自己愛脆弱性

　Bleiberg, E.（2001）は，青年期における最も重要な発達的課題は，reflective function を基盤として生成された，個人に新しい方向性を与えるような自己制御システムの創造だと捉えている。それによって，個体は自分の現実（すなわち現実自己）にマッチするような理想自己を形成する方向に進むことができるのである。

　reflective function（Fonagy et al., 2002）とは近年 Fonagy, P. が構築した概念であるが，それは生物学的に準備されていて，誰にでも普通に備わっているような能力であり，他者の行為や自分自身の行為を，内的な心の状態との文脈で，解釈する（あるいは読み取る）能力のことである。この能力は，他者や自分の動機を説明するといった内省や洞察とは違い，瞬間瞬間において人の心，感情，願望，意図などを汲み取る力である。あるいは，他者の覚醒レベルやリズム，強弱といった生気情動（Stern, 1989）に調和する能力のことである。reflective function の生成には，**養育者の現実の存在**が必要だというところに特徴がある。つまり，養育者は，格別意識的な努力をすることなく，乳幼児の感情や願望や意図といった内的状態を読み取り，それらが何を意味するかを理解できる。このような能力は，人間に生来的に付与されているものであって，健康な相互関係の部分である循環的な相互適応を可能にするような対人状況の読み取りの基盤にある能力である。holding や containing といった関係は，この能力を基盤にしているといってよいであろう。したがって，この機能は内的表象世界を形成し，意味の基本的準拠枠を提供する働きがあるといってもよいであろう。すなわち象徴機能と密接に関連しているのである。この意味で，青年の人格障害で reflective function の低下が認められるといって差し支えない。

reflective function のもう一つの特徴は，Fonagy, P. らのグループ（2004）が開発した尺度によりその機能の程度を測定できるということであり，しかもそれは愛着パターンとの相関があることも見出されており，人格障害治療の効果判定への使用の道が開かれているところにある。

理想自己は，Sandler, J. ら（1962）によれば，自己表象の形である。それは，支配体験，経験の統合，適応的要請を充足させる力を喚起し，役に立つ内的な他者と交流をもちつつ，子どもが近似しようとするような内的モデルを提供する。この過程で，子どもは新しい適応能力や他者と交流するための道具を獲得する。この理想自己は以下の三つの要素から成り立っている。第一は，実際の快適な体験，充足体験，支配できた体験の記憶，第二はそれらの体験にまつわる空想，第三は，reflective function をもつ親から提供されたモデル，である。

現実自己は，自分についての特徴，歴史，関係を持つ能力，適応能力などについての意識的無意識的感覚である。自己についての内的感覚や知覚，他者から自分に伝えられる自分についての理解に関する言語的非言語的，意識的無意識的メッセージを元に作られる。この現実自己は，理想自己を構築するためのモデルとして自分らしい対象を求める場合に，対象を求める母体として機能する。

Sandler, J. らは，理想自己に近似した現実自己が形成されることが，自尊心や自己愛的な幸福感を生み出すと述べている。その場合，他者から妥当化され理解されるという体験は，理想自己に近づこうとするやる気を強化し，子どもの同一化への傾向を促進させる。このようにみてくると，対象関係の発達と自己制御という発達の側面は互いに影響を与え合いながら展開することが明らかである。Bleiberg, E.（2001）は，この成長過程が進行するために必要な条件として次の二つをあげている。

第一は，理想自己が提供するモデルは子どもが実際に達成できるものでなければならないということ，第二は，理想自己に近づくことは，養育者によって価値あるものと認められる必要があるということである。子どもの同一化の努力にかんする親の誇りと快感が，子どもの理想自己に近づく努力を強化することになるのである。

ところが，この理想自己と現実自己のミスマッチがおきると，それは**自己愛脆弱性**を招き，主体にとって自己評価の低下という苦痛な体験とりわけ恥の感情を引き起こすことになる，と Bleiberg, E. は述べている。筆者は，この意味での自己愛脆弱性にまつわる情緒は，恥の感情にとどまらず，無力感や無能力

感・空虚感・恐怖感も含まれると考えているし，実際の臨床において，この種の脆弱感に苦悩している若者を多く認めるのである。とくに，重症人格障害はそうであるし，そのサブカテゴリーとしての高機能発達障害や ADHD においてもそうである。

　しかし，人生を通して，成熟や変化の過程の中で，自己愛脆弱性というギャップは程度の差こそあれ，絶えずおきる可能性があり，その際 reflective function が使えるならば，理想自己は常に再形成されると考えてよいであろう。このように理想自己は，人生の道路地図のようなものだから，それは，人生のジレンマに合うたびに，新しい他者との関係の仕方や対処方法を発見し，自分をより有効に統制したり活用したりするのに役立つのである。

　ここで二つの重要な関連する領域について言及しておきたい。一つは「遊び」である。遊びは，この意味において，Winnicott, D.W.（1971）が言うように，予測的同一化つまり理想自己に近づこうとするリハーサルの意味を持つといえる。もう一つは，限界設定である。理想自己が退行的でなく前進的意味を持つためには，子どもの動きに対する限界を設定する必要がある。限界設定とは現実原則に関する実際的な行為のことである。これが与えられることによって初めて想像する力が展開し，限界を与える親の心に何が起きているかを考える能力を促進する。しかし，親からの機械的・画一的な，そして，reflective function に裏付けられない限界設定は単に強制を強化するだけになることは留意しておく必要がある。

　以上に述べたような，reflective でかつ象徴的過程，自己制御機能の獲得過程，自己愛脆弱性は人生を通して展開するが，青年期はこの過程がもっとも顕著に表れる時期だといえる。この主観的視点から記述された過程は，メタサイコロジカルな含蓄も含んでいる。すなわち，この過程には，イド，超自我，自我がかかわっている。

　イドにおいて，エネルギーは必ずしも自由ではなく，ある程度拘束されている。Winnicott, D.W. がいうように欲動は，それが飼いならされるか否か，つまり遊ぶことや夢見ることや創造することの力の源泉になっているか否かによって，オーガナイズする力を持つか崩壊する力を持つのである。超自我において，それが残酷で破壊的質を持つのか保護機能を持つのかが問題になる。青年期を通して，何が正しいか，何をなすべきかを考える能力は，破壊的万能的行動に走るのを防御する。また超自我は強さの源泉にもなる。なぜならば，そ

れはたとえ厳しくても権威のある考えを提供するし，青年に意味における秩序を与えるからである。自我においては，同一化が侵入的になるかオーガナイズする力になるかが問題となる。また，抑圧は，イドと自我との関係において，イドから自我を保護し，自我からイドを保護するという2方向性の境界膜ないしは調停者として機能する（Grotstein, 1986）。もし，この境界膜が硬直化していたならば，自我はイドから提供される豊かな意味を失うだろうし，逆に境界膜が脆いと，自我もイドもそれらの構造を失い象徴機能を喪失する（たとえば，Segal, H. (1973) の象徴的等価という事態）であろう。すなわち，抑圧のあり方が青年期において重要な意味を持ってくるのは，こうした理由からである。

Ⅲ. 健康な場合と人格障害の場合

　自己制御と自己愛脆弱性という概念を用いて，やや図式的になるが，健康な場合と人格障害の場合を比較してみる。

　健康な場合，青年はまずもって考えること，想像することができる。それまで発達において内在化された自己制御機能は脱人格化を達成する。つまり，自分をなだめること，限界を設定すること，方向を考えること，などの重要な課題は，内的な両親像を引き合いに出すことなしに遂行できるのである。たとえ両親との間に現実的な葛藤があっても，彼らは，両親像のトータルな切捨てを必要としないし，むしろある程度は愛情と尊敬にみちた両親の心的表象を維持することができる。実際において，親は理想モデルを提供するし，それゆえ，青年にとって親は基本的には支持的であると体験される。彼らは自分の記憶，空想，そして両親モデル，家族外の対象モデルなどを用いることによって，理想自己を構築しているが，さらに自分の現実自己を考慮しながら理想自己にマッチするような内的理想を作り上げる。つまり，健康な場合，彼らは，極端な自己愛脆弱性に負けないのである。

　反対に，人格障害の場合，自己愛脆弱性の解決は万能的錯覚によっている。青年期になって獲得した現実の身体的能力（生殖能力，殺人能力）と幼児的万能感とが分かちがたく結びついている。reflective function は，非 reflective なモードに置き換わり，脆弱性は乖離される。こうした青年は，自分の持って生まれた資質や与えられた機会にみあった理想自己の形成に失敗しているのであ

る。そのため，彼らは，常に失敗していると感じ，不可能な目標を達成しようとあがいている。したがって，顕在的であれ潜在的であれ，彼らは極端な誇大性を帯びることになり，この根拠のないあいまいな自尊心や錯覚的な自己コントロールを，保持しようとして，自暴自棄的な防衛手段を用いる。

　自分自身を脆弱性と軽蔑から守るためそして自分を救済するために，強制的に他者を脱価値化する，理想化する，操作する，親密になることを恐れる，完全を求める，といったことに懸命になる。そして，再び，これが，彼らにとって重荷となるのである。このことは両親との関係で典型的に認められる。すなわち，彼らは自分がうまくいかないという理由で，両親を非難中傷する。しかも，彼らは，本当には両親から離れることができないのである。なぜならば，第一に，両親からの保護を失う不安があるからであり，第二にもし自分が両親から離れたなら家族は崩壊すると確信しているからである。不幸な両親あるいは家族を救うのは自分だという空想は，きわめて現実味を帯びているのである。同じような事態が仲間との間でも起こっていて，彼らは仲間にたいしても羨望と親密になる不安をもっているのである。

Ⅳ．治療

　以上に述べてきた概念に基づいて，自己愛病理を持つ重症人格障害の青年の治療を構想してみる。

1．目標と経過

　治療目標は，対人関係において他者の心を想像し，考える能力，すなわちreflective で象徴的な能力を再強化することにおくことができる。これは同時に，内と外からの刺激に対する保護障壁を再構築すること，さらに主観的世界と家族や社会における相互関係システムとを統合することを意味する。すなわち，相互に関連するこれら三つが治療目標としてあげられる。

　このような目標に向けた治療的努力が激しい抵抗に出会うのは必定である。なぜならば，そのような目標設定自体が，患者に自分の自己愛脆弱性に直面することを促すからである。そのような治療状況は，さらに欲動による誘惑と対象による支配という二重の恐怖を喚起する。治療者と内的対象，治療者と治療設定，治療過程と人生が融合してしまう。なぜならば，彼らにとって治療者，

第2章　自分になる過程──青年期における自己愛脆弱性と無力感──　189

治療設定，治療過程は現実そのものでしかなく，象徴的意味が剥ぎ取られているからである。これが彼らの抵抗と転移の全容なのだと筆者は考えている。治療状況に対する彼らの反応は，これが現実でこれが転移だという識別は難しく，むしろ反応すべてが転移だと考えたほうがよいのであって，この意味で彼らとの治療において，転移理解は欠かせないのである。

　同じように，家族もまた意図的・非意図的に治療的努力に抵抗する。それまで維持してきた家族構造の変化を迫られるからである。それでもなお，治療者は，目標に向かって治療過程を作動させていかねばならない。この意味で，治療者はたんなる解釈者ではなく，containing な設定をつねに提供する**現実的な行為者**として機能する必要がある。このことは，思春期青年期治療を成人の治療と区別する決定的な違いである。この設定は現実原則にもとづいた適切で連続性を保証するようなものでなくてはならない。そこにおいて，患者は，遊びの場つまり移行空間と移行時間を与えられ，想像すること，つまりreflectiveな象徴機能を働かせることが可能になる。それまで，切り離され同化されなかった体験を，治療関係において，主体的に体験することが可能になるだろうし，それは，患者の自己制御機能を実行するための基盤となり，内外からの刺激による興奮レベルは減少するであろう。

2.　具体的な治療プログラム

　このような治療の全体的脈絡を見た場合，治療設定は具体的にどうあると良いのだろうかというのがつぎの問題である。Bleiberg, E.（2001）は reflective 機能の研究に基づく治療プログラムとして次の七つを挙げている。

　第一は理論と臨床の統合である。まとまりのある治療計画を提供することといってよい。その理由はこうである。体験の不連続，内的世界と外的世界とのまとまりや構成を創造する能力が不十分であることは，治療的対人関係の脈絡がばらばらであるとき，青年の不適応や精神病理を決定的に維持強化してしまう。reflective function の強化は，精神療法だけでなく薬物療法や家族療法の目標にもなりうるものである。薬物療法による不安の減少は，患者の考える能力を活性化させうるし，家族療法は親が互いの行動や内面について想像し配慮する傾向を促すことができる。すなわち，どの治療形態においても reflective function の強化を目標に置くことによって，別々の治療をまとまりのある一つの治療に統合できるのである。

190　第Ⅵ部　メンタライゼーションの導入

　患者や家族が，薬物療法，精神療法，心理教育，家族療法などを一貫した脈絡の中で体験するということは，意味ある人間関係の脈絡においておきる間主観的交流の生成や自分の世界，自分の体験についてまとまりのある物語を生成する能力の育成に役立つのである。

　第二に経済的に大変かもしれないが，治療は個人，家族を含むいろいろなアプローチを行なうという意味で総合的であることが必要である。しばしば，手間のかからない治療を考えても，治療経過の中で必要に迫られ結果としてさまざまな治療を行なっているということが多いのではないだろうか。それゆえ，最初から多様な治療を構想し実践しようとする計画的努力が重要なのである。

　第三に，長期の治療関係が必要である。愛着関係を作るにはそれだけの期間が必要だということである。親や患者にとって，一つの陽性の愛着が根付き情緒的統制を助けることにかかわるという脈絡は，変化に向かう本質的なステップである。

　第四に，親を治療のパートナーとして位置づける。親は，よい限界設定者だし，支持，養育，妥当化の源泉である。どんなに機能不全でも長所がある。親の対人関係における技術や一般的な能力，そして青年が自分を親の心とともにある存在としてみる能力を活用して，問題を相互関係の質から見ることは，悪循環をよい循環に変え，発達と保護を提供することにつながる。しかし，親の参加は，青年の抵抗の源泉ともなるわけである。前述したように，もし変化するならば自分は家族を不安定にする，みんなが困るという青年の信念があるからである。

　第五に，治療計画は，家族の文化・習慣をふくむ現実的な事情を考慮して作成される必要がある。平日の治療に，平日勤務の父親は頻繁に参加できないが，2カ月に1回くらいなら参加できるかもしれない。この場合，あらかじめこうした事情を考慮して治療計画を作るならば，父親は常時治療に参加していなくてもその存在感は維持できるであろう。

　第六に，スタッフの人柄や訓練・経験は非常に大切である。青年の治療において，治療の失敗は，治療者の知的理解の間違いによるよりも，不適切な情緒的態度によることが多いというのはよく知られている。患者に，情緒的にも知的にも関心をもち，青年の行動が意味を持っていることを知ることができしかもそれに共感すること，ときには彼らに挑戦的であることなどである。つまり，やさしさと厳しさ，情緒応答性，柔軟性，ユーモアなどが必要である。しかも，

それらは専門的な訓練に裏付けられているという確かさが必要なのである。

第七に，青年と親のそれぞれの reflective function を強化するような具体的な介入である。

たとえば

・自己と他者の表象を通した心的過程を明らかにすること

・内的状態を言語化し互いに共有すること

・処理できない体験を取り除き，青年と親が処理できるものに変えること（すぐには達成できない大目標に取り組むかわりに小目標を抽出しそれに取り組むなどである。混乱している家族や青年の場合，短期で達成しうる目標や長期目標を具体的に作成するという共同作業そのものが，混乱を沈静させるのに役立ちうる）

・情動の内的表象を発達させ，感情のコントロールに導くこと（かくかくのとき怒る，悲しむ，うつになるといった言語化を促し，さらにそれを親が聞き，親が理解できたという感覚を伝えること）

・不安を減少させることによって考えることを促進し，思考過程の異なった側面を結合すること（将来を予測しいろいろな可能性をもった考えを共有すること，一つの出来事にはいろいろな解釈の可能性があることを具体的に示す，など）

・患者が経験するさまざまな対人関係に関し，愛着関係の脈絡からその意味や意図の理解を促進すること

・他者の心の状態に気づき，思い込みの世界と多様な意味を持つ対人関係世界との違いに気づくことを促す

・衝動や非 reflective な，強制的，破壊的，不適応的行為に限界を設定し，同時にその意味の理解を促進させること

・世代境界を保護し，互いが分化した存在であること，にもかかわらず家族として結合していることといった個人間の違いを知ること

・適応的なストレス対処戦略を発展させること。そのために，ストレスを予測する作業を共同で行ない対処方法を考え実行する。その場合，過去に患者がとってきた防衛方法や対処方法を肯定的に振り返る作業が役に立つ。ただしこの作業は，コントロールの喪失，無力感，恥に対し患者がとってきた不適応的防衛の放棄を意味するということを忘れてはならない

・遊ぶこと，想像すること，柔軟性，ユーモアを促進するような，as if 的

態度を促す（この as if は「かのような人格」のそれではなく，もしなになにだったらどうするか？　といった予測機能を喚起させるような介入である）

・現実検討を助けて，過去と現在の落胆や喪失を克服すること（過去における失敗とそれに対する防衛はその時点でとりえた最大の努力の結果であり，同じ防衛が成功したこともあるであろうことの明確化や現在は異なった方法を考えうることなど）

・達成可能な未来への青写真を想像し作成する。それは，患者の現実的資質と機会にマッチした達成可能なものであり，現実的な自己価値観を保証するものである必要がある

　これらの介入は，一般外来における薬物療法であれ精神療法であれ，個人精神療法であれ家族療法であれ，認知行動療法であれ力動的治療であれ，自己愛病理を持つ青年の治療では，意図的かそうでないかは別として，実践されていることのように思う。

　また，これらの介入に通底しているのは，それが一種の遊びでありながら現実性を持っているということである。そして，それらを患者に提示するということは，現実原則を具体的に示すことを意味するから，患者の内的表象との間に矛盾を作り出すことになる。ミスマッチが起きるわけである。たとえば，患者に限界を提示することは，患者の自分は無能力で無価値だという考えに対する挑戦となる。世代境界を設定することは，それまで患者が家族内で果たしてきた役割の変更を迫ることになる。こうした治療の脈絡で，治療者や親が役に立ち効果的だということは，患者が内的モデルにもとづいて描いていた期待と矛盾を起こす。しかし，この相互の違いの中に動きが出てくるのである。Horowitz, M.J.（1987）は，これを「表象のミスマッチ」とよんでいる。

　このミスマッチは，当然ではあるが，不安を喚起し病的防衛や退行的な操作的対人関係手段の使用を引き起こす。これこそが，先ほど述べた変化への抵抗であり，それは破壊行動や絶望といった形をとるのである。

　人格障害の青年がこうした行動をとるとき，どんな治療者も一定の反応を示す。すなわち，reflective な機能に基づいて考えるということができなくなるのである。これが逆転移である。自殺や自傷による威嚇に治療者はおびえる，回避的態度をとると力を発揮したくなり処罰的になる，依存を否認し賞賛を求めると怒りがわいてくるか無力感を感じる，あるいは過剰に許容的かつ救済者

第2章 自分になる過程——青年期における自己愛脆弱性と無力感—— 193

的になる，暴力に対して軽蔑されたと感じる，暴力に対するおびえから馴れ馴れしくする，家族に批判的になったり過剰に優しくなったりする，などである。

しかし，こうした有能な治療者や親の存在は，holding や containing 機能を提供するものでもある。患者は，治療者が治療関係の中で体験する強烈な逆転移感情をどのようにもちこたえ，どのように内省するかを観察しているのである。その患者の観察それ自体が変化を促進する。強烈な感情を持ちこたえている治療者の態度そのものが，患者にそれらの感情が対処できるものだということを伝達するのである。つまり，それは強制的操作・非 reflective な態度といった悪しきサイクルをやめる方法にかんする適応的モデルを患者に提供していることになるのである。このことが，青年期治療において治療者の情緒的態度が重要な理由なのである。

おわりに

現代の青年の心性は，既存の決定論だけによって捉えられるものではなく，未決定性や予測不能性をも視野に入れた未来に開かれた概念によって理解する必要がある。そのために，筆者は自己愛の発達と自己愛的脆弱性という概念が役に立つと考えた。そしてこの分野の先行研究である Bleiberg, E. の臨床理論を援用しながら，人格障害をもつ青年の治療技法について述べた。そこで，筆者は，とくに治療者は具体的な行為者であることを強調した。この現実原則の治療への導入を意味する技法は，治療者や親の与えるものによって，患者は，具象的な医師という存在と規則，考え，価値，アイデア，といった象徴的なものとの違いに気づくことを可能にするのである。これによって，本当の力と有効性は，虚勢をはることや他者を強制してたった一つの理解しかない世界に引きずり込もうとする病的努力からくるのではないことを知らせることができる。現在と未来の可能性と選択肢は，パーソナルな間主観的な交流のなかで生み出されると考えられ，そのような生産的な創造は確かに reflective function の再獲得に基礎付けられていると思われるのである。

194　第Ⅵ部　メンタライゼーションの導入

文　献

Bateman, A. & Fonagy, P.（2004）Psychotherapy for Borderline Personality Disorder : Mentalization-Based Treatment. New York, Oxford University Press.

Bion, W.R.（1967）Second Thoughts. London, Heinemann.

Bleiberg, E.（2001）Treating Personality Disorders in Children and Adolescents : A Relational Approach. New York, Guilford Press.

Blos, P.（1979）The Adolescent Passage. New York, International. Universities. Press.

Erikson, E.H.（1959）Identity and the Life Cycle. New York, International. Universities. Press.（小此木啓吾訳（1973）自我同一性．誠信書房）

Fonagy, P., Gergely, G., Jurist, E.L. et al.（2002）Affect Regulation, Mentalization, and the Development of the Self. New York, Other Press.

Freud, A.（1965）Normality and Pathology in Childhood : Assessments of Development. New York, Int. Univ. Press.（黒丸正四郎・中野良平訳（1981）児童期の正常と異常．アンナ・フロイト著作集9．岩崎学術出版社）

Grotstein, J.S.（1986）The psychology of powerlessness : Disorders of self-regulation and interactional regulation as a newer paradigm for psychopathology. Psychoanal. Inq. 6 ; 93-118.

Horowitz, M.J.（1987）States of Mind : Configurational Analysis of Individual Psychology. New York, Plenum Press.

Sandler, J. & Rosenblatt, B.（1962）The concept of the representational world. Psychoanal. Study Child 17 ; 128-145.

Segal, H.（1973）Introduction to the Work of Melanie Klein. London, Hogarth Press.（岩崎徹也訳（1975）メラニー・クライン入門．岩崎学術出版社）

Stern, D.N.（1985）The Interpersonal World of the Infant. New York, Basic Books.（小此木啓吾・丸田俊彦監訳（1989）乳児の対人世界．岩崎学術出版社）

Winnicott, D.W.（1971）Playing and Reality. London, Tavistock.（橋本雅雄訳（1979）遊ぶことと現実．岩崎学術出版社）

第3章　青年期人格障害の臨床

はじめに

　あらかじめ，今日私がお話ししたいことを，纏めてしまうとつぎのようになります。

　「さっきの秘密をいおうかね。なに，なんでもないことだよ。心で見なくちゃ，ものごとはよく見えないってことさ。かんじんなことは，目に見えないんだよ」かの有名な「星の王子さま」の一節である。人が人との関係の脈絡で人の心を理解する鍵はこのようなことなのだと思います。これは，青年期人格障害の臨床における治療目標です。Bion, W.R. の containing, Winnicott, D.W. の holding そして現代的には Fonagy, P. の reflective-function もつまるところは，世界を形あるものとして体験する方法として「心でものごとを見ること」，すなわち五感によらない相互交流を媒体とした内的対象世界の成立とはどのようなことかを説明しているのです。

　もうすこし，サン＝テグジュペリを引用してみます。

　キツネは，この目標を達成するための極めて実践的な方法を王子さまに示唆します。「あんたが，おれを飼いならすと，おれたちは，もう，おたがいに，はなれちゃいられなくなるよ。あんたは，おれにとって，この世でたったひとりのひとになるし，おれは，あんたにとって，かけがえのないものになるんだよ」，そして飼いならすためには「しんぼうが大事だよ。……（中略）……ことばっていうやつが，勘ちがいのもとだからだよ。一日一日とたってゆくうちにゃ，あんたは，だんだんと近いところへきて，すわれるようになるんだ」という。その上仲良くなるための具体的な手段について，「いつも，おなじ時刻にやってくるほうがいいんだ。……（中略）……きまりがいるんだよ」と教える。キツネは別れの時間が近づくと「ああ！……きっと，おれ，泣いちゃうよ」という。そのあと，王子さまは，バラの花に向かって言います。「あのキツネは，

はじめ，十万ものキツネとおんなじだった。だけど，いまじゃ，もう，ぼくの友だちになっているんだから，この世に一ぴきしかいないキツネなんだよ」

　重い人格障害をもつ青年期患者の治療において，時間と空間の設定という現実的な「きまり」やそれを維持する実際的な治療者の努力は非常に重要です。さらに，患者のさまざまな挑戦に対し，内面ではどんな感情や考えがおころうともそれらを行動化しない「しんぼう」が治療者には要求されます。彼らとの治療の失敗は，ことば（解釈）の間違いからではなく情緒的態度の不適切さらからおきることは臨床家なら誰でも知っていることです。このような治療者の実際的な努力によって，若い患者たちは自分の欲望や横暴で残酷な内的な対象を「飼いならし」，他者との「かけがえのない」情緒関係をつくることができるのだと思います。

　青年期治療において，彼らの（万能的，現実的）理想や理想の実現にまつわる失敗，その否認を知ること，そして適切な理想形成とそれに向けた努力を促進することもまた，もっとも重要な治療作業の一つです。サン＝テグジュペリはこうもいっています。「また経験はわれわれに教えてくれる。愛するとは，互いに見つめ合うことではなく，ともに同じ方向を見ることだ，と」（『人間の大地』）。すなわち，治療的相互関係は，患者と治療者が治療目標を作り上げ，それを共有し，その方向を見つめるという共同注視の力動によって展開するのです。

　これでなにかすべて言い尽くしてしまったようにも思うのですが，それではお役に立たないでしょうから，このようなことを念頭に置きながら，現代の青年期人格障害の臨床についてもう少し具体的に話しを進めていきたいと思います。この先，第Ⅰ部では，青年の精神力動について，第Ⅱ部では技法的な事柄について，という具合に分けますが，この区別はあくまで便宜的なもので，相互に関連している二つの側面なのです。

Ⅰ．青年の精神力動

1. 自分作り，居場所作りと寂しさ

　近年若者の間で「居場所作り」とか「自分作り」といったことばが良く使われています。しかも，彼らは，非常に具体的に，居場所がなくて寂しいから，かくかくの居場所を作ろうとしている，自分がなくて虚しいので，○○教室に

通って自分を作ろうとしていると表現します。これは，青年が受身的に与えられた人生を能動的に捉えなおす作業，いいかえると事後作用による物語の書き換えといえるかもしれません。あるいはそれは，重い病態の表現なのかもしれないし，口触りの良いことばだという理由によるたんなる流行の表現なのかもしれません。いずれにしても，こういった現象は，現代の若者の自己のあり方を特徴的に示しているという意味で，臨床家にとって鑑別や治療計画の立案のために見過ごすことのできない重要な課題でしょう。

2. 既存の理論は役に立つ

すでによく知られている理論は，今もなお役に立ちます。新しい理論が生まれたからといって決して捨ててはならないと私は考えています。すなわち，臨床家は既存の決定論に基づいた理論を用いて公式化し，治療の将来を予測するのです。たとえば，Freud, A.（1965）の発達ライン，Erikson, E.H.（1959）のライフサイクル論，Blos, P.（1979）の段階特異性と発達課題の研究，Kernberg, O.F.（1975）の境界人格構造論は，臨床において基本的準拠枠を与えてくれるのです。私たちは，これらの概念に照合して，病理を考え，それに相応した治療計画を立てます。

典型的には，次のような公式化が可能です。家族に大きな問題がなく，全体的対象関係が成立していれば，本人の能力を活用して，洞察的精神療法が適用されうるし，もし家族が混乱していたり，対象関係が部分的な水準にとどまっていれば，支持的精神療法，家族療法，入院など必要に応じて複数の治療方法を組み合わせて行うのです。

そして，重い人格障害すなわち境界例に関する既存の理論にもとづく精神療法的アプローチはつぎの八つの技法にまとめることができます（Waldinger, 1987）。ある意味，これらの技法はことあらためて言及する必要がないほどに，現代の臨床家にとって常識となっているといってもよいかもしれません。

1）安定した治療の枠組みを作る（治療構造の設定と維持）
2）積極的な態度
3）患者の憎悪に耐えること
4）自己破壊行動を満足させない
5）患者の感情と行動との関連をつける（ことばで表現する）
6）行動化の阻止（構造化，限界設定）

198　第Ⅵ部　メンタライゼーションの導入

　7) いま・ここでの脈絡における明確化と解釈
　8) 逆転移の注意深い観察

3. 既存の理論への追加

　つぎに現代の人格障害論について説明しますが，その前に，既存の理論の限界を指摘しておきたいと思います。それは，既存の理論の多くは，こうなればこうなるはずである，という予測可能性を基盤に理論構成がなされているというところにあります。科学は予測可能性に拠っているわけですから，従来の理論が予測可能性を強調するのは当然といえば当然なのですが，いまや病気も精神障害も，内外からの予測できないいろいろな要因が絡み合って出来上がっていますから，従来の理論はこのような複雑な事態に対応しきれないのです。では，何を付け加えればよいか，考えてみたいと思います。以下の試論は昨年別の学会で発表したものであることをおことわりしておきます（狩野, 2005）。

1) 予測不能性と「自分になる過程」

　さて，私たちの臨床経験は，私たちの概念化を，既存の理論だけでなく，未決定性や予測不能性をも視野に入れたものへと拡大する必要がある，と訴えているように思われます。つまり，私たちは，若者の精神機能を考える際に，素因や構造間の葛藤（自我，超自我，エス間の葛藤）あるいは構造内（たとえば，自我の中の異なった対象関係の葛藤）という概念だけでは対応できないのです。

　精神が組織化されるにしたがって予測性は増大するといえますが，それでも「永続性と変化」という過程（たとえば，子どもが親から自立するという変化は，親が内的対象としてその永続性が保証されてはじめて可能になる）は，一生涯進行を続けます。もっと主観的にいうならば，私たちは生涯を通して，この矛盾にみちた「自分になる過程」を経験し続けるのです。そして，この視点は，青年期の不安定性を考える場合，とりわけ必要だと思われます。

2) 中核的な情緒体験

　第二に，重い人格障害をもつ患者において，無力感，無能力感，空虚，無意味，断片化，名前のない恐怖（nameless dread, Bion, 1967）という主観的体験が中核的な情緒体験であり，それらは一次的な自我の脆弱性を現している，ということを指摘したいと思います。この事態は，自尊心の低下として表現されますが，それは構造間葛藤（たとえば超自我と自我の葛藤）の結果低下しているのではなく，むしろ自我やイドそして超自我（自我理想）が，こうした無力

感や空虚をなんとかコントロールしようと試みる結果招来されているような人格全体を脅かしている事態と捉えたほうが良いと思います。つまり，自己愛脆弱性が，病理の構成や治療の主題となってくるのです。

3) 治療戦略の原則について

第三に，最近の人格障害研究を振り返って，そこから治療戦略の原則的な事柄を抽出してみたいと思います。治療の実証的な研究は，圧倒的に欧米のBPD 研究に偏っているのが問題ですが，それでも臨床の実践的な感覚に相応するようないくつかの傾向をあげることができると思います。

①いくつかのアプローチの組み合わせが望ましい（個人精神療法——力動的・認知行動・DBT・心理教育など——，家族療法，薬物療法，集団療法など）。

②どの精神療法理論がよいかという議論は治療的には価値がない。

③理論は何でもよいが，首尾一貫した治療理論に基づくこと。

④治療の構造化が技法上重要である（構造化に関する感覚をもつこと）。

⑤治療には家族を含むこと。

⑥治療者には経験と訓練が必要である（不十分な場合はコンサルテーションを受ける）。

⑦非現実的な治療はしない（スーパービジョンを受けずに未経験者が精神分析的精神療法を行う，など）。

⑧チームないし広いネットワークの協働を意識する（多職種，多施設の協働）。

これらの知見から，私たちは，なにか特定の技法ではなく一貫した治療設定とそこでおきる相互関係こそが，治療効果をもたらすと考えることができますし，そうなるとこのような相互関係を重視した新たな治療理論の開発が必要となってくるわけです。

4) reflective function について (Bateman et al., 2004; Fonagy et al., 2002)

ここで，第四に，比較的新しい概念である reflective function について説明しておきます。これは，Bowlby, J. のアタッチメント理論と精神分析を結びつける概念として Fonagy, P. が提唱しているものです。それは，生物学的に準備されていて，誰にでも普通に備わっているような能力であり，他者の行為や自分自身の行為を，内的な心の状態の文脈で，解釈する（あるいは読み取る）能力のことです。この能力は，他者や自分の動機を説明するといった内省や洞

察とは違い，瞬間々々において人の心，感情，願望，意図などを汲み取ったり，他者の覚醒レベルやリズム，強弱といった生気情動（Stern, 1985）に調和する能力のことです。このような reflective function の生成には，養育者の現実の存在が必要だということが強調されています。つまり，一般的にいって，養育者というものは，格別意識的な努力をすることなく，乳幼児の感情や願望や意図といった内的状態を読み取り，それらが何を意味するかを理解します。このような能力は，人間に生来的に付与されているものであって，健康な相互関係の部分である循環的な相互適応を可能にするような対人状況の読み取りの基盤にある能力といえます。精神分析でいう holding や containing は，この機能を基盤にしていると考えられますから，reflective function は内的表象世界を形成し，意味の基本的準拠枠を提供する働きがあるといえます。すなわち，それは想像する機能や象徴機能と密接に関連することになります。このように考えますと，青年の人格障害において reflective function の低下が認められるといって差し支えないことになります。

4. 青年における「自分になる過程」と reflective function
（狩野，2005）

　以上のような最近の臨床経験や概念を用いて，現代の青年をとらえるとすれば，まず青年の**自分になろうとする動きそのもの**が鍵概念になってきますので，そのことについてもう少し詳しく検討してみます。たとえば，こうした脈絡から，Bleiberg, E.（2001）はつぎのようにいいます。「青年期における最も重要な発達的課題は，reflective function を基盤として生成された，個人に新しい方向性を与えるような自己制御システムの創造である。それによって，個体は自分の現実（すなわち現実自己）にマッチするような理想自己を形成する方向に進むことができる」

　すなわち，理想自己に近似する現実自己の形成が，安定した自尊心や充足感を生み出し，ひるがえって，reflective function が，理想自己と現実自己とのギャップ（無力感）を克服し，新しい理想自己の形成を促すわけです。そして，この過程が進展するためには二つの条件が必要となります。第一は，理想自己が提供するモデルは，実際に達成可能なものである必要があります，第二は，理想自己に近づくことが，養育者によって価値あるものとして認められることであります。これが，対象関係の発達と自己制御の発達を促すといえます。

要約すると，**遊ぶこと**，**想像すること**，**親によって提供される現実原則**の三つの働きによって，reflective function が展開し，青年の自分になろうとする動きが促進されると考えられます。つぎに，このモデルを用いて，青年の健康な発達と人格障害の場合とを描写してみます。

1）健康な場合

青年はまずもって考えること，想像することができるようになります。それまでの発達において内在化された自己制御機能は脱人格化を達成します。つまり，**自分をなだめること**，**限界を設定すること**，**方向を考えること**，などの重要な課題は，内的な両親像を引き合いに出すことなしに遂行できるのです。たとえ，両親との間で現実的な葛藤がおきても，彼らは，両親像のトータルな切捨てを必要としないし，むしろある程度は愛情と尊敬にみちた両親の心的表象を維持することができます。実際の家族関係でも，親は理想モデルを提供していますし，それゆえ，青年にとって親は基本的には支持的であると体験されています。彼らは自分の記憶，空想，そして両親モデル，家族外の対象モデルなどを用いることによって，理想自己を構築していますが，さらに自分の現実自己を考慮しながら理想自己にマッチするような内的理想を作り上げます。つまり，健康な場合，彼らは，青年期において誰もが経験するはずの圧倒的な自己愛脆弱性に負けないのです。

2）人格障害の場合

人格障害の場合，自己愛脆弱性の解決は万能的錯覚によっています。この万能的錯覚の中で，青年期になって獲得した現実の身体的能力（生殖能力，殺人能力）と幼児的万能感とが分かちがたく結びついているのが見て取れます。reflective function が働かず，むしろ非 reflective なモードに置き換わってしまうため，無力感や脆弱性は乖離という手段で対処されます。こうした青年は，自分の持って生まれた資質や与えられた機会にみあった理想自己の形成に失敗しています。そのため，彼らは，常に失敗していると感じ，不可能な目標を達成しようとあがいています。したがって，顕在的であれ潜在的であれ，彼らは極端な誇大性を帯びることになり，**この根拠のないあいまいな自尊心や錯覚的な自己コントロールを**，**保持しようとして**，**自暴自棄的な防衛手段を用いるのです**。すなわち，万能感と投影が優位になるわけです。対人関係において，自

分自身を脆弱性，無力感，軽蔑から守るためそして自分を救済するために，強制的に他者を脱価値化する，理想化する，操作する，親密になることを恐れる，完全を求める，といったことに懸命になります。そして，再び，これが，彼らにとって重荷となるのです。

　このことは両親との関係で典型的に認められます。すなわち，彼らは自分がうまくいかないという理由で，両親を非難中傷します。しかも，彼らは，本当には両親から離れることができないのです。この矛盾にみちた関係はいかにも人格障害病理らしい部分です。では，なぜこのような態度をとるかというと二つの理由が挙げられます。第一は，両親からの保護を失う不安です。彼らは，なお両親の保護が必要なのです。第二は，もし自分が両親から離れたなら家族は崩壊するという確信ないし思い込みです。この**不幸な両親あるいは家族を救うのは自分だという空想**は，空想ではありますが，人格障害の場合，実際の家族関係において世代境界や役割関係が曖昧になっているため，若者にとってはきわめて現実味を帯びているのです。同じような事態が仲間との間でも起こっていて，彼らは仲間にたいしても羨望と親密になる不安をもっているのです。

　もう一つの特徴は，**不在における欲求不満に対する耐性**が著しく低いことです。対象の不在に耐えられないのです。ごく些細な不満も深刻な事態を引き起こしうるのです。その場合，投影によって現実を悪いものと認知しますが，逆に，そもそも不満の根底にある欲求や欲望を気づかせるのは自分の身体という現実だから，むしろ外的対象を理想化し，自分の**身体に憎しみを向ける**という事態がおきることもあります。「こんな身体は壊してしまえ」です。皮膚が自分を閉じ込める監獄という意味を持つかもしれませんし，自分を傷つけ血を流すことは，開放感をもたらし，流れる血と自分を同一視することもおこりうることです。この快感は，容易にサディスティック・マゾキスティックな快感をもたらしますので，こうした自己破壊行動は反復される強い性質を持つことになります。

II．治療技法の実際

　ではつぎに，治療の実際はどうかということになりますが，これまで述べてきたところから明らかなように，最も重要な技法は治療を構造化することだといえます。これについて，治療目標，治療過程，治療構造の設定に関する七つの技法，具体的な手段，にわけて説明します。

1. 治療目標

そもそも，治療目標を設定しそれを患者（家族）と共有するということそのものが，その達成に向けて治療者のこころと患者のこころが同じ方向を向きながら協働する形で動いていく，という意味で治療の構造化において最も重要な技法です。先に引用した「愛するとは，互いに見つめ合うことでなく，ともに同じ方向を見ることである」ということばは，目標設定の意義を見事に表現しています。じつは，思春期治療のコンサルテーションで，治療の目標が設定されないかあるいは治療者にとって不明確なままに治療を進めているケースを見聞きしますが，これは大変残念なことです。

治療の目標は，一人一人の患者とそのときの全体状況を考慮した，患者にユニークなもの，すなわちテーラーメイドの目標を立てなければなりません。しかも，長期目標や大きな目標から，短期で小さな目標に至るまでを考える必要があります。

ここでは，青年における自分になろうとする動きとその病理に関連した一般的な目標に触れておきます。すなわち，「想像する機能」の展開がそれです。対人関係において他者の心を想像し，考える能力，すなわち reflective で象徴的な能力の再強化が目標となります（たとえば，治療者は，治療者＝薬ではなく，患者の身体や心の状態を配慮し考える人であることを知ること，など）。

こうした想像する機能は，次の二つの出来事と関連しながら展開すると思われます。第一は，内と外からの刺激に対する保護障壁を再構築する動きです。「まずは考える」ということは，心の中身を外に排除したり，身体化することなく，内なるものとして留めおくことですし，それを可能にするためには，自分と外界との間，意識と無意識との間などに境界という保護障壁が必要になってきます。第二に，主観的世界と家族や社会における相互関係システムとを統合する動きです。「考える機能」は，患者が「親は独自の心を持つ存在であること」を知り，親は「患者が独自の内的世界を持つこと」を知る動き，すなわち前述したような家族を救うのは自分だといった空想の書き換えやそれぞれの家族メンバーのもつ家族イメージの変化と力動的に関連しあいながら展開します。

2. 治療過程

このような目標に向けた**治療的努力が激しい抵抗に出会う**のは必定です。なぜならば，目標設定自体が，患者に自分の自己愛脆弱性に直面することを促す

からです。そのような治療状況は，**欲動による誘惑と対象による支配**という二重の恐怖を喚起します。治療は，このような逆説的状況を作り出します。なぜならば，彼らは治療者，治療設定，治療過程の象徴的意味を考えることが困難なため，それらは現実そのものでしかなくなってしまうからです。いいかえると，治療者と内的対象，治療者と治療設定，治療過程と人生とが融合してしまいます。これが彼らの抵抗と転移の全容といえます。

　治療状況に対する彼らの反応は，これが現実でこれが転移だという識別は難しく，むしろ**反応すべてが転移**だと考えたほうがよいのであって，この意味で彼らとの治療において，転移理解こそが必須の治療作業なのです。

　同じように，家族もまた意図的・非意図的に治療的努力に抵抗します。それまで維持してきた家族構造の変化を迫られるからです。

　それでもなお，治療者は目標に向かって治療過程を作動させていかねばなりません。この意味で，治療者はたんなる解釈者ではなく，**containing な設定をつねに提供する現実的な行為者として機能する**必要があります。このことは，思春期青年期治療を成人の治療と区別する決定的な違いといえましょう。

　この設定は，現実原則にもとづいた適切で連続性を保証するようなものでなくてはなりません。きつねが星の王子さまにいうように**辛抱・時間・きまり**が必要なのです。そこにおいて，患者は，遊びの場つまり移行空間と移行時間を与えられ，想像すること，つまり reflective な象徴機能を働かせることが可能になります。それまで，切り離され同化されなかった体験を，治療関係において，主体的に体験することが可能になり，それは，患者の自己制御機能を実行するための基盤となり，内外からの刺激による興奮レベルは減少するわけです。

3. 治療構造の設定に関する七つの方法

　以上の基本的なことを念頭に置きながら，治療構造を設定する具体的な方法について説明します（これには，Bleiberg, E. (2001) の技法論が参考になります）。

　第一は理論と臨床の統合です。治療の実際では，あの手この手といったさまざまな手段を使いますが，それらをばらばらに行うのではなく，一つの基本的な考え方に沿って行うということです。この基本的考え方とは上に述べた目標のことです。これが必要な理由は，もし治療的対人関係の脈絡がばらばらな場合，そうした事態は，体験の不連続，内的世界と外的世界とのまとまりや構成

を創造する能力が不十分である青年にとって，彼らの不適応や精神病理を決定的に維持強化してしまうことになるからです。たとえば，reflective functionや想像する能力の強化は，精神療法だけでなく薬物療法や家族療法の目標にもなりうるものです。薬物療法による不安の減少は，患者の考える能力を活性化させうるし，家族療法は親が互いの行動や内面について想像し配慮する傾向を促すことができます。すなわち，どの治療手段においても reflective functionの強化を目標に置くことによって，別々の治療をまとまりのある一つの治療に統合できるのです。

　患者や家族が，薬物療法，精神療法，心理教育，家族療法などを一貫した脈絡の中で体験するということは，意味ある人間関係の脈絡においておきる間主観的交流の生成や自分の世界，自分の体験についてまとまりのある物語を生成する能力の育成に役立つのです。

　第二に経済的に大変かもしれないが，治療は個人と家族を含むいろいろなアプローチを行うという意味で総合的であることが必要です。なんらかの意味で複数の専門家が関与するということです。手間のかからない治療を考えても，治療経過の中で必要に迫られ結果としてさまざまな治療を行っているということが多いのではないでしょうか。それゆえ，最初から多様な治療を構想し実践しようとする計画的努力が重要なのです。

　第三に，長期の治療関係です。愛着関係を作るにはそれだけの期間が必要だということです。親や患者にとって，一つの陽性の愛着が根付き情緒的統制を助けることにかかわるという脈絡は，変化に向かう本質的なステップなのです。

　第四に，親を治療のパートナーとして位置づける。親は，よい限界設定者だし，支持，養育，妥当化の源泉です。どんなに機能不全でも長所がある。親の対人関係における技術や一般的な能力，そして青年が自分を親の心とともにある存在としてみる能力を活用して，問題を相互関係の質から見ることは，悪循環をよい循環に変え，発達と保護を提供することにつながります。しかし，親の参加は，青年の抵抗の源泉ともなるわけです。前述したように，もし変化するならば自分は家族を不安定にする，みんなが困るという青年の信念があるからです。

　第五に，治療計画は，家族の文化・習慣をふくむ現実的な事情を考慮して作成する。平日の治療に，平日勤務の父親は頻繁に参加できないが，２カ月に１回くらいなら参加できるかもしれません。この場合，あらかじめこうした事情

を考慮して治療計画を作るならば，父親は常時治療に参加していなくてもその存在感は維持できることになります。

第六に，**スタッフの人柄や訓練・経験は非常に大切である**。青年の治療において，**治療の失敗は，治療者の知的理解の間違いによるよりも不適切な情緒的態度によることが多い**というのはよく知られています。患者に，情緒的にも知的にも関心をもち，青年の行動が意味を持っていることを知ることができ，しかもそれに共感すること，ときには彼らに挑戦的であることなどです。つまり，やさしさと厳しさ，情緒応答性，柔軟性，ユーモアなどが必要です。しかも，それらは専門的な訓練に裏付けられているという確かさが要求されます。

すなわち，**患者の話をわがこととして聞き（自分の青年期を想起する）ながら，同時にわがことのように聞く（相手の身になる）**という方法を身につけるのです。

第七に，**青年と親のそれぞれの reflective function を強化するような具体的な介入**です。これについては，つぎの項で説明します。

4. reflective function を強化するための具体的な手段

1) 患者は自己愛的な脚本（ストーリー）を描きそれに沿って行動しているが，そうした対象関係の内的表象の特徴をつかむこと。
   （たとえば，「自分がいなければうちの家庭はだめになる，だからまとめようとしているが，私の努力を誰も認めてくれない」など）
2) 内的状態を言語化し互いに共有すること。
3) 処理できない体験を取り除き，青年と親が処理できるものに変える。
   （すぐには達成できない大目標に取り組むかわりに小目標を抽出しそれに取り組む。混乱している家族や青年の場合，短期で達成しうる目標や長期目標を具体的に作成するという共同作業そのものが，混乱を沈静させるのに役立ちうる）
   （不可能な目標への挑戦は無力感を募らせ○○しかできない」という。それを「○○をしている」に変換する）
4) 情動の内的表象を発達させ，感情のコントロールに導く。
   （かくかくのとき怒る，悲しむ，うつになるといった言語化を促す。両親同席の場合，そうした患者の体験を親が聞き，親が理解できたという感覚を伝えること，あるいは親が今目の前で何を体験しているかを患者

が知りわかることは，共感の前駆的体験になる）

5) 不安を減少させることによって考える姿勢を促進し，多様な思考過程が
あり，物事の異なった側面の結合を促す。
（たとえば，薬物療法は不安の軽減とその結果として考える態度の促進に
役立つ。将来を予測させることはいろいろな可能性を考え，それらを治
療者と共有することになる。一つの出来事に関するいろいろな解釈の可
能性を治療者は想像し考え出しそれらを具体的に示す；バイトが長続き
せずに落胆している場合，バイトはいつでも止められるからバイトなの
だという別の考えを伝える。この場合，Pine, F. (1986) は，情緒的葛藤
や不安の最中にあるときはそれについて言語的介入をせず，葛藤をパッ
キングしておけるように働きかけ，情緒的に落ち着いてから，言語的に
介入する，つまり「鉄は冷めてから打て」という方法を勧めている）

6) 患者が経験するさまざまな対人関係に関し，愛着関係の脈絡からその意
味や意図の理解を促進する。
（たとえば，愚痴の聞き役を迫る友人を軽蔑しながら拒否できない場合，
治療者は患者と共に，友人の接近の意図をあれこれ考える。母親が娘に
愚痴をこぼしながら説教するのはなぜかを，患者と共に考える）

7) 他者の内面を想像させ，他者の心の状態への気づきを促進させ，思い込
みの世界と多様な意味を持つ対人関係世界との違いに気づくことを促
す。
（たとえば，意見が違うとき父はどのように感じると思うか。あなたが
反抗すると母はどのように感じ，考えるか。あなたが何かを成し遂げた
とき，父母はどう感じるか。失敗したときはどうか，などを想像してみ
るように促すわけである）

8) 衝動や非 reflective な，強制的，破壊的，不適応的行為に限界を設定し，
同時にその意味の理解を促進させる。これは，単なる禁止ではなく保護
を与えることを意味する。
（たとえば，性的放縦を禁止しつつそうした行動の結果がどのようにな
るかを予測させる）

9) 世代境界を保護し，互いが分化した存在であること，にもかかわらず家
族として結合しているといった個々人の間の違いを知ることを促す。

10) 適応的なストレス対処戦略を発展させること。そのために，ストレスを

208　第Ⅵ部　メンタライゼーションの導入

　　予測する作業を共同で行い対処方法を考え実行する。その場合，**過去に患者がとってきた防衛方法や対処方法**を肯定的に振り返る作業が役に立つ。
　　（たとえば，叱られたときどうしたか，失敗したときは，友人と喧嘩したときは，何かを喪失したときは，などであり，そういうとき，忘れようとしたのか，何かを空想することで対処したのか，ほかのことをして気を紛らわしたのか，人に相談したのか，泣いたのか，などなどである）
　　ただし，この作業は，コントロールの喪失，無力感，恥に対し，患者がとってきた不適応的防衛の放棄を意味するので，一種の喪失感を患者が経験せざるを得ないということを忘れてはならない。

11）遊ぶこと，想像すること，柔軟性，ユーモアを促進するような，as if 的態度を促す。この as if は「かのような人格」のそれではなく，もしなになにだったらどうするか，といった予測機能を喚起させるような介入である。
　　（たとえば，もし受験に合格したらどうか，落ちたら，かくかくのときもし父親ならどう考える，母親なら，もし君が治療者ならどうする，などである）
　　このような交流は，小さな子どもの「ごっこ遊び」にたとえることができる。たとえば，それは治療者を演じながら同時に自分は患者であることを知っているという患者の機能を促進させるのである。ただし，このような交流において，悪乗りや駄洒落のやりとりに陥ってはいけないのであって，ある種の治療者としての誠実さが根底に流れているべきである。若い患者は，人の不真面目さにとても敏感である。

12）現実検討を助けて，過去と現在の落胆や喪失を克服する。
　　過去における失敗とそれに対する防衛はその時点でとりえた最大の努力の結果であり，同じ防衛が成功したこともあるであろうことの明確化や現在は異なった方法を考えうることなどをつたえる。概して，患者はかつて自分がいかに努力したか，そしてそれがどれだけ成果を挙げたかという建設的側面を忘れているので，こうした介入は過去や現在の失敗・落胆・喪失の克服に役に立つのである。

13）達成可能な未来への青写真を想像し作成する。これは，患者の現実的資質と能力，患者に提供可能な家族の能力，あるいはいろいろな社会的機会やリソースにマッチした，実際に達成可能なものである必要がある。

そうすれば，このような青写真は患者の現実的な自己価値観を保証することができるのである。

14）これらの介入は，患者の内的表象（つまり思い込みの世界）との間に矛盾を作り出すことになる。

すなわち**ミスマッチが起きる**のである。患者に限界を提示することは，自分は無能力で無価値だという思い込みに対する挑戦となる。世代境界を設定することは，それまで患者が家族内で果たしてきた役割の変更を迫ることになる。したがって，こうした治療の脈絡において，治療者や親が治療的に役に立ち効果的になるということは必然的に患者が内的モデルにもとづいて描いていた期待と矛盾を起こすことになるのであるが，この相互の違いがあって初めて生き生きした動きが出てくるのである。この過程について，Horowitz, M.J.（1987）は「表象のミスマッチ」とよんでいる。

このミスマッチは，当然ではあるが，不安を喚起し病的防衛や退行的な操作的対人関係手段の使用を引き起こす。**これこそが，先ほど述べた変化への抵抗であり，それは破壊行動や絶望といった形をとるのである。**

5. 逆転移

治療過程で，人格障害をもつ青年が以上に述べてきたような行動をとるとき，どんな治療者も一定の反応を示します。すなわち，治療者もまた reflective な機能に基づいて考えるということができなくなるのです。これが逆転移です。患者の自殺や自傷による威嚇に治療者はおびえる，回避的態度をとると力を発揮したくなり処罰的になる，依存を否認し賞賛を求めてくると怒りで反応したり無力感を感じたりあるいは過剰に許容的かつ救済者的になる，暴力に対しては軽蔑されたと感じたり，暴力に対するおびえから馴れ馴れしくする，家族に批判的になったり過剰に優しくなったりする，などです。

しかし，治療者はこうした逆転移感情を行動化することなくもちこたえなければなりません。**患者は，治療者が治療関係の中で体験する強烈な逆転移感情をどのようにもちこたえ，どのように内省するかを観察しているのです。** そのような患者の観察それ自体が変化を促進します。強烈な感情を持ちこたえている治療者の態度そのものが，患者にそれらの感情が対処できるものだということを伝達しています。つまり，それは強制的操作・非 reflective な態度といっ

210　第Ⅵ部　メンタライゼーションの導入

た悪しきサイクルをやめる方法にかんする適応的モデルを患者に提供していることになるのです。別の言い方でいえば，患者はそうした治療者という new object に同一化し共感能力を成熟させることができるのです。このことが，青年期治療において治療者の情緒的態度が重要な理由なのです。

　同じように，両親もまた治療者に同一化するわけで，**こうした有能な治療者や親の存在は，患者に holding や containing 機能を提供するものだといえます。**

おわりに

　筆者は，まずはじめに，現代の青年の心性は，既存の決定論だけによって捉えられるものではなく，**未決定性や予測不能性**をも視野に入れた未来に開かれた概念によって理解する必要があることを主張しました。そのために，筆者は既存の精神分析理論に自己愛の発達と自己愛的脆弱性という概念を追加することが役に立つということを明らかにしました。そして，この分野の先行研究である Fonagy, P. や Bleiberg, E. の臨床理論を援用しながら，人格障害をもつ青年の治療技法について述べました。そこで，筆者は，とくに**治療者は具体的な行為者**であることを強調しました。**この現実原則の治療への導入を意味する技法は，治療者や親の与えるものによって，患者が具象的な医師という存在と規則，考え，価値，アイデア，といった象徴的なものとの違いに気づくことを可能にする**ということを述べました。さらに，これによって，本当の力と有効性は，虚勢をはることや他者を強制してたった一つの理解しかない世界に引きずり込もうとする病的努力からくるのではないことを知らせることができます。青年にとって現在と未来の可能性と選択肢は，パーソナルな間主観的な交流のなかで生み出されると考えられ，そのような生産的な創造は確かに reflective function の再獲得に基礎付けられていると思われます。

文　献

Bateman, A. & Fonagy, P.（2004）Psychotherapy for Borderline Personality Disorder : Mentalization-Based Treatment. New York, Oxford University Press.

Bion, W.R.（1967）Second Thoughs. London, Heinemann.

Bleiberg, E.（2001）Treating Personality Disorders in children and Adolescents : A Relationalal Approach. New York, Guilford Press.

Blos, P.（1979）The Adolescent Passage. New York, International University Press.

Erikson, E.H. (1959) Identity and the Life Cycle. New York, International University Press. (小此木啓吾訳 (1973) 自我同一性. 誠信書房)

Fonagy, P., Gergely, G., Jurist, E.L. et al. (2002) Affect Regulation, Mentalization, and the Development of the self. New York, Other Press.

Freud, A. (1965) Normality and Pathology in Childhood : Assessments of Development. New York, International University Press. (黒丸正四郎・中野良平訳 (1981) 児童期の正常と異常. アンナ・フロイト著作集 9. 岩崎学術出版社)

Horowitz, M.J. (1987) States of Mind : Configurational Analysis of Individual Psychology. New York, Plenum Press.

狩野力八郎 (2005) 自分になる過程──青年期における自己愛脆弱性と無力感. 思春期青年期精神医学 15 ; 25-35.

Kernberg, O.F. (1975) Borderline Conditions and Pathological Narcissism. New York, Jason Aronson.

Pine, F. (1986) Supportive psychotherapy : A psychoanalytic perspective. Psychiatric Annals 16 ; 526-529.

Stern, D.N. (1985) The Interpersonal World of the Infant. New York, Basic Books. (小此木啓吾・丸田俊彦監訳 (1989) 乳児の対人世界. 岩崎学術出版社)

Waldinger, R.J. (1987) Intensive psychodynamic therapy with borderline patients : An overview. Ameriazn Journal of Psychiatry 144 ; 267-274.

なおサン゠テグジュペリの著作については以下の翻訳から引用した。

サン゠テグジュペリ (1939) 人間の土地. (堀口大學訳 (1950) 新潮社)

サン゠テグジュペリ (1943) 星の王子さま. (内藤濯訳 (2000) 岩波書店)

第4章　私の家族療法

——治療構造論的家族療法とメンタライジング——

はじめに

　この論文をまとめる過程で，私はここしばらくの間，家族療法について何も書いていないことに気づき少々驚きました。家族療法から距離をおいているわけではありません。家族療法の普及や教育活動は相変わらず続けています。しかも，日常臨床においてはむしろこれまで以上にいろいろな精神障害を持つ患者とその家族について家族療法を実践しているにもかかわらず，論文を発表していないのです。

　それゆえ，家族療法に関する教科書的な著述はさておき，「私の家族療法」という，すぐれてパーソナルな論文を書くためには，なぜ家族療法の論文を書くという作業を控えていたか，という自問自答なしには始められません。そこで，振り返ってみますと，私は約10年前の前後何年間かにわたり集中的に家族療法に関する論文を発表しているのですが，以下に主なものを挙げてみます。

　「父－母－乳幼児療法——精神分析か家族療法か」(1993)，「システム論からみた家族と精神分析から見た家族——おもに3者関係をめぐって」(1995)，「動機と創造——境界例の家族療法について」(1997)，「今日の人格障害と家族」(1998)，「対象関係論と家族療法」(1999)，「生きている連想と生きている関係」(2000a)，「家族システムの病理から見た社会・文化的価値観の変化」(2000b)，「生命現象と物語——心理療法とシステム論」(2001)，そして「境界例の家族療法」という下坂幸三先生との対談 (2001)，といった論文や対話です。

　こうして振り返ってみると，2001年以降，家族療法に関する論文を書いていない理由がすぐにわかりました。この年，私は長年勤務していた職場を離れたのです。職場を変わるということは，私の臨床場面も変わることを意味します。再び一から私なりの臨床場面を設定しなければならなかったのです。それでも，精神科一般診療や精神分析的な個人心理療法の場面は割合簡単に作るこ

214 第Ⅵ部 メンタライゼーションの導入

とができましたが，家族療法や集団精神療法の場面設定となるとずいぶん時間
がかかりました。私の関心は，論文を書くことよりも，臨床場面を作ることに
向いていたようです。ここ数年，精神科クリニックの予約外来を家族療法の場
として使うことができるようになりました。一般的に臨床家は臨床観察から刺
激を受けることによって「ものを書く」のだと思います。もちろん，過去の臨
床経験を引き合いに出して論ずることもできないわけではありませんが，それ
ではどこか「生きている」感覚に欠けてしまいます。つまり，臨床場面を特定
の治療アプローチにそって構造化する，という手続きこそが，私のパーソナル
な心理療法活動においてもっとも重要だということなのです。

「私の家族療法」に関していうならば，私は，いろいろな家族療法や家族療
法家に接してきたので，それぞれの影響を受けていることは間違いないのです
が，むしろ上に挙げた諸論文や現在実践している家族療法の根底に一貫して流
れているのは，第一に治療構造論，第二にシステム論，第三に治療的相互交流
の重視，といった思想です。この三つは，基本的な思想であると同時に基本的
な技法でもありますから，本論の対象はこうした事柄になりますが，その前に
家族療法をふくむいろいろな心理療法の実践において私が前提としていること
について述べることから始めます。

Ⅰ．前提

1. 独りで遂行できる治療はない：治療関係の重視

私は，自分の臨床経験から，精神科医療や心理臨床において治療者がただ独
りで達成できる治療はないと信じています。患者や家族の協力がなければ治療
は成り立たないし，いろいろな職種の医療従事者の協力がなければ治療などで
きるものではありません。このことは，精神科医療だけでなく，どんな医療に
ついてもいえることではないかと思います。薬物療法や精神分析などの個人治
療を行っている場合でも，そこには何らかの形で家族や治療チームは存在して
いるし，それらは一つの治療を進行させ，展開させる力を内在しているのです。
もちろん，それらは時には治療の進展を阻害する要因になることもあるわけです。

治療における諸関係とりわけ治療同盟が治療結果に大きな影響を与えるとい
うことはよく知られています。この事実は，実証的な研究でも証明されていま
す。これが治療の現実です。もし，この現実を認めることを拒否し，自分の力

第4章　私の家族療法——治療構造論的家族療法とメンタライジング——　215

ですべての治療が達成できると考えたとしたら，それはひどく万能的な治療になってしまうでしょう。反対に，家族やチームの力がもっぱらだと考えたとしたら，私たち個々の専門家としての自尊心と意欲は低下してしまいます。いずれにしても，私たちは自分の臨床的営為において，自分と患者・家族や，チームメンバーとの相互関係を探求の対象としなければならないわけです。

2. 臨床場面における出来事を「言語化」すること

　臨床家は，臨床の場で起きるあらゆる出来事に好奇心と関心を向ける必要があります。しかし，ただ漫然と関心を持っているだけでは，そこから得られる情報は，私的なものであり，治療はもちろんのこと専門家同士のコミュニケーションにもなんら役立ちません。それらは，何の意味もない「屑」同然の情報にすぎません。したがって，私たちは，臨床場面でおきる複雑な出来事を観察し，記述し，分析する「言語」を獲得する必要があります。精神分析には精神分析的言語があり，家族療法には家族療法的言語があります。これらの言語は，それを実践している専門家以外には理解が難しいかもしれません。しかし，それを実践し経験している者にとってはその言語の意味は理解可能で役に立ちます。

　ただし，こうした心理療法の言語は，一定の条件設定を必要とします。Bion, W.R.（1970）を借用すれば「数学では，計算する必要のある対象が目の前になくても計算可能である。しかし，精神分析の実践では……狭い技法的な意味で精神分析のための条件がないときには，不可能である」。事情は家族療法でも同じで，家族療法を成立させている技法的な条件がなければ，家族療法的言語を示すことはできません。こうした理由のゆえに，私は治療構造論を心理療法技法の基盤とみなすわけです。これについては後述することにします。

　家族療法的設定から生み出された諸概念は，観察，記述，介入のために有益です。社会的な組織としての家族，開放システムとしての家族（境界など），役割関係，ホメオスターシスと均衡（家族神話，ルール，脚本，物語など），すべての行動はコミュニケーションとしての質を持ち内容と関係が伝達される，家族葛藤，両親の同盟と夫婦葛藤，三角関係化，世代境界，多世代伝達，家族ライフサイクル，ジョイニング，家族のレジリアンス，などです。半世紀を越える家族療法の歴史の中で，これらは多くの家族療法家に受け入れられてきた共通の物差しといってよいでしょう。そういうわけですから，これらの家族療法的言語は「私の家族療法」においても，患者や家族が現前すると，自然にあ

216　第Ⅵ部　メンタライゼーションの導入

るいは自律的にそう考えるほどに治療者としての私の姿勢や思考に深くしみこんでいます。それゆえ，この後の論述ではあえてこれらの概念そのものに言及することはしないことにします。そうしたとしても，「私の家族療法」を他の著者たちのそれと差異化するものではないからです。

　心理療法的言語を使用する際に重要なことは，それぞれが不正確だという認識です。心理療法的言語においてはアナロジーが頻繁に用いられています。アナロジーにおいて表現されるものと表現するものとは同じではありません。たとえば，「父親の息子に対する関係は息子の父親に対する関係である」はアナロジーではありません。「祖父の父親に対する関係は父親の息子に対する関係に等しい」はアナロジーです。アナロジーではこのように表現されるものと表現するものとの関係には「間」とか「ズレ」があります。それゆえに，想像する余地が生まれるのです。家族療法において，治療者と家族は対話を通して互いを明確に理解しあうというプロセスに関わっていますが，どんな概念を用いても他者の心的状態を正確に把握することはできないという不確かさがあるということです。しかし，この完全に知ることができないという限界の認識ゆえに，治療者は家族関係の困難を知的にではなく「生で体験し」，想像が喚起され，遊ぶことが可能になるといえます。

　この意味でもう一つ大切なことがあります。私たちは，患者や家族の困難を五感による経験を通して把握しないということです。家族療法において，家族メンバーの振る舞いを「見る」，彼らの話を「聞く」という点では感覚にいくぶん依存している面はなくはないとはいえ，そこから何かを感じ，その意味を把握するのは五感によるものではありません。たとえば，家族の葛藤には色も臭いも形もありません。つまり，私たちは「直観する」とか「感知する」とかいわれている，すぐれて人間的な機能によっているのです。近年，こうした機能を働かせる能力について，Fonagy, P.（Allen & Fonagy, 2006 ; Bateman & Fonagy, 2004）はメンタライジング（mentalizing）という概念を開発しています。メンタライジングとは，他者と自分自身の行動を，その基底にある感情，思考，信念，欲望といった心的状態との関連で解釈する，といった意味で対人関係にとってもっとも重要な基盤だと考えられています。一言でいうと「心の中に心を持つ」ということです。私は，この概念によって「私の家族療法」をずいぶん言語化しやすくなったと感じています。これについては，後に触れることにします。

3. いろいろな心理療法の対話とインターフェイス，反統合論

さて臨床においては，精神分析であれ，認知療法であれ，家族療法であれ，必要に応じてさまざまな治療方法を実践すべきだと思います。個人の学術的次元における主義主張はさておき，臨床では患者の役に立つ方法ならば積極的にこれを行うということです。研究は純粋さを求め，他方臨床はあれもこれも，です。もちろん，しばしばそれらすべてを独りで行えないので，他の専門家と協力することになります。ちなみに，心理療法家が自分の主義主張にとらわれ排他的ストイシズムに陥るという傾向は大変残念なことです。それでは，患者は不幸だと思います。

このように異なった心理療法を，同時に，学び実践することは大変刺激的で開明的です。いくつか例を挙げてみましょう。家族療法の著書はたいてい精神分析批判から始まります。批判というより批難といった方がよいかもしれません。しかし，そこで取り上げられる「精神分析」は Freud, S. による精神分析の確立以前の「精神分析」で，ひどくステレオタイプなものです。ではなぜそのような陳腐な言説を弄するかといえば，家族療法家にとって，社会的政治的に，精神分析から自立するためにどうしても必要な手続きであったと考えれば納得できます。つまりは，理論という仮面を被った学派間のパワーストラッグルであって，類似の出来事は精神分析内部でも歴史的に頻繁におきていたのはいうまでもありません。

ところで，いくつかの異なった心理療法を実践する際に経験する刺激あるいは困難は，それぞれの心理療法がそれぞれの言語を持つわけですから，そうした経験をどのように理論化したらよいかということを巡るものです。全体としての家族を説明するために家族療法的言語は有益であり，個人の心的構造と機能あるいは2者関係の力動を説明するために精神分析的言語は役に立ちます。この二つの言語は，説明あるいは抽象の水準が違います。しかし，家族療法言語は，精神分析的な個人心理療法からのいろいろな知見を補足してくれますし，心理療法的営為における治療作用のメカニズムの理解に役立ちます。逆のこともいえるわけです。このような二つの異なった言語の相互作用を説明する際に，しばしば「統合」という言葉が用いられます。しかし，私はこの響きのよい一見したところ便利な言葉には疑問を持っています。抽象の水準の異なる言語体系を一つの言語に統合などできないと考えるからです。たとえば，一人の患者に異なった専門家によるいくつかの治療アプローチを行う場合，統合的

218 第Ⅵ部　メンタライゼーションの導入

アプローチという言葉の使用を頻繁に目にします。しかし，臨床実践において
各専門家は，自分の専門家同一性を維持しつつ他の専門家と協力しているので
あって，「統合」などしていません。この事態は，統合という言葉よりも「協働」
とか「対話」という言葉で説明すべきものと思います。患者の主観的体験を表
現するためにも統合という言葉は不適切です。患者は，異なった心理療法によ
る異なった体験の間の「関係」を体験しています。私たちが評価すべきは，こ
うした関係に関する主観的体験が生き生きとして創造的か否かなのだと考えて
います。私自身が，精神分析と家族療法を実践してきた経験でも，それらを表
現するために統合というユートピアのような言葉はしっくりきません。むしろ，
異なった言語を知ることは，私の内面でそれぞれの心理療法の間の対話過程を
通して，知的なトーテム崇拝を破壊し，何かを生み出す力となっています。い
いかたをかえれば，異なった心理療法言語のインターフェイスを考えるという
ことです。これまで述べてきたことも（たとえば拙著「システム論からみた家
族と精神分析からみた家族――おもに3者関係をめぐって」（狩野，1995）「生
きている連想と生きている関係」（狩野，2000a）を参照していただきたい），
これから述べる「私の家族療法」も，こうした対話から生まれてきたものなの
です。

Ⅱ．私の家族観

　治療者が，家族をどのように捉えているかということは臨床において非常に
重要だということは多くの家族療法家が指摘するところです。したがって，「私
の家族療法」を表現するために，まず私の家族観を明確にしなければなりませ
ん。ただ，ここで私の強調点は，近年しばしば見られる家族の崩壊とか家族構
造の多様化という考えに対する反論にあります。私は，家族は見かけの形はど
うあれ父親（夫，男性，男）－母親（妻，女性，女）－子（息子／娘）の3者
で成り立っている，そして特殊な役割関係で結びついている3者関係の存在だ
ととらえています。近年の乳幼児発達研究は，人間という存在が，発達の非常
に早い段階から愛着関係を通して集団を体験していることを示しています。2
者関係から3者関係へと発達するのではなく，2者関係と3者関係は共に発達
するような力動だと考えられます。Grotstein, J.（1986）は次のように述べて
います。「フロイトが提唱しながら放棄した自己保存本能を再評価するとした

第 4 章　私の家族療法――治療構造論的家族療法とメンタライジング――　　219

ら，いまや人間という生命体は，本来，自己保存と生まれつきの愛他主義による集団保存に動機付けられているといえよう。われわれは集団との結びつきが損なわれていない場合すなわち集団との愛着がある場合そのように言えるのである」。すなわち，人間は本来的に家族という集団保存に動機付けられているといってよいでしょう。片親家庭でも，子どもはもう一人の親を求めています。同性愛者がたとえパートナーが同性愛者であってもなお人生のパートナーを求めています。子どものいない夫婦で，一度は子どもを欲しいと願い，それを断念したというつらい経験のないカップルはいないでしょう。

　さてもう一つは家族構造の変化とか多様化についてです。いろいろな識者が日本の家族構造の変化について発言しています。戦後核家族化論，父親不在家庭などなどです。たしかに，パッチワークのような家族が増えています。しかし，このような意見が本当に正しいのかどうか振り返ってみる必要があります。山本七平（1992）は，日本の家族の特徴は，家族に関する原則がないことだと主張しています。そして，核家族化は，すでに鎌倉時代から始まっており，夫系制とか大家族主義はなかったし，親孝行とか血縁を大事にするという文化も存在しなかったそうです。ある地方で見かけ大家族は存在しても，それはたまたまの経済的理由からであって文化とか価値観からではない。だから，財産の相続者以外の子どもは「厄介者」であり，家族の外へ（しばしば江戸などの大都会へ）出て生活を営み，核家族を再生産することになるのです。父親不在などは江戸時代の参勤交代をみれば一目瞭然です。氏家幹人（1995）によれば，江戸時代において地方各藩の為政者の悩みは，参勤交代で夫が留守の間に横行する妻の不倫であったといいます。こうしてみるとルールなき「無原則な日本の家族」は今に始まったことではないし，むしろそれは現代社会にもっとも適応しやすい家族観なのかもしれないのですから，私たち臨床家は，社会学者のいろいろな意見に踊らされるべきではないと思います。家族をめぐる現代的問題は，家族と地域社会とのネットワークの希薄化であり，そのため家族は孤立にあえいでいることなのではないかと，私は考えています。その意味で，私は家族とそれ以外の拡大家族・親戚・学校・会社・地域などの社会組織との関係を，家族療法における重要な評価の対象としていますし，それらの関係の進展を意図してしばしば家族と話し合いをもちます。

Ⅲ. 治療構造論と家族療法の定義

　ただ漫然と診療しているだけではそこから得られる情報は屑同然だということはすでにいいました。また心理療法の言語を定式化するためには，一定の条件設定が必要だということもいいました。この意味で，治療の構造や性質をほとんど知らないのに，また治療において精神力動的に魅力ある体験ならしめているものは何かについてきちんと理解していないのに，どうして治療の構造を適切に用いることができるでしょうか。治療構造の意味について徹底的に探求した小此木啓吾の文を引用してみます。

　プラティノスはネオプラトニズムと言われるように，“こころ”が身体を介してこの世におりてくるという。「イデア（天上）から魂が地上に現象としてあらわれ受肉する」。この哲学はキリスト教における神秘主義に大きな影響を与えたと言われている。……Bergson, H.L. の『物質と記憶』で，心は脳を介してはじめてこの世と交流可能となるという。これもまた一種の受肉（incarnation）と言えるかもしれない。そして私は，個々人の心の中にある無意識の心を想定するよりも，むしろ心が形あるものになる，その物の側の物的条件に注目している。つまり，ここで言う治療関係における現実の物的条件とは，配置，setting，構造（structure）と呼ぶべきものである。……私は次第に無意識という実体を個の心の中に想定するより，むしろ心の物依存性，構造依存性として理解するほうが，具体的，実践的と考えるようになった。……精神療法の真髄は“傾聴”にあるというが，傾聴とは，宇宙にさまよって着陸点を見失った心にこの世的なことばを与える営みではないか。傾聴者との交流の構造的条件が与えられてはじめて，病者の心はこの世界の言葉になる。このような治療者と患者という二人の心と心の交流を可能にする特有な物的条件（設定，ルール，役割関係など）を提示したことが，Freud, S. の最大の業績の一つである。『心の物的条件——生きている人間関係』（小此木，1966，2003）

　この治療構造の意味の発見は，どの心理療法理解においても非常に本質的です。構造設定のない心理療法はないでしょう。話は少しそれますが，境界パーソナリティ障害の心理療法の効果研究をみてみますと，RCT で行った心理療法は，DBT であれ認知療法であれ精神分析的心理療法であれ，いずれも良好

第4章　私の家族療法——治療構造論的家族療法とメンタライジング——　221

な効果を挙げています。この結果を見ると，どの心理療法のRCTにも共通している要素は「明確な治療構造の設定とその一貫性の維持」という要素ですから，どの心理療法が効果的かというよりも，心理療法は何であれ治療構造の設定とその維持が治療上もっとも重要ではないかと考えられるのです。

　こうした治療構造論をふまえて私は家族療法を次のように定義してきました。「家族療法は，家族が，家族のために新しい関係のあり方を経験し，学び，認識できるようなholding environmentあるいは『治療空間』の提供である」と。この意味で，私は現在臨床場面にあらわれる患者のほとんどすべてに家族療法は必要だと考えています。家族療法を行うかどうか，合同家族療法にするかどうかなどは実際的条件次第です。私の外来は家族療法専門の施設ではないので，いろいろな患者や家族が，いろいろな意識的動機で受診しますが，それでも私は可能な限り家族を治療構造に組み入れるようにしています。可能ならば，時間と頻度を明確に設定しますし，もし不可能ならばとりうるあらゆる手段を使って家族の治療への参加を促します。手紙や電話を用いてコミュニケーションをはかる場合もあります。例外は，私が精神分析あるいは精神分析的心理療法を行っている場合だけです。もちろんその場合も家族面接や家族療法の担当者は別に依頼することになりますから，治療全体から見るとつねに家族療法は行っていることになります。

Ⅳ．家族療法の対象と介入：関係性，相互作用，間主観的体験，メンタライジング

　まず言葉の定義をしておきます。関係性のパターンは，相互作用によって構成されるさまざまな出来事が集積された歴史的結果です。相互作用は客観的かつ行動的に把握できますが，関係性のパターンはより抽象的な心的表象です。この心的表象は現在や未来の相互作用の指針となり，さらに新しい相互作用により心的表象は書き換えられます。それゆえ，関係性のパターンと相互作用は同一ではなくアナロジカルな関係にあります。ここで大事なのは，関係性という心的表象を生み出す能力，すなわち前述したメンタライジング能力です。

　メンタライジングは，他者と結合し，他者を知り，他者に愛され理解されるという感覚とそれを通して自分を知るという感覚の基盤を形成しています。それは明示的な場合もあるいは暗黙の場合もあります。したがってそれは，その

222 第VI部 メンタライゼーションの導入

人の他者に対する振る舞い方の動因となり，関係を調節する機能を持ちますので，メンタライジングは，家族が主体的に新しい関係を経験し，学び，認識する過程で決定的に重要な要素なのです。この意味で家族療法における相互作用は間主観的体験ですから，家族療法は，家族メンバーが相互作用をめぐる問題とその解決法について，互いにメンタライズすることすなわち間主観的体験に焦点を当てることになります。家族療法におけるそうした体験は，問題をはらんだ家族の日常的な相互作用を修正する作用があると考えられます。この考え方は，下坂幸三（1998）の常識的アプローチと類似しています。彼は，常識をアリストテレスの共通感覚に由来していることを明確化したうえで「常識とは，われわれの一種の内的な感覚と本来つながりがあるということになる……常識的アプローチとは，患者，家族，治療者の三方に納得がゆくこと，なろうことなら彼らのそれぞれの『腑に落ちること』というように私は考えたい」というとき，この常識を持つ能力はまさにメンタライジングのことである。このような両者の類似性を認めつつも「私の家族療法」は，常識的アプローチではなくメンタライジングにもとづくアプローチを採用しています。その理由はこうです。メンタライジングアプローチは乳幼児発達研究の詳細な検討にもとづき愛着理論と精神分析との橋架けをしつつ形成された情緒発達論に裏打ちされています。さらに抑圧により形成される力動的無意識とはべつに暗黙の意識と明示的な意識という広大な意識の世界について理論化しています。私は，力動的無意識という考えは精神分析のためにとっておきたい。しかし，家族療法の実践においては頭の片隅においていたずらな抑圧のアンカバリングがおきないように留意するために使用する以外にはほとんど不要の考えであると思う。他方，下坂においては，発達論的検討が十分でなく，力動的無意識にこだわったために，意識に関する理論化が明瞭ではないと考えられます。しかし，たとえば表面分析を重視するような臨床の実際に関する記述を読むと，彼は力動的無意識を対象にするのではなく，暗黙の意識と明示的な意識とを対象にしていたように私は思います。ご存命ならば伺ってみたいところですがかなわぬ願いであり残念であります。

　臨床的にみると，家族関係の問題はいろいろな種類のストレスとそれにともなう情緒的興奮によってメンタライズする能力が一時的にあるいは長期にわたり阻害され，家族相互関係が悪循環に陥っている事態であると考えられます。したがって，治療者の介入はこの悪循環を見極め，それを家族に明確に説明し，

第 4 章　私の家族療法——治療構造論的家族療法とメンタライジング——　223

いま・ここで治療者もまたメンタライズしているという暗黙の姿勢を示しながら，家族のメンタライズを促すということが基本になります。

　例を挙げてみます。

　ある境界例の娘が，あるセッションで 1 年前の母親との出来事をなかなか解決できないので治療者の考えを聴きたいと申し出ました。私は「ほう！」と軽い驚きと好奇心を向けながら，同席していた母親を見ると，彼女も同意であるというので，まず母親にその出来事について話してもらうことにしました。彼女が少しいいづらそうにしながら話してくれたことの概要はつぎのようなものです。自分のピアノの発表会の前夜帰宅した娘が，玄関に結婚した妹の靴があることを発見し，家に入らず，携帯電話で母親を呼び出しました。母親は里帰りしている娘との団欒を邪魔され腹を立てていました。そして彼女は日頃抱いている「娘（患者）は結婚した妹を嫌っている」という考えを思いおこしました。家の外で会ったとき，ピアノの練習ができないと主張する娘に対し母親は内心あんたにいちいち付き合っていられないと思いつつ「勝手に練習すればいいじゃない」といったのです。これが端緒になり，娘の興奮－母親のへりくだったなだめ－娘のいっそうの興奮という悪循環が起こり，「死んでやる！」という娘とそれを押しとどめようとする母親とがもみ合いになりました。私は，そのときの気持ちをもっと詳しく話すように母親に促しました。母親は，ピアノの発表会の前日なので娘が練習したいだろう，しかし妹がいるのでやりづらいだろうなと考えていたこと，しかし妹がいても遠慮せずに練習していいのだと考えていたこと，しかし自分のいうことは娘に受け入れられるかどうか自信がなかったことを語りました。これを聞いて娘は「今度は私が話す」といって出来事に関する彼女の気持ちについてかなり熱を込めて話し始めました。今日は懸命に練習するぞと意気込んでいたが妹がいると知って想定していたように練習できないと思った瞬間パニックになったこと，自分は想定外のことが起きてペースが乱されるとパニックになる傾向があることを自分でも知っていること，それゆえ母親と会うことで自分のパニックを鎮め何事もなかったような顔をして家に入ろうと思っていた，といったことを説明したのです。私は，娘に「あなたは母親に自分の情緒の調整役を期待していたのだろう」というと彼女は「そうかもしれない，母に過大な期待をもっていたのかもしれない」と多少話し方のトーンを下げて内省的に話した。このやり取りを聴いていた母親は緊張感が

薄れたようで「呼び出されてすぐに娘が『死ぬ！』というので気が動転してしまった」と少々後悔の念を表出しました。私は「死ぬということは文字通りそうではなく，話を聞き情緒を受け止めるような調整役としてのお母さんを期待しているといった意味があったのでしょうね。実際のところお母さんはずっと調整役を務めてきたのだから」と説明を加えました。母親はうなずいて「そういう気持ちを読めればよかったですね」と応じた。母親は，問題の出来事についてすべて娘のせいにせず自分のこととして捉え始めたのです。私と母親のやり取りを聞きながら娘は涙を流して「そういうお母さんの気持ちを聞きたかった」といいました。

　ここでおきている出来事は家族療法家なら誰しも経験する至極ありふれたものでしょう。最初のうち認められた母親と娘の間の緊張感とギクシャクとした関係は，次第に変化し問題を他者のせいにしないで自分のこととして明確に語るようになりました。私は１年前の出来事について私の考えを知りたいという娘の好奇心と関心を評価し，私もまた関心を持っていることを態度で示しました。そして，他の人の見方にはいろいろ多様性があること，一つの見方にこだわらないこと，自分の行為を人のせいにしないで考えてみるとどんなことを考えていたのか，暗黙の考えや感情に名前をつけること，相手の身になって考えてみるとどんなことが想像できるか，といったことを意図しながら介入しています。これも家族療法では常套手段ですが，悪循環パターンを強調するよりも，それぞれの良好なメンタライジングパターンを特定し，明確化し，誉めています。すなわち，それぞれのメンタライジングを促しているわけです。
　ここで，私はメンタライジングにもとづく家族療法で重要なポイントを三つ補足しておきたいと思います。第一は，患者・家族の家族療法に対する動機付けに関することです。彼らは，家族構造を修正したくてくるのでしょうか。相互作用を改善したくてくるのでしょうか。そうではないと思います。彼らは他者から正当に理解されたいと思って，すなわち間主観的体験を望んでくるのだと私は思います。それゆえ，私はメンタライジングに焦点を当てることは本質的な治療的意味をもつのだと考えています。同時に，明示的な動機付けは初診のときも含め各セッションごとに異なっているという認識も重要です。私は過去の相互関係のパターンは頭の片隅におくとしても，各セッションはそのつど新しいセッションだと捉えています。そして，治療者である私が予測もしてい

第4章 私の家族療法——治療構造論的家族療法とメンタライジング—— 225

ない偶発的な出来事を大切に扱います。患者や家族の意外な相互関係やそれぞれの意外な考えに，多少の驚きと関心を態度で表します。たとえば，父親の意外な考えの表明は，他の家族にとっても想定外であり，人は多様な考えをしているということを知るよい機会になります。私の驚きの表明は治療者が自分の心的状態を患者・家族にコミュニケートするゆえに彼らがメンタライズするためのモデルとしての役も果たします。第二のポイントは家族療法では，三人以上が存在し，二人のやり取りについて，それ以外の人が第三者としてその場で見て聴いて解釈しているということです。第三者はさまざまにメンタライズしています。第三者は，まずは自分を洞察するのではなく，相手の心の中に起きている出来事を理解することを学びます。私はそれを明確に言葉で表現する（articulation すること，それは非常にはっきりした発音をもって表現するという意味である）ことを促します。この体験は，相手の身になって理解すると同時に，自分の心の中にも類似のことが起きていることを理解するよい機会になりますし，家族全体にとっても解釈が立体的になり，間主観的体験をするという効果があります。合同家族療法において，子どもが初めて両親の感情表出を経験し，この体験が強い共感と家族メンバーが互いに情緒的連続性をもっていることを体験する，そして治療者がこうした情緒体験は正常であることを伝え家族を安心させる，これが家族療法のもっとも重要な治療機序であることを見出したのは Paul, N.L.（Paul & Grosser, 1965）です。私が，ここで主張していることは Paul の考えを敷衍したものです。この第三者が現前するという方法は，一対一の個人心理療法にはない，家族療法独特の特質として強調しておきたいと思います。第三のポイントは家族療法においても「傾聴する」という態度は肝心要だということです。下坂（1998）のいう「なぞるように聴く」という技法は大変啓発的です。私は，傾聴するとき次の３点が大切だと考えています。第一は，そこで話されていることをあえてその意味を知らないまま受け止め，好奇心を示し，自分の姿勢，表情，声の調子を順応させ，患者家族の情緒状態を読み取るといった暗黙の態度，第二は，一つの理解に拘泥せず，いろいろなことを想像しながら聴く，第三は家族の悪循環を明確に説明しなければならないとかメンタライズの意義を説明する必要があるという判断のために家族の関係性を理解する姿勢，といったことです。

V．プロセスノートを書くこと

　ビデオが活用されるからといって，プロセスノートを書くことの意義が軽視されてよいものではありません。私は，別のところで（狩野，2003），精神分析のプロセスノートを書くことの本質的な意義について，その目的，いつ，何についてどのように書くかを論じたことがあります。家族療法においても書くことは本質的作業だと私は考えています。詳細は紙数の都合で省きますが，書くことは，考えることであり，辛さや恥ずかしさを体験することであり，自分自身の無意識や暗黙の意識世界に気づくことです。これはビデオという記録媒体にない特長です。さらに，書いたものは記録という「物」として残り，貴重な研究資料となります。ジェノグラムの記載もその一つといえますが，かつて，私は中村伸一氏から，いくつもの家族のジェノグラムを記載した画用紙帳をみせてもらったことがあります。それは割合大きい画用紙帳で，家族が見やすいので治療的手段としても使っているということでした。それらは貴重な研究や教育のための資料になっていました。これは，書くことがいかに重要かを物語る格好の例だと思います。書くことにはどうしても時間を必要としますが，書くということをふくめて一つのセッションであると考えたいと思います。

おわりに

　心理療法家は概して「あなたは何学派か」と尋ねることが好きです。精神分析家として質問された時は，フロイディアンと答えることにしています。つまり，どの学派にも属していないということです。家族療法に関しても同じことがいえます。力動学派だと私にラベルを貼ってくれる人もいますが，システム論にも家族構造論にも準拠していますので，私はどの学派にも属さない一人の家族療法家なのだと思っています。本稿では，家族療法について今私が実践していることで重要だと考えていることを述べました。家族療法的言語や概念についてあまり多くを述べなかったのですが，その理由は本文で書いたようにあまりにも共通の言語になっているため私らしさがでないだろうということに加えて教科書的になることを避けるためです。しかし，ここに述べたことはまぎれもなくありのままの「私の家族療法」なのです。

文　献

Allen, J.G. & Fonagy, P.（2006）Handbook of Mentalization-Based Treatment. NJ, John Wiley & Sons.

Bateman, A. & Fonagy, P.（2004）Psychotherapy for Borderline Personality Disorder : Mentalization-Based Treatment. New York, Oxford University Press.（狩野力八郎・白波瀬丈一郎監訳（2008）メンタライゼーションと境界パーソナリティ障害――MBTが拓く精神分析的精神療法の新たな展開. 岩崎学術出版社）

Bion, W.R.（1970）Attention and Interpretation. London, Tavistock.（福本修・平井正三訳（2002）精神分析の方法Ⅱ. 法政大学出版局）

Grotstein, J.（1986）The Psychology of powerlessness : Disorders of self-regulation and interactional regulation as a newer paradigm for psychopathology. Psychoanal. Inq. 6 ; 93-118.

狩野力八郎（1993）父－母－乳幼児療法：精神分析か家族療法か. 精神分析研究 36 ; 555-562.

狩野力八郎（1995）システム論からみた家族と精神分析から見た家族――おもに３者関係をめぐって. 思春期青年期精神医学 5 ; 175-182.

狩野力八郎（1997）動機と創造――境界例の家族療法について. 家族療法研究 14 ; 179-184.

狩野力八郎（1998）今日の人格障害と家族. 家族心理学年報 16　パーソナリティの障害 ; 2-21.

狩野力八郎（1999）対象関係論と家族療法. 家族療法研究 16 ; 126-130.

狩野力八郎（2000a）生きている連想と生きている関係. 家族療法研究 17 ; 211-217.

狩野力八郎（2000b）家族システムの病理から見た社会・文化的価値観の変化. 精神科治療学 15 ; 1245-1250.

狩野力八郎（2001）生命現象と物語：心理療法とシステム論. 精神療法 27 ; 38-44.

狩野力八郎（2003）プロセスノートの書き方――どんな目的で, いつなにを, どのように, 書くか？　精神分析研究 47 ; 141-146.

狩野力八郎・下坂幸三（2001）境界例の家族療法（対談）.（下坂幸三編）心理臨床としての家族援助. pp.203-257, 金剛出版.

小此木啓吾（1966）心の物的条件――生きている人間関係. 日本教文社.

小此木啓吾編著（2003）精神分析のすすめ. 創元社.

Paul, N.L. & Grosser, G.H.（1965）Operational mourning and its role in conjoint family therapy. Commnunity Mental Health Journal 1（4）; 339-345.

下坂幸三（1998）心理療法の常識. 金剛出版.

氏家幹人（1995）性の現代史. 現代 10 ; 197-200.

山本七平（1992）日本文化と家族.（精神分析学振興財団編）企業と家族. 職場とこころの健康③, 東海大学出版会.

第VII部

個人療法を越えて

第 1 章 　必須の臨床手順としての家族・夫婦面接

　私は，臨床に際して，医学という理論体系にくわえて，精神分析，家族療法，集団精神療法に基づく概念を使用してきたものである。それはいうまでもなく家族や夫婦面接を行うことに臨床的意義を見出してのことである。実際のところ，家族面接や夫婦面接を一度も行わなかった症例を探すのが困難なほど，それらの面接は日常化している。以下に，その意義を概略する。

I．詳細な診断と新しい次元の治療目標の設定に役立つ

　一般精神科臨床であれ，何らかの特殊な精神療法を行う場合であれ，臨床の「その時そこで」何がおきているか，について観察し考えることこそ，臨床医が臨床医たるゆえんであろう。その場合診療場面で起きていることを観察し考えるといっても，やみくもに情報を収集していたのでは，何の役にも立たない。それは情報をくずかごに捨てるようなものである。症候学，病理学，治療学に代表される，臨床医学体系というのは，そうした情報を整理し意味を与える機能を持っている。得られた情報は，そのような意味を持って初めて，患者にも臨床家にもそして診療にも役に立つのである。この臨床医学体系は良くも悪くも，人を個としてみます，というところに基本をおいている。

　しかし，人はその生を受けて以来，個的存在であるとともに，家族的文脈，社会的文脈といった複雑な文脈で生きている存在である。たとえば，家族という存在は，家族メンバーや周辺の人々も含め，ともに成長していくような力動的存在といえる。それは，空間的広がりだけでなく時間的流れ，たとえば世代間の相互作用を含むような場であって，その中で一人一人のメンバーが変化，成長していくと同時に家族全体も変化するのである。その意味で，家族という力動は，それ自体治療する力を持っているともいえる。家族は患者を臨床家以上によく知っており，その治療能力は大変強力なのである。

232　第Ⅶ部　個人療法を越えて

　こうしてみれば，患者の診断をする際に，家族からの情報は貴重であるし，それらを家族の構造や機能に関する概念で理解すること，そして治療の目安あるいは目標を立てることがとても重要な作業になることはすぐにわかるだろう。患者個人に対し，どんなに頑張って治療しても，家族構造が崩壊していては，治療はあらぬ方向に行ってしまう。

　治療目標に関してもう一つ重要なことがある。臨床医学における治療目標は，基本的には症状の軽減あるいは除去である。しかし，家族構造と機能の理論からみると，家族の自由な相互作用の展開が治療目標といえる。つまり，家族面接は，臨床医学にこういう新たな目標を導入したのである。

Ⅱ．診療関係の維持をささえ，治療システムを構築する

　これは，精神科臨床に限らず，あらゆる診療においていえる家族面接の意義であろう。患者の診療を可能にするいろいろな社会的，経済的，物理的条件を整え，それらを維持するために，家族の協力を獲得し，治療者側との情報交換をし，治療システムを構築するのである。一般診療の経験である。結婚をまじかに控えた20代の女性患者の初診における出来事である。それなりに丁寧に診察し，うつ病であると診断できた。私は，それについて説明し治療方針についても説明した。彼女は大変頭の良い人で，それらの説明に同意し適切な質問もした。初診を終えようとして，ふと疑問が浮かんだ。「彼女は一人で来たのか？」という疑問である。そこで，聞いてみるとフィアンセが付き添ってきてくれたというのである。私は，彼に説明しなくてよいかと聞いてみると，ぜひ説明してほしいという。そこで，あらためて彼に入室してもらい，彼が付き添ってくれたことを評価し，診察の結果を説明し，彼に協力を仰いだのである。その後，彼が彼女の療養に大変協力的であったのは言うまでもない。このような対応は，当たり前のことかもしれないが，患者との診察が順調だとつい忘れてしまいがちなことではあるまいか。

　このような治療システムが構築されていないと治療は思わぬところで破綻したり，中断したりする。

Ⅲ．患者を心理的に理解することを促進する

　患者と家族は互いに心を持った存在として理解しあう心を持つことが重要である。たとえば，われわれはほかの家族メンバーとの間で激しい感情を体験したとき，相手の心や感情への注意や理解が低下する。そして相手は理解不能だと決めつけ，強引に相手を自分の思い通りに支配しようとして，強圧的になったり，脅かしたり，ひきこもったりといった不適切な行動に頼ってしまう。こうした事態は，患者が思春期の何らかの精神障害であっても，あるいは成人のうつ病であっても起こりうるものである。特定の障害によるものではない。言い方をかえるとどんな障害の場合でもそれらは，家族メンバーにストレスになりうるので，ひどいか軽いか，一時的か継続的かの違いはあるにしても，おこりうる事態である。家族面接や夫婦面接は，このような悪循環を予防したり，あるいはすでに起きている場合はそれを発見し軽減する機能を持つ。たとえば，よく知られているうつ病の配偶者に対する笠原のいわゆる小精神療法は，実は以上のような意義を持つといえるであろう。

Ⅳ．家族メンバー間の相互作用の治療，家族全体の機能や構造の変化

　以上述べてきた意義は，どのような診療においても認められるものである。この第四に挙げたのは狭義の家族療法の意義である。したがって，本特集の意図から外れるのでこれ以上は述べず，項目としてあげるにとどめることにする。

終わりに代えて

　最後に本特集^{編注）}の企画者である中村伸一先生の二つの意図について触れておきたい。一つは，家族面接を行うことの効率性である。以上に述べたように家族面接や夫婦面接が診療の効率性に役立つかどうかはわからないし，それらはかえって面倒で効率がよくないという意見もあるかもしれない。しかし，私の経験では，予期せぬ治療の中断や破綻が減少するし，患者や家族が治療を好

編注）特集　家族・夫婦面接を持つことの意義——日常臨床から．精神療法 37（6）．

感をもって評価するのは確かだといえる。

　今一つは個人療法から家族・夫婦介入するに際しての守秘の問題である。こ
れは，論じるだけで相当なページが必要な重要な問題である。一つだけ述べる
とすれば，守秘と関連する境界という概念である。すなわち，われわれの臨床
的介入は，つねに境界を作ったり壊したりするものだという認識が治療者には
必要だということである。境界に関する感性といってもいいかもしれない。た
とえば，家族合同面接において，自由に話すのがよいといっても，子供の前で，
両親が自分たちの性交渉をあからさまに述べてよいというものではない。つま
り，オープンに話しあうということには，同時に「節度」が伴っていることが
肝心だということである。「節度」なきオープンは，単なる情報の垂れ流しで
ある。この意味で，「守秘」と「境界」とは相補的概念といえるのではないだ
ろうか。

235

第2章　家族関係のアセスメント

はじめに

　子育て支援という課題への実際的アプローチが多種多様であるのは言うまでもない。たとえば、アプローチの手段はさておき、アプローチのターゲットのみを取り上げてみても、子どもに直接アプローチするのか、母親か、母子関係か、両親か、家族全体か、はたまた地域社会か、あるいはそれらいくつかの組み合わせか、ということは実践的課題だし、それもそれぞれの内面にアプローチするのか、行動にアプローチするのかで異なった理論と技法が必要となるであろう。いずれにしても、援助者は自分がどのようなターゲットに、どのような理論と技法を用いてアプローチしているのかを常に自覚していなければならない。さもなければ、援助や援助関係は混沌としたものになってしまうであろう。ここでは主に、家族全体にアプローチする場合のアセスメントについて、その理論的背景や技法について説明したいと思う。

Ⅰ．臨床家としての基本的姿勢――複眼視の必要性

　研究はより純粋さを求めるが、臨床は総合的なものである。治療上役に立つ治療法ならば何でも受け入れる準備が無くてはならない。食わず嫌いは許されない。このような臨床的姿勢は当たり前のことのようだが、精神医学や精神保健の分野ではそうではない。薬物療法を主張する精神科医は精神療法について「精神療法は疾患を治していない」と批判し、精神療法を行う精神科医は「薬物療法では心の力動的構造や機能を変化させえない」と批判する。しかし、苦痛や困難を抱えて受診する患者のほとんどはこれら二つの治療法を必要としているのである。同じことが、個人心理療法と家族療法との関係にも言える。個人心理療法を行いながら家族間の緊張について考えない治療者はいないであろ

236　第Ⅶ部　個人療法を越えて

う。家族療法を行いながらおのおのの家族メンバーの心の中で何が起きているかを考えない治療者はいないであろう。にもかかわらず，この二つの学派はステレオタイプな相互批判をくり返してきた。これは，精神保健の分野における政治的葛藤によるものであって，およそ真理を探究する姿勢とはほど遠い。

　個人と家族は相互に影響しあうように，個人心理療法は家族に影響を与えるし，家族療法も個人に影響を与えるのである。この複雑な出来事をどのように調和するのかが今日の「家族のアセスメント」というテーマに含みこまれているもう一つのテーマと言える。その際，臨床家にとって，一つの出来事を個人と家族という異なった視点から観察するという複眼視が必須であることをまず強調しておきたい。

Ⅱ．家族に対する臨床医学的アプローチ

　ここでまず，臨床医学が家族にどのようにアプローチしてきたかを考えてみよう。歴史的に並べると以下の五つのアプローチに整理できるが，これらはそれぞれ現在もなお実践されている。

(a) 遺伝を明らかにするために家族の歴史を知る
(b) 精神分析療法において心的現実として家族を扱う：幻想としての家族，内的表象としての家族にまつわる体験が神経症行動を通して再現される。その際の表象上の物語のテーマがエディプス葛藤に基づく家族ロマンスである
(c) 児童治療や統合失調症治療においてそれらを支持する目的で行う父母面接（並行母親面接など）
(d) 家族内の個々の関係（親子関係，夫婦関係など）を治療対象として，そこにおける相互作用の改善を目的にする
(e) 全体としての家族という視点からのアプローチ

　この歴史的変遷の中で，臨床実践の最も基本的な姿勢において重大な変化があった。つまり，家族を治療における能動的な協力者と位置づけるようになったことである。過去において，家族は，問題となる行動や症状の原因として捉えられていた。そして，「そのような家族から自立することこそ患者の治療目

標である」という考え方は広く受け入れられていたのである。たとえば,「統合失調症の病因となる母親」「外的抵抗としての家族(「精神分析療法の進展に妨害をする家族」の意味)」といった概念である。しかし,臨床の関心を,血の通った社会的組織である(患者を含む)家族全体に向けることによって,個人心理学の視点からだけではあまりに複雑で把握しがたい行動の意味も,より明瞭に捉えられるようになったという臨床経験は,家族を潜在的な成長促進的な能力をもった治療協力者として位置づけるという基本的パラダイムの変換を促進したのである。

これらのアプローチを振り返ると,そこには「関係性の内在化と家族関係が保存され維持されるプロセス,つまり家族の関係の継続性とか連続性」ということが中心的なテーマになっていることがわかる。このテーマへのアプローチは理論的に考えると二つある。

(i) 幻想としての家族(表象としての家族)
(ii) 全体的システムとしての家族

前者は,次の第3節の「二つの視点のインターフェイスとしての対象関係論」でさらに説明する。

後者は,家族の相互関係過程そのものが,家族の安定性・統一性を維持するのであって,それは個人の内にあるのではなく,家族全体の現実的な調整的営みにある。個人を超えて家族の相互作用それ自体に記憶の働きがある(Reiss, 1989)という考えである。

III. 二つの視点のインターフェイスとしての 対象関係論

さて,家族を幻想(あるいは表象)として捉える視点,と家族を全体的システムとして捉える視点という二つの視点を臨床家がもつと,臨床実践で得られる家族に関する知識や情報は,大変豊かなものになる。そして,この豊かな知識や情報を適切に整理するためには,この二つの視点は観察の焦点において違いがあることを知っておくとよいだろう。一方は内的過程を見るのに対し,他方は家族全体を見て内的過程は見ない。さらに,前者は出来事の継起的因果関

係を重視し，発達に焦点を当てるが，後者は，今起きている相互作用，特に行動に焦点を当てて家族を制御しているメカニズムを考えるのである。

このような基本的違いを認識しつつ，しかし，同時に両者のインターフェイスを考えてみると，対象関係論がインターフェイス的意味をもっていることがわかる（狩野，1999）。対象関係論は，Freud, S. に始まり，それ以降どの学派にも共有されているような基本的考え方で，要約すると以下のようである。

つまり対象関係論は，対人関係の内在化に対する精神分析的アプローチであり，対人関係がいかに精神内界の構造を決定するかに関する学問である。また，これら精神内界の構造が，過去の内在化された他者との関係および現在の対人関係の脈絡においていかに保存され，修正され，あるいは再生されるかを研究する学問である。それは，精神内界の対象世界と個人のもつ現実の対人関係の世界との相互関係を扱うものである。

これは，人間の情緒発達にアプローチする方法であり，精神病理や精神療法関係を理解する方法である。そこでは，人間の発達において，とりわけ人生早期における，乳幼児の環境（養育者）への依存と環境を自分に吸収する能動的な能力の意義を強調している。つまり，子どもと親は，相互に適応しながら，その関係はそれ自体非常に特異的な一つの関係システムとして発達する。適応課題を順にこなしていくことによって，子どもの対人世界が構築されていく。これは，後に転移と言われるような行動能力として現れる。こうした適応過程と平行して，自己制御機制としての自己が組織化される。それは，相互交流に関する記憶を基礎にして構成されているような表象世界とも言える。

このように対象関係論は，個人と家族とを全体的に理解する視点を提供している。たとえば，Anthony, E.J. (1983) は，Erikson, E.H. の"ともに成長していく（growing together)"という全体的な力動という考え方に言及して「それは，それだけで治療する力をもっているような個体発達的であると同時に，世代間の相互作用を含むような，共に成長する力動である」という。

Winnicott, D.W. (1965) が，診断をするとき，環境の失敗とか不全という事態を重視するのも同じ視点からである。これは実際の環境のみを見ることも精神内界のみを見ることも戒めた，見事なそして優れて臨床的な視点である。

パーソナリティの形成において内面から外界に向かう力と外界から内面に向かう力の両方が等しく重要であるという双方向性をもった見方に基づいて，個人の同一性形成と家族の同一性形成を総合的に捉えようとした Ackerman,

N.W.（1958）の家族力動論も，この意味で対象関係的な考え方に基づいていたと言える。

Ⅳ. 家族はどのように動いているか

　新しい一つの家族の相互作用が生み出す家族表象は，それを構成する両親のそれぞれが原家族の中で身につけた相互作用が合成されて形成される。この非常に複雑な家族相互作用をどのように捉えるかということに家族システム論は貢献している。それは以下のように言えるであろう。

　家族は，情緒的システムとして動いている。そこには，ヒーローも悪人も，いい人も悪い人も，健康な人も健康でない人もいない。家族の問題は，家族システムに内在する問題から生じており，特定の誰かの行動から生じているのではない。それぞれの家族メンバーは，他の家族メンバー全員と関わっており，そこには連鎖反応がセットされている。問題は，個々人に別個に存在するのではなく，その連鎖反応の中に存在しているのである。これらの連鎖反応には反復性と予測性がある。家族のアセスメントにおいて，まずこの連鎖反応を観察するように努めることが大切である。どのように連鎖反応がセットされているか，誰がそのきっかけを作っているか，どのようにそれが強化されているか，そして各々の家族メンバーがその連鎖反応の中でどんな役割を演じているかを観察するのである。たとえば，父親と母親はいつ，どのような文脈で喧嘩をするのか，それについて子どもはどのように参加するのかなどである。

　この連鎖反応のパターンは家族全員に共有されている。そして個々の家族メンバーは，家族システムの中の特有な役割をもつようにプログラムされている。ひとたびラベリングされると，その人はそのラベルによって示唆されている役割を演じ始めることになる。このような家族システムは，各個人の何をも上回る力をもっている。あるメンバーがどのようにラベリングされているかを理解することは可能であり，またそれを変化させることも可能である。しかし，それは容易なことではない。なぜならば，あるラベルが個人にとって好ましくないように見える場合であっても，その人はそこから何かを得ているからである。つまり，その人はラベルや役割から，何らかのアイデンティティを得ており，それは自分にとって親しみ深いものになっているのである。したがって，その人が新しい自分になることは，恐怖や喪失感を伴うが，同時に自由になること

でもある。一般的に，ラベルはその人の成長を妨げ，潜在的な能力を制限しているものであり，本来の特質とはかなりかけ離れている。

家族の中の葛藤が継続するのには，家族メンバー間の協働が必要である。したがって，ある人だけが葛藤の責めを受けることがあってはならない。それは，五分五分なのである。アセスメントをする際，このことは忘れてはならないことである。すなわち，家族メンバーの誰か一人に肩入れしたり，誰か一人に責任を負わせるという事態を避けるならば，家族メンバーの各々が葛藤の継続や強化にどのように協働しているかが理解しやすくなるであろう。家族メンバーのそれぞれが，他のメンバーをではなく，自分を変えようと努力するならば，家族間の欲求不満の多くは軽減するであろう。家族の表象（あるいは家族のお化け〔family ghosts〕と言ってもよい）は，世代から世代へと伝達される。両親は，それぞれの原家族の中でとっていた情緒的位置を現在の家族の中でもとろうとする。彼らは，原家族の中で形成された先入観，不安，期待，信念をもって一緒に生活しており，それらは今の家族の中にもち越され，投げかけられている。もし，どちらかの親が，原家族の中でプログラムされたあり方に気づき，それを変えようとし始めるならば，それは現在の家族が変化を求めて行く道を切りひらくことになるであろう。

V. 家族関係のアセスメントの手順

次に家族アセスメントの手順について説明するが，これは次節で述べる「家族構造と関係を知るための概念的武器」と重ね合わせながら理解することが必要である。

1. 面接の設定をすること

一般的には，椅子は円座に配置する。そして，家族には自由に座ってもらい，治療者は空いた席に座る。どのように座るかを観察することによって，家族メンバー間の力関係や境界・距離が理解できるからである。ついで，治療者は家族が心地よくできるように配慮する。内容は何でもよいが，まずは，家族が相談に訪れた労をねぎらうことが大切である。家族面接でも，治療者の中立的態度は必要だが，それは個人心理療法における共感的−中立的な態度よりはもう少し積極的でオープンな態度である。

2. 家族メンバーがそれぞれ問題について述べる

次いで，治療者は，どうして家族が相談に来ることになったかを問う。この時，メンバーの誰が最初に発言するかに注目し，それについて他のメンバーがどのような行動で反応しているかを観察する。そして，他のメンバーが，その問題についてどう考えているかを話すように促し，対話を進行させていく。治療者は，そこで起きる発言はどんなことでも相互交流的であることを念頭に置き，他のメンバーにどんな影響を与えているかを考える。

3. それぞれの問題を利用して相互作用を促す

治療者は，家族メンバーがある問題について話したことを，メンバー間の相互作用を促進するための基盤として利用する。たとえば，異なった意見を述べたメンバー達に，それらについて話し合うように求める，あるいは，ある問題を述べたメンバーにその場で解決策を出すように促してみる，などである。

4. 家族の構造と関係を知る

治療者は，家族の相互交流を促し，彼らが問題に対し対応する姿勢を促すことによって，体験的に家族を知る。つまり家族の連鎖反応のパターンやルール，役割関係を知るのである。ついで，家族のパターンやルールがどれほど柔軟であるかを知るために，家族の限界をテストする。役割を柔軟に変えることができるかどうか，他罰的にならずに他のメンバーに共感できるかどうか，日頃は直接他の人にものを言わないで他の誰かを介して伝えているような人が相手に直接話すことができるかどうかなどである。（たとえば，普段は子どもにものを言わない父親に対し，直接話してみるように求める，疎外されたあるメンバーと一時的に同盟し，他のメンバーがその人に何らかの力や発言権を与えたり，その人が言うことに共感や承認を与えることができるかどうか，など）。

相互作用が実際に起きると，しばしば口論や相互非難といった現実的葛藤状況になる。これに直面すると治療者は葛藤を鎮静させたくなり，調停者の役割を取りがちであるが，むしろ葛藤はそのままにして，それに対し家族メンバーの誰がどのように介入するかを観察するのならば，相互関係について有益な理解が得られる。

治療者は，つねに世代境界を意識して介入する。たとえば，「親として」「夫婦として」問題についてどう考え，どのように協力し対処するかなどを聞く。

242　第Ⅶ部　個人療法を越えて

大概の場合，家族メンバーは世代境界を越えて侵入するし，三角関係化が起き
ていて誰かが疎外されている。
　このような家族の構造，関係，ルールに関する概念は家族を知るための有益
な概念的武器となるが，それらについては次節で説明する。

5. 治療者は，治療（相談）的相互関係の中で，問題を提示し，治療（相談）システムをつくる

　問題を提示するとは，たとえば症状を問題とするよりも，その症状について
「両親がどのように助けてやっていいのか分からないこと」といった相互関係
的な文脈の表現であることが望ましい。たとえば，親はしばしば自分について
「過保護」（これは一種のジャルゴンである）だと表現するような場合，もっと
具体的な相互関係はどのようなのかを明らかにする。そして治療システムの基
礎になる契約は「母親，父親，子どもがそういった問題を共に解決する方法を
見出すことを援助する」ということになる。その際，留意しておくとよいこと
は以下のようなことである。

　・家族の固有の文化や価値，階層秩序を尊重する
　・それぞれのサブシステムを支持する（概して，父親が最も脆いことが多く，
　　父親を支持することは大切である）
　・個々のメンバーの自己感覚を尊重し，その強化を図る
　・家族全体や各メンバーのよいところを探しそこに光を当てる
　・治療者は，専門家として存在していることを示し，治療システムのルール
　　を確立し，相互交流の流れをコントロールする

6. 機能不全の部分を探し出し，目標を設定する

　家族の硬直したホメオスターティックな連鎖反応パターン（ルール，役割関
係）を見出す。これは実際に行動として現れているパターンであって，しばし
ばそれは家族の葛藤や生き生きした相互作用が起きることを妨害するような，
家族メンバーにとってはなじみのある「均衡のとれた」パターンである。
　目標は大きな目標ではなく，実行可能性のあるような小さな目標を考えるの
がよい。何らかの新しい考え，役割，相互作用が生み出されればよいのである。
目標に向かった変化は具体的な行動で現れることが望ましい。破壊的で危険な

変化やお金や犠牲を強いるものや宗教，倫理，政治的な家族の信条に反するものであってはいけない。

7．面接の終わりに，家族を支持し，労をねぎらう

家族の各メンバーが，セッションに参加したこと，そこでさまざまな相互関係に関与する大きな仕事を実行したことについて労をねぎらい，家族を支持することによって家族全体の構造を維持し，それぞれのメンバーの自己感を強化するのである。これは家族面接の副作用を防止する意味ももつのである。

8．ジェノグラムの使用によってわかること

ジェノグラムはじつに多くの情報をもたらしてくれる。McGoldrick, M. ら（1985）は，ジェノグラムから得られる重要な知見を以下のようにまとめた。

(a) 家族の成り立ち，同胞の並び方，構造など
(b) ライフサイクルをどのように移行してきたか
(c) 世代を通じて反復するパターン（役割，関係，構造など，成功のパターンや失敗のパターンなど）
(d) 人生における重大な出来事（生活変化，受難，経済的出来事など）と反応パターン
(e) 三角関係のパターン
(f) 家族のバランス取り（代表者，世話役，依存役，稼ぎ手，健康と病気，金銭の多寡など）

ジェノグラムの用い方の詳細は，McGoldrick, M. らの著作を参照するとよい。また中村伸一の最近発表された論文（2009）を見るとよい。

Ⅵ．家族構造と関係を知るための概念的武器

家族アセスメントの手順について概略を説明したが，家族は個人よりもいっそう複雑なシステムなので，個人心理学の概念をそのまま当てはめるのは不適当である。家族の構造，機能，相互関係を理解するための武器になる概念が必要である。以下に述べるのは Green, R.J. と Framo, J.L.（1981）が，現代の家

244　第Ⅶ部　個人療法を越えて

族療法家にほぼ共有されているような概念として明確化したものに，著者が追加修正したものである。

1. 開放システムとしての家族

　家族は，外界との間に適切な透過性をもった境界を維持しつつ，相互に関係しながら一つの開放システムとして機能している。しかし，閉鎖的な境界をもつ家族は，家族以外の集団や外界を恐ろしい有害なものと体験する。その場合，子どもは学校や社会への適応に著しい困難を経験するし，治療や援助といった外界からのアプローチにも疑いや不信を向けるであろう。反対に，境界の透過性があまりにも高い場合，家族の自立性や自律性は損なわれ，外からの圧力や情報に対し服従的になったり混乱したりする。

2. 家族のホメオスターシスと変化，ルール

　家族の相互作用すなわち連鎖反応といった実際的な出来事は，特定のルールによって支配され，安定性に向かう傾向をもち，安定性を逸脱する行動があると元に戻ろうとする力が働く。つまり変化に抵抗し均衡を維持しようとするのである。このルールは，暗黙のうちに家族メンバーに指示を与えるもので，メンバーがいかに事態を認識し，それに対応すべきかを示唆するのである。これらは，家族神話，脚本，信念，テーマ，伝説，伝統，習慣，儀式，物語，秘密などと呼ばれている。

　たとえば，Papp, P.（1992）は，信念は，家族生活の構造，従うべき伝統や規則，価値観，子どもの育て方，相互関係の質や過程を規定する暗黙のスローガンのようなものであって，一例として「親密になることは束縛することだ」という信念が「家出」というテーマにつながったり，「女性の愛は男性をあがなう」という信念が「救済」というテーマとして現れることがあるという。そして，1年前に自殺した息子をもつ家族の症例を挙げ，家族にまつわるさまざまな問題が現れてくる中で，「弟の死によって家族の中で起こるはずであった自然の経過が凍結してしまった」という姉の言葉をヒントに「凍結と解凍」というテーマを取り上げることによって，家族がメンバーの自殺という問題に取り組む糸口になった症例を報告している。

　このようなルールは，その問題について，家族がこれまでどのように対処し解決していたかを聞くことによって明らかにできる。家族援助において，こう

したルールを明確化することの価値は，援助者が，複雑な枝葉末節に拘泥することを防止することにある。そして援助の目的は，家族を制約しているようなルールを，より適応的なルールに変えていくことである。歴史的な視座からルールを把握する方法としてジェノグラムの使用がある。また，ルールは，家族を超えた場面——学校，職場，拡大家族など——でもくり返されることがあるので，これらの領域におけるメンバーの実際的なあり方を探求することによってルールを把握することができる。

3. 社会的組織としての家族

　家族は，社会の構成単位であり，その基本的な機能は家族メンバーの保護と情緒的成長を促すこと，そして社会的価値，伝統，文化を伝達し社会適応を促すことである。このように家族は，内部に配偶者，子どもといったサブシステムをもち，外部の拡大家族や社会組織と相互関係をもっている。

　たとえば，核家族と祖父母世代や親戚との境界がどのようかを探求するのである。家族の判断や決定について，その権限が祖父母世代にある場合，核家族の自律性は損なわれるであろう。あるいは，広く社会的に見ると，現代社会において，地域社会との相互関係が希薄になり，孤立した家族が多いのが特徴だと言えるかもしれない。この場合，家族は自らを成長させるような社会資源を活用することができないという問題が生じる。

4. コミュニケーション

　家族はつねに相互に関係しており，そこにおけるすべての行動はコミュニケーションとしての質をもっていて，内容と関係が伝達される。特に家族のコミュニケーションは役割関係に規定されている。子どもがいて初めて，母親という役割，父親という役割が生まれる。結婚して初めて男は夫に，女は妻になる。家族内で一人の女性（男性）は，妻（夫），母親（父親）という三つの役割をもつ。

　適切に機能している家族の場合，意見の不一致やズレに対して，互いの違いを尊重し，適切な共通理解に到達できる（狩野，1999）。つまり，家族は両価性に耐え，試行錯誤を許容することができる。コミュニケーションは比較的自由で柔軟性があり，相補性と相互性が保たれている。こうした不一致に耐えられない場合，家族はその不一致にひどく悩み自己否定的になるか，頑なな役割関係を保持し，もっぱら他のメンバーの行動に言及し，自分への言及を回避す

る。たとえば道徳的でまじめな妻とアルコール依存の夫という関係や子どもが
家族の中の「世話役」になるなどがある。こうした場合，セッションにおいて
コミュニケーションは不明瞭であったり，各メンバーがばらばらに話したり，
あるいは誰かが無視されていても平気だったりして，話し合いにならないとい
う現象が見られる。

　家族相互関係ではしばしば，過剰に機能しているメンバーと過少に機能して
いるメンバーが相互補完的に組み合わさっていることがある。これは，二人が
同じ分野において過剰に機能すると競争的エスカレーションが起こる事態を回
避しているのである。

　二重拘束論（double-bind theory）は，コミュニケーションの問題としてよ
く知られているものである。二重の相反する禁止を指示することによって相手
を「にっちもさっちもいかない状況」におくようなコミュニケーションである。
当初，この二重拘束は統合失調症家族に特有であるとされたものの，今では一
般的に認められる状況だと考えられている。

5. 個体性と家族葛藤

　個々の家族メンバーは，それぞれが特有の役割をもっているように，家族の
中で特異的な位置を占めている。たとえば，子どもたちは一つのサブシステム
を形成しているが，出生順位や性によって役割が異なっている。第一子は，調
整役，末子は家族の中の赤ん坊などがその例である。それゆえ，家族内ではか
ならず相互の意見の違いや葛藤が生じるが，家族はすでに述べた特有のルール
で，それらを調整するのである。

6. 機能的な家族における夫婦葛藤と両親の同盟

　家族メンバーそれぞれは，家族への所属感をもちながら，同時に一人一人が
自分自身であるという意味で個体化しているのである。

　機能的な家族では，家族のまとまりが重視されながらも，互いの主観的世界
や個体性は尊重されている。特に夫婦（両親）は，世代境界を維持しながら互
いの違いを受け入れ協力することによって，葛藤を解決する。この意味での夫
婦同盟は，家族機能の維持にとって最も重要な構造的要素である。

7. 機能不全と未解決の夫婦葛藤

　機能不全に陥っている場合，個体性は尊重されず，互いに非難したり（投影する），誰かがスケープゴートになったり，誰も責任をとろうとしなかったりする。夫婦関係では，一方が症状化し，他方が世話役となる。

8. 三角関係化と世代境界の崩壊

　夫婦葛藤を二人の間で解決できない場合，子どもを巻き込み，夫婦のどちらかが子どもと親密になり，他を排除する。三角関係化が起き，世代境界が崩れるのだが，この事態は子どもの依存の永続化の母体にもなるし，反対に早熟な自立を助長することもある。

　三角関係化のパターンは世代を超えて伝達されることが多く，ジェノグラムを解読するときの指標の一つである。ちなみに，現実的相互関係における三角関係化は，内的な表象の次元におけるエディプス葛藤に対応しているし，同じように世代境界は抑圧に対応しているのは興味深い。

9. 転移と投影

　このように現在の一つの家族の相互関係には，原家族での三角関係化などのパターンが反復されているし，そのような視座から相手を見るという意味で常に投影が起きているとも言える。とくに配偶者選択には意識的無意識的に幼児期の対象関係のパターンが反復されている。

　ここで大切なのは，投影は世代境界や各メンバー間の境界を越えることを意味するということであり，境界が硬すぎるとメンバー相互の共感機能が働かないし，境界が疎であるとメンバー間の自他の区別が失われてしまうのである。

10. 多世代伝達

　すでに述べたように，両親の原家族における関係は，夫婦関係や現在の家族機能に影響を与える。両親は，自分の育った家族の中で培われた役割，信念，先入観，不安，期待をそれぞれの家族メンバーに投げかける。こうして，家族における特定の情緒的位置づけ，ルール，神話，役割は世代から世代へと伝達されていく。

　現在の家族が機能的であるか否かは，両親それぞれが，原家族から受け継いだ，とりわけ硬直的で制約的な役割やルールからどれほど自由であるかという

分化の程度によっていると考えられる。ジェノグラムは，こうした分化の程度を探求するためにも役に立つ。

　多世代伝達は，精神分析における幻想の世代間伝達という概念と表裏をなしているという点は注目に値する。

11. 情緒表現

　どの家族にもある種の情緒的雰囲気があるものである。暖かさや思いやりが表に現れていて，怒りや不信の表現も許容されているが，いつまでもそれに固執せずに話し合いがなされ関係が修復するような家族は機能的だと言える。反対に，機能していない家族では，常に不快感，抑うつ感，不信感，あるいは冷たさといった感情が優勢になっている。柔軟性を欠いたルールや境界が，個々のメンバーの情緒表現や体験を歪めたり制約しているのである。

12. 不完全な喪の作業

　家族はその人生を通してさまざまな喪失を体験する。個人の場合と同様に家族もまた全体として喪の仕事を行う必要がある。愛する対象との分離や喪失を家族がどのように受け入れているか，あるいは受け入れていないかということは家族の健康度を知る上で大事な指標である。両親がそれぞれの原家族において体験した重要な対象喪失を否認している場合，家族全体の変化や子どもの変化や自立に際し，家族関係の変化に抵抗するような生活スタイルをとることがある。その場合，喪った対象の再生を願う結果，投影によって特定の家族メンバーが喪った対象の特徴をいくつももち，アンビバレントな感情の担い手になっており，そのために家族メンバーの自立は阻止されメンバー間の共生的関係が持続する。同じように，不幸な死によって第一子を喪った両親が第二子をもうけた時，この第二子が両親の投影の受け手になることは稀ではない。

　ジェノグラムは，このような喪失を探求し明らかにするために役に立つ手段である。

13. 家族ライフサイクル

　家族が変化を迫られる最大の要因はライフサイクル上の要請である。男と女が結婚し，夫・妻となり夫婦を構成する。子どもが生まれると父親・母親となり，やがて子どもは親から自立していく。子どもが思春期に入った段階は家族

の大きなターニングポイントである。子どもは親離れしながら，なお保護を必要としているし，両親はそれぞれが中年の課題に直面するので家族はその構造と機能の再編をしなければならないからである。

14. 家族の直面するストレス（Minuchin, 1974）

家族は，さまざまなストレスを経験するが，それらを簡潔にまとめると次のようになる。

(a) 家族の誰かが家族外の力と接触することによるストレス
   (例）子どもがいじめにあう，父親が会社でうまくいかない
(b) 家族全体が家族外の力と接触することによるストレス
   (例）引越し
(c) 家族の過渡期におけるストレス
   (例）ライフサイクル
(d) ある家族に特異的な問題に関わるストレス
   (例）障害のある子をもった家族

このように家族がどんな領域でどのようにストレスを体験し，それにどのように反応しているかを知ることは，援助を求めている家族の複雑な問題を簡潔に把握するために役に立つであろう。

おわりに

援助者は，援助の専門家であるから，今自分がどのような理論に基づいて，何をターゲットに，どのようなアプローチをしているのか，について常に自覚的である必要がある。しかも，臨床の実際は理論どおりに進行しないものであるから，余計自分のアプローチを明確化し，何が理論と違うのかについてたえず疑問を付す必要がある。そのような臨床的営為が，専門家としての援助者をさらに成熟させるものだと考えている。

文　献

Ackerman, N.W.（1958）Psychodynamics of Family Life. New York, Basic Books.（小此木啓吾・石原潔訳（1967）家族関係の理論と診断. 家族生活の精神力学（上）. 岩崎学

術出版社)

Anthony, E.J.（1983）Introduction. In：Call, J.D., Galenson, E., & Tyson, R.（Eds.）Frontiers of Infant Psychiatry. New York, Basic Books.（小比木啓吾監訳（1988）序文. 乳幼児精神医学. p.xix, 岩崎学術出版社）

Green, R.J. & Framo J.L.（1981）Family Therapy：Major Contributions. New York, International Universities Press.

狩野力八郎（1999）対象関係論と家族療法. 家族療法研究 16（2）；126-130.

McGoldrick, M. & Gerson, R.（1985）Genograms in Family Assessment. New York, W. W. Norton & Company.（石川元・渋沢田鶴子訳（1988）ジェノグラムのはなし――家系図と家族療法. 東京図書）

Minuchin, S.（1974）Families & Family Therapy. Cambridge, Harvard University Press.（山根常男監訳（1984）家族と家族療法. 誠信書房）

中村伸一（2009）家族の歴史を治療に活かす. 精神療法 35（1）；3-8.

Papp, P.（1992）ペギー・パップ女史による家族療法ワークショップ資料. 国際治療教育研究所主催.

Reiss, D.（1989）The represented and practicing family：Contrasting visions of family continuity. In：Sameroff, A. & Emde, R.N.（Eds.）Relationship Disturbances in Early childhood. New York, Basic Books.（小比木啓吾監修, 井上果子, 他訳（2003）表象家族と生活家族――家族の連続性に関する対照的な2つの視点. 早期関係性障害――乳幼児期の成り立ちとその変遷を探る. pp.234-274, 岩崎学術出版社）

Winnicott, D.W.（1965）The Maturational Processes and the Facilitating Environment. London, Hogarth Press.（牛島定信訳（1977）情緒発達の精神分析理論――自我の芽ばえと母なるもの. pp.148-169, 岩崎学術出版社）

第3章　家族の視点からみた
「不適切な養育」へのかかわり

はじめに

　この連載^{編注)}のテーマは心身に問題をもった青少年と家族に対して，臨床家や援助者がどのようにアプローチするか，ということである。そして筆者に与えられた課題は，「虐待を含む不適切な養育を受けた子どもの精神的問題と家族へのアプローチ」ということである。しかし，この課題は大変トリッキーである。この言葉を文字通り受け取ってしまうと，不適切な養育が原因になって子どもに精神障害を引き起こすという安易な直線的思考に陥る危険があるからである。実際には，不適切な養育にもかかわらず，健康な精神的営みをしている人はたくさんいるし，一方，われわれ精神科医が臨床場面で出会う患者の場合，どんな精神障害であれ，家族背景を調べると「不適切な養育」は必ず発見できるのも事実である。「幸福な家庭はどれも似たようなものだが，不幸な家族はいずれもそれなりに不幸なものである」といったのはトルストイだそうだが，われわれの目の前にいる「心身に問題をもった青少年と家族」もまたさまざまであるということをまず忘れてはならないのである。

　このような考えを前提として，本稿において著者は，「養育」を，個人－家族－社会という，ともに変化する力動的過程がもつ一つの機能と定義しておきたい。養育という機能を，もっぱら母親あるいは両親のみに還元してはならないと考えたからである。こうした基本的視点から，著者はいわゆる「不適切な養育」，「青少年を含む家族へのアプローチ」について述べることとするが，その際，まずアプローチの基本について述べ，次に関連する二つの事象すなわち家族あるいは養育にまつわる「神話」と「価値観」についてその意味を検討し，その上で最後に臨床的アプローチについて提案したい。

編注)　シリーズ　心身に問題をもった人々と家族のかかわり．保健の科学 44 (5) ～ (9).

Ⅰ. 多元−多職種−他施設アプローチ

　最近，疾病構造が複雑化しているといわれている。生活習慣関連病がその代表的なものである。精神障害についても同様である。例えば，虐待やひきこもりの治療・援助のプロセスを考えてみよう。最初に相談に行く施設が病院とは限らない。虐待の場合は，相談支援センターへの電話かもしれない。ひきこもりの若者は保健所やフリースペースに行くかもしれない。実際，われわれが病院で出会う若者たちは，すでにいくつかの相談機関を経て受診することが多いし，治療経過の中で，筆者と治療を続けながら別の施設に通うといったことも珍しくない。治療経過の中で，ある時は病院がメインの治療の場で，別の時は自助グループがメインの場というように，治療の段階によって主たる治療援助の場が違うということも当然起きている。家族もしかりである。この意味で，精神保健福祉の専門家は，一人の患者，一つの家族の治療援助について考えるとき自分だけであるいは自分の施設だけで解決しようとせず，多元−多職種−他施設的にアプローチするという考え方に立つべきである。ちなみに多元的ということは，自分が今アプローチしている対象が身体的次元か，心理的次元か，家族的次元か，社会的組織次元（学校や会社など）か，行政の次元か，などを考えながら，必要に応じて他の次元のアプローチを実践したり，自分の属するところでできない場合は，それができる施設へ依頼するということである。このようなアプローチは一言でいえば，治療援助のネットワーク化であろう。

　このことは理念的には誰でも考えるだろうが，実践することは想像以上に難しいのである。それゆえ，個々のケースとの日常的な関係の中で，なぜ難しいのかを考えることがきわめて実践的な課題なのである。互いに情報不足であるとか，多忙であるといった理由が挙げられるが，筆者は，困難さの最大の理由として，各施設，各職種間の「縄張り意識」，「職業上のヒエラルキー」を挙げておきたい。われわれ精神保健福祉の専門家は，互いの職業上の役割を認識し尊重しつつ，自分の内にある「縄張り意識，ヒエラルキー意識」を克服しなければならないのであるが，この作業は相当な苦痛を伴うものだということを知っておくべきであろう。

Ⅱ．不適切な養育（家族）と神話

　不適切な養育，不適切な家族といっても，少なくとも家族臨床で見る限りではさまざまである。したがって，不適切な養育のタイプ分け，レッテル貼りは，現在までのところ，あまり重要な機能を果たしていないどころか，むしろ，臨床的には危険でさえある。筆者は，家族や養育にまつわる「神話」，あるいは病名という「神話」がしばしば臨床場面に浸透し，臨床家としてのわれわれの思考を麻痺させているという事態を明確化しておきたい。例えば，「過保護」という言葉によって，母親の子どもへの情緒供給の重要な側面が見逃されてしまう，「家族に問題がある」という職業的慣用句も，家族が過去と現在において果たしてきた成長促進的な側面を無視したものである。相談にきた家族に対する「子どもの問題は時間が解決する」,「本人が来ないと分かりません」とか，暴力を振るう子どもの親に対して「病気ではありません。思春期の一時的問題だからじっと見守ってやって下さい。そうすれば変化しますよ」いうステレオタイプな助言は，家族を無力感に押しやるだけである。「虐待」,「無視」もそうである。本人が来なくても家族への治療援助の方法はいくらでもある。「時間が解決する」という医者は患者－家族に，「そこで何が起きているか私には分かりません，だからどうしてよいのかも分からないのです」と伝えているに等しい。精神科医が「病気ではありません」という時，その背景には疾病観に関する優れて専門家的な思索があるのだが，そのような専門家の間だけで通じる説明を患者や家族にしてもまったく意味がない。筆者の知る限り，このようないい方をするのは世界で日本だけである。反対に，はやりの病名が神話化することがある。青少年に関して，少し前は「境界例」であり，現在は「ADHD」である。そうした病名というレッテルを貼ることで何か分かったような気になるのは大変危険である。たとえば「ADHD に薬物療法が効果的だ」と考えてしまうと心理的－家族的配慮などといったほかのことは頭の中から消えてしまうのである。

　そこで，われわれ臨床家にとって，どのようにして「神話」に気づくかということが，きわめて実践的な臨床課題となるのである。そのために必要なことを以下に挙げてみる。第一に自分の判断や行動が「神話」に支配されていないかどうか常に自己モニターすることである，第二に同僚や関連する職種の人々に対し，自分が常にオープンな姿勢を維持することである，第三に新しい文献

だけでなく古典にも目を開く必要があることである．第四に必要とあらば自分のもっている知識を別なものと取り替えなければならないが，その際体験する対象喪失の苦痛に耐えることが必要である．

　今のところ，養育と家族との関連する分野で役に立つ臨床理論は，Winnicott, D.W.（1965）がやったように，人生早期の両親からの基礎的な情緒供給がなされているかどうかによって，環境を三つくらいに分けてみる方法ではないかと，筆者は考えている．すなわち，第一は，環境の決定因子から比較的疎遠で，個人独自の葛藤が認められる神経症である．これはかなり健康だということである．第二は，個人と環境との相互適応の不全，つまり人生早期における環境からの基礎的情緒供給がない場合で，個人の成熟が阻害されている場合である．これがもっとも深刻な結果を招来する．第三は，中間的なもので，環境からの情緒供給が最初は順調にいっていたが，そのあと支障が生じ，個人の内面的環境が確立していない場合で，人格障害などがこれにあたる．

Ⅲ．価値観

　神話の洞察と関連して，価値観についても考える必要がある．神話は価値観の変形したものだからである．価値観とは，物事の有益性についてよいと考えられることすなわち価値についての判断である．価値観は単なる観念以上のものであって，それは力と構造をもっている．これは，人が自分の価値観を保持するために，自分の生活だけでなく他人の生活すら破壊してしまう例をみればよくわかることである．価値観は，内的には超自我を指し示す主観的体験であり，家族との関係では個人の家族に関する主観的体験を表す言葉であり，さらに社会との同一化を介した社会の一員であるという主観的体験を表す言葉でもある．

　このように個人−家族−社会の各次元を連結する機能をもつ価値観について，筆者は価値観の内容ではなく，価値観の形成と形成過程における価値観をめぐる葛藤という視点が重要だと考えている（狩野，2000）．人は，家族の情緒的役割関係の中で価値観を形成し，次に新しい集団（幼稚園，学校など）に所属するたびに，新しい集団への同一化によって新しい価値観を身につける．しかし，その際，古い価値観と新しい価値観は，個人の中で葛藤するわけである．このような価値観をめぐる葛藤を経験しながら人は自分にユニークな価値

観を身につけ成長するのである。この視点から家族をみると，特定の家族が社会システムとして開かれたものであるか，それとも閉じられたものであるかということは決定的に重要なことになる。開かれた家族の場合，そのメンバーは社会に協調できるし，閉鎖的な家族の場合は新しい集団や外界を恐ろしい有害なものとして経験する。むしろ，家族と社会がそれぞれオープンなシステムとして有機的に関連しているかどうかが，個人の健康にとって決定的な問題だと考えられる。

Ⅳ．現代家族の変化をめぐる神話

　そこで筆者は，現代における子どもたちの病理の要因として挙げられるいくつかの「家族構造変化」説について，文化人類学的立場からの見解を援用しつつ，臨床の立場から批判を加え，現代の家族を支配している価値観について明らかにしてみようと思う。

　しばしば現代家族の変化として，「戦後核家族論」，「父親不在とか父親機能の低下」，「過保護」，「教育ママ」，「家族の崩壊」といったことが挙げられる。しかし，このような意見は本当に正しいのだろうか。山本七平（1992）によれば日本の家族の特徴は，家族に関する原則がないことだという。そして，わが国では，一夫一婦制で，両親と子どもをもって家族と考えるという核家族化はすでに鎌倉時代から始まっており，父系制とか大家族主義はなかったし，親孝行とか血縁を大事にする文化もなかったそうである。ある地方で，拡大家族がともに暮らしていてもそれはたまたま経済的理由からであって，文化とか価値観からではない。だから，相続者以外の子どもは「厄介者」であり，家族の外（しばしば江戸などの大都会）へ出て生活を営み，核家族を再生産する。父親不在は，江戸時代の参勤交代を見ても明らかである。氏家幹人（1995）によれば，江戸時代において地方各藩の為政者の悩みは，夫不在中に横行した妻の不倫だったそうである。

　こうしてみると，「核家族化」や「父親不在ないし父親機能の低下」，「家族の崩壊」という事態は，少なくとも江戸時代以前からわが国に認められる家族の特徴であり，現代においてはじめて認められた現象ではないことがわかる。確かに小此木啓吾（1983）のいうように「単身赴任」とか「ホテル家族」に現れている「無原則な日本の家族」は，近代資本主義にもっとも適応しやすい機

能をもっていたともいえる。臨床で認められる家族の世代境界の揺らぎ，両親同盟の脆さ，家族の中への情報の無制限な侵入，養育機能の低下など家族構造や機能の変化は，臨床において家族を対象化してみた場合にのみ認められる現象であり，したがってそれらを現代家族の特徴とするのは速断に過ぎるだろうし，ましてや子どもの病理の原因だと断定するのは危険でさえある。

　むしろ，個人−家族−社会という視点から，個々の症例をみると，家族には「すべての価値観，信条，思想，宗教観から自由であることがよいことだ，あるいは幸福をもたらす」という「価値観」が支配的であり，それは家族メンバー間だけでなく家族と家族を取り巻く環境（拡大家族や知人）との間でも支配的であるということがわかる。表面的には，両者の間に日常的交流はあるし，例えば両親はそれぞれの拡大家族や友人との交流を楽しんでさえいるが，誰一人として「お節介をしない」し「口出しをしない」のである。すなわち，問題は家族と社会との間の情緒交流が不十分であることにあると考えられる（Ackerman, 1958）。

V. 現代における価値観の病理構造

　以上の考察に基づくと，現代を支配している価値観は「すべての価値観から自由であることはよいことだ」，「価値の多様化が大切だ」というまさに「単一の価値観」すなわち現代の神話であるといえる。この神話の構造的−機能的特徴は，大人にとって，同一性拡散やモラトリアムをゲーム化している青年の背後にある孤独への恐怖に気づくことができないという防衛的質をもっていることである。さらに，大人がこの神話によって子どもや若者の自己愛的な行動化を礼賛し，彼らの表現を商品化しているという事態を考えると，この防衛としての神話には破壊的な質が備わっていると考えられるのである（Fromm, 1941）。

　このような事態を，鋭く予言したのは「自由の重みに耐えかねている現代人」を描いた Fromm, E.（1941）であるが，筆者は，個人のみならず現代の家族もまた自由を獲得した代償として，コミュニティーからの束縛を失い，自由がもたらす重荷——すなわち孤独と孤立——について苦悩しているといえる。しかし，高度経済成長を達成し，物も情報も豊かな時代において「これでよいと思い変化を求めていない」しかも「価値観の多様化」という単一の神話にしがみついているのが現代社会なのである。

VI. 臨床アプローチ

　本稿のテーマとの関連でいうと，いわゆる「不適切な養育」とは，家族と社会との情緒的絆が希薄になった結果であり，神話すなわち変形した価値観はこの事態を覆い隠す機能をもっていると考えられる。もちろん，この考えは現代の家族をめぐる状況の一側面にすぎないが，臨床的アプローチを構想する上で大変有益な考えであると思う。まず臨床家に求められる基本的な姿勢は，不適切な養育という問題を家族にのみ押しつけることなく，養育機能をもつ家族が健全に機能するためには社会との交流が不可欠だということを再認識するということになる。その上で臨床的アプローチとして，第一に臨床家は自分の個人的，家族的，職業的価値観のすべてにオープンであること，現代の社会が共有している価値観に鋭敏であり神話を洞察すること，家族の主観を尊重すべきこと，である。第二に，臨床的関与が，個人－家族－社会の相互の情緒的絆を強化する機能をもっていることを意識すべきであること，そしてこうした臨床的作業には必然的に「よけいなお節介や口出し」が含まれるが，それを恐れずしかしそれによって引き起こされる混乱をも引き受ける覚悟が臨床家には必要である。第三に，臨床家が一つ一つの症例との治療において自分の価値観や思い込み，神話を洞察するという作業は，対象喪失という苦痛な情緒体験なしには進展しないということを忘れてはいけない（狩野，1996）。

おわりに

　虐待を受けた子どもであれひきこもりの青少年であれ，本人の病理を含むそこで起きている事態は，非常に複雑だといわねばならない。彼らの家族と治療援助的関わりをもつことは必須の作業であるが，その際われわれ精神保健の専門家は多元－他職種－他施設的アプローチを基本としつつ，いかに神話に惑わされない態度を維持すべきかという考察と価値観についての考察からもたらされる臨床的アプローチにはどのようなものがあるかということについて具体的に述べた。それらの背景にあるのは「個人－家族－社会はともに変化する力動である」という概念である。

文　献

258　第Ⅶ部　個人療法を越えて

Ackerman, N.W. (1958) The Psychodynamics of Family Life. New York, Basic Books. (小此木啓吾・石原潔訳 (1970) 家族関係の病理と治療 上・下. 岩崎学術出版社)

Fromm, E. (1941) Escape from Freedom. New York, Holt, Farrar & Rinehart. (日高六郎訳 (1970) 自由からの逃走. 創元新社)

狩野力八郎 (1996) 誰にとっての課題か――思春期青年期の現代的課題. 思春期青年期精神医学 6 ; 159-165.

狩野力八郎 (2000) 家族システムの病理から見た社会・文化的価値観の変化. 精神科治療学 15 ; 1245-1250.

小此木啓吾 (1983) 家庭のない家族の時代. ABC 出版.

氏家幹人 (1995) 性の現代史. 現代 10 ; 197-200.

Winnicott, D.W. (1965) The Maturational Processes and the Facilitating Environment ; Studies in the Theory of Emotional Development. London, Hogarth Press. (牛島定信訳 (1977) 情緒発達の精神分析理論. 岩崎学術出版社)

山本七平 (1992) 日本文化と家族. (精神分析振興財団編) 企業と家族, 職場とこころの健康③所収. 東海大学出版会)

第4章　患者とともに家族の歴史を生きる

はじめに

　近代臨床医学の伝統の中に「家族の歴史」に関する新しい意味を導入したのは精神分析である。臨床医学は，患者個人の私的な背景にとらわれることなく，症状を見極め疾患を特定する，すなわちそうした医学的判断には，貴族も平民もないのである。かくのごとき公平な立場にこそ「近代的臨床医学」といわれるものの本質があるといえる。精神医学においても同様であり，たとえKraepelin, E. が統合失調症のプロセス概念を明確化したとしても，それはあくまで「疾患」という「もの」のプロセスであり，けっして患者個人のユニークで私的な歴史を重視したのではなかった。いっぽう Freud, S. の精神分析は，性的誘惑説（心的外傷）から始まり，幻想説（固着退行論）へと変遷するが，いずれにしても現在の病理の意味やそれがどのように形成されたかを理解するために家族の歴史をさかのぼるのである。いいかえると，精神分析は，感情，思考，願望，幻想，信念，対象関係が時とところを超えて転送され，現在の分析状況において再現されると考えるのである。乳幼児期（現在の乳幼児研究によれば胎生期からといってもよい）から連綿と続くもろもろの体験が現在の無意識に転送されるといってもよいであろう。ここにおいて，「家族の歴史」は症状学的意味だけでなく，パーソナルな意味を持つという新しい視点が加わったのである。

　しかし，このパーソナルな意味をもつということを家族の歴史の中に隠された真実を「発見すること」と受けとってはならない。私たちは，誰から教えられなくても人を歴史的に理解するという方法を身につけている。不躾な態度を取る人物に対して「あれは親のしつけが悪いからだ」といった説明をする。ヒステリー患者のエディプス葛藤が意識化されれば，その物語は単なる日常的なスキャンダルに過ぎない。Freud, S. ほど幼少期の家族関係にまつわる記憶を

260 第Ⅶ部 個人療法を越えて

徹底的に探索したものはいないが，そこで彼が気づいたのは，「無意識とは，意識から巧妙に（組織的に）身をかわす心的活動の一つの形」（Lear, 1998）であり，精神分析とは，症状の背後にある何か隠された内容（隠された真実）を発見することではなく，自由連想法をとおして，個人が無意識的防衛活動から自由になることを目標としている，ということである。精神分析において「家族の歴史」は，無意識的心的活動に含み込まれているという点において，意味の世界へと持ち込まれたのである。たとえば，Freud, S.（1950）が明らかにした家族ロマンスという空想は，このようにして認識された内的な家族の歴史を意味しているのであり，それが示しているのはエディプスコンプレックスである。

　Freud, S. は，心理療法の技法において「教育する」こと，「指示する」こと，「暗示する」ことを徹底的に拒否した。彼は，心理療法家によるでっち上げの物語の押し付けを拒否した。そうではなく，彼は無意識的防衛活動を明らかにすることによって，連想の断片と断片の不連続そのものに意味を読み取り，表象の転移を明らかにし，患者が主体的に自らの主観的物語を構成することに腐心したのである。彼にとって，解釈とは自分の理解を押し付けることではなく，まだ言葉にならない患者の主観的物語を「読み取り」「照らし返す」という作業なのである。

　以上のような Freud, S. の心理療法に関する「考え方」は，その後新たに開発されたいろいろな心理療法理論や技法においても共有されていると私は考えている。いや，もう少し正確には，こうした Freud, S. の「考え方」をたたき台にして，それぞれの技法を構築したといえるであろう。こうした心理療法の歴史をふまえてみると，「家族の歴史を活かす」という一見するとわかりやすい本特集[編注]のテーマにはじつに複雑な意味が含まれているのである。「誰が（患者か？　治療者か？　家族か？）」「どんな目的で」「どのように」活かすのか？　「家族の歴史」とは客観的な「それ」か，主観的な体験か？　そもそも「活かす」とはどのようなことをさすのか？　このあと，私は，これらの疑問について精神分析的心理療法はどのようにとらえているか，を明らかにしていくつもりである。

　それらについて述べる前に，私が一人の臨床家として，家族をどのよう

編注）特集　家族の歴史を治療に生かす. 精神療法 35（1）.

第4章　患者とともに家族の歴史を生きる　261

にとらえているかという基本的姿勢を明示しておきたい。この私の姿勢は，
Erikson, E.H. の次の見事な言葉で適切に説明できると思うので，それを紹介し
よう。彼は，個人と家族とを全体的に理解する視点として「ともに成長してい
く力動」という言葉でそれを表現している（Anthony, 1983）。この言葉は，そ
れだけで治療する力をもっているような個体発達的であると同時に，世代間の
相互作用を含むような，ともに成長する全体的な力動，ということを意味して
いる。したがって，家族あるいは家族の歴史への臨床的アプローチにおいては，
家族の歴史の何を対象にするかという実践的技法的レベルによっても，あるい
は理論的レベルによっても多様なのであって，どれがよいというものではなく，
分析的個人心理療法において対象とするのは，内的な家族の歴史あるいは家族
の表象なのである。そこでは，本質的には，すべてのことを内面のこととし外
在化しない，他者の責任に転嫁することなくつねに自分の責任として背負い，
自分自身の無意識的心的活動やそこに含まれる感情，欲望，思考つまりは心的
現実を直視するという思想を採用するのである。

Ⅰ．家族の歴史に関する概念的相違

　さて，まず最初に「家族の歴史」に関する概念上の相違を明確にしておこう。
　まず第一に医学的な家族歴を取り上げる。これは，精神分析とは直接関係が
ないのであるが，医学における家族歴の書き方，活用の目的と精神分析におけ
るそれとは基本的に異なっているにもかかわらず，この区別をしていない学会
発表や論文が散見されるので一言述べておきたいのである。
　いわゆるカルテという診療録に「家族歴」の欄があらかじめ設けられている
ことは医師ならば必ず知っている。その目的は，遺伝情報を得て記述すること
にある。関連する欄として「生活史」がある。これも基本的には当該患者が
現在患っている疾患に関連のある情報を得て記述するためのものである。「現
病歴」はまさに，現在の症状の「起始」「経過」を記述するためのものである。
したがって，こうした医学情報が認められないとき家族歴の欄に「遺伝負因な
し」とか生活史の欄に「幼少期に特に問題ない」などと記載されるのである。
多少，発達歴を詳しく書いているものでも，生後〇カ月首のすわり，〇カ月歩
行開始，などと書かれているのである。子どもの過去の何らかの病気について，
両親がどのように情緒的に反応しどのように対処したかは，ほとんど書かれる

262 第Ⅶ部　個人療法を越えて

ことはない。ましてや，子どもの小学校進学について，誰のどんな動機付けで，そしてそれを巡りどのような葛藤があり，どのように解決しどの小学校を選択したか，などは一切触れられない。医学的家族歴は，その人の人生において起きた客観的な「それ（症状，疾患，遺伝因子，身体−神経学的変化）」を記載することに重点を置いているのであるから，必然的にこうした情報を得るやり方は，医学的方法にもとづく記述的な観察によっているわけで，これが医学において「家族の歴史を活用する」やり方なのである。

　しかし，精神分析においては「幼少期に特に問題なし」などということはありえないのである。乳児であっても内的な動機的力や環境からの対応に対してさまざまに知覚し体験するのであるから，問題なしなどということはありえない。とりわけ本人が両親から「望まれて生まれた」のかどうか，という問題はその人の一生を左右しかねない大問題なのである。

　老婆心ながら，私が言いたいのは医学的（記述的）な観察と精神分析的（力動的）観察による情報を，明確に区別して記載する必要があるということである。概念的に区別することによって「家族の歴史」の活用に道が拓かれるのであって，概念的混同は，家族の歴史の効果的な活用に結びつかないのである。

　つぎに，関係性と現実的な相互作用の相違を明らかにしておきたい。Stern, D.N.（1989）は，相互作用と関係性について，前者は客観的かつ行動的に把握しうるものだが，後者はより抽象的な心的表象として理解される，と区別する。関係性のパターンは二人以上の人の相互作用の中に位置づけられ，それゆえにわれわれはたとえ身体的には一人のときでも心の中では相互作用の相手の存在を想像し思考し感じることができるのである。関係性のパターンは，相互作用によって構成されるいろいろな出来事が集積された歴史的結果であり，ひるがえって相互作用によって変化を受けるものでもある。いいかえると，心的表象は，現在や未来の相互作用の指針となり，関係性のパターンは連続性を構成し，同時に現実の相互作用によって修飾されるのである。こうした区別の仕方は，あまりにも割り切りすぎているようにも見えるが，臨床の実際において説得力のあるものである。たとえば，Reiss, D.（1989）は，こうした心的表象を「表象家族（represented family）」とよび，それに対し家族生活の中で実際に観察できるようなパターン化され調整された慣わしをもって動いている家族を「慣わし家族（practicing family）」とよんでいる。各々の家族メンバーは，現在の家族の中でつねに自分の表象家族を再生させ，それら表象家族は慣わし

家族によって修正される。反対に慣わし家族の背景には表象家族があり，これら表象家族を変化させることで慣わし家族を変化させることができると考えられる。

　以上述べてきたように，家族の歴史は，それを見る視座により，客観的な（記述的な）家族の歴史，主観的な心的表象としての家族の歴史，現実的な相互作用（行動）に見られる慣わし家族に分類される。このことは単に見方の相違を表しているのではなく，異なる理論的視座により，治療アプローチの実際も異なるという点で重要なのである。さて，これによってつぎに進む準備ができたと思う。つまり，とりあえず分析的個人心理療法の理論上の対象は，心的表象としての家族の歴史だということから出発してみよう。

II．アセスメント

　分析的個人心理療法におけるアセスメントの目標は，煎じ詰めれば分析可能性があるか否かを見極めることであり，その結果を力動的定式化として記述することである。個人の人格システムを形作り，構造化しているのは，その人自身の心理的組織化のあり方であり，その人の家族の歴史を含む成育史全体とその人にユニークな人生体験に由来するパーソナルな意味づけの積み重ねとつながりであり，さらには身体感覚を組織化し体験するその人自身の様式であるから，アセスメントにおいては，個人の動機づけ，適応様式，防衛パターン，現実検討能力，対象関係，自己や同一性のあり方，環境の失敗の程度，ライフサイクル上の課題を巡る葛藤とその解決の仕方，治療同盟形成能力などを理解しようとするのである。

　こうした目標を達成するために，アセスメントの主要な作業の一つとして，患者の家族の歴史をたどるのである。子どもと親は相互に適応しながら，その関係はそれ自体非常に特異的な一つのシステムとして発達する。胎児や乳幼児は，何らかの仕方で母親と関与している。これらの関係によって乳児の心的状態は変化していくだけでなく，自分が変化していくという感覚を乳児にもたらす。このような自己体験は 365 日 24 時間繰り返され変化を蒙るのである。この状況を Winnicott, D.W. は抱える環境とよんだのである。やがて子どもは，自分が固有の特定のあり方や関係の仕方をもつ特定の家族の中にいることに気づくようになる。エディプスの段階とは，自分が作った内的世界と家族から

なる複雑な組織の中に自分の運命が在るという発見をするときである（Bollas, 1999）。とりわけ，このとき子どもは，自分がなぜこの世に生を受けたか，両親から望まれてか，自分は誰を愛し（憎み）誰に愛されているか（憎まれているか）に激しい好奇心とそれらにまつわる空想を抱くようになる。このように子どもはまさに家族を生きるのであるが，彼の体験は，欲望，防衛，信念などの心的活動により歪曲されたり象徴化されたりする。であるからこそ，彼の体験世界にとって，世界は意味のあるものとなるのである。アセスメントにおける患者の治療者に対する体験の中で，患者はこうした両親との複雑な体験の派生物を意識的－無意識的に感知するであろう。

　このようなことをふまえながらアセスメントの結果である力動的定式化の実際について触れることにする。力動的定式化は，その時点における治療者の患者理解の結晶であり，まさに「家族の歴史の活用の仕方」の一つといえるがゆえにここで取り上げるのである（アセスメント面接の具体的方法については本稿の範囲を超えるので割愛する）。分析的個人心理療法における力動的定式化に関する Gabbard, G.O.（2004）の実際的かつ明確な指針を紹介しよう。第一に，来談動機，現病歴，記述的かつ力動的生活史（含む家族歴），現在の状態に関する所見を書くこと，第二に，よい定式化は，生物心理社会的であり，臨床像を説明し，治療に情報を与えうるような患者理解を簡潔に説明したものであること，第三に，臨床像とその本質に関連したストレス因，生物・心理・社会的要素がどのように作用して臨床像を作り上げているかに関する説明的な仮説（ニーズと現実・超自我との葛藤や不安，それに対する防衛機制，社会適応の全体的あり方をふくむこと），治療とそれが予後に与える影響に関する予測，といった三つのポイントを含むこと，の三つを挙げている。

　つぎに症例によって力動的定式化を例示する。

（ある症例の力動的定式化）

　この患者は 37 歳キャリアウーマン，中 1 の男子と小 4 の女子をもつ既婚女性で，温かい夫との関係は良好である。既往歴はないが，4 年前に娘の不登校で他の医師から 1 年間のガイダンスを受けたことがある。最近のストレス因は，娘の不登校が再び始まったことである。そのため自信を失い抑うつ的になり，他の医師からの紹介で受診した。

　精神病や依存症の遺伝訴因はないが，父親が彼女の幼少期に失踪し小 3 の頃に戻ってきたり，3 歳上の兄が大学時代にある明確な理由で自殺をしたが，彼

らの精神障害の有無は不明である。3歳下に妹がいる。彼女は5人家族の中で，母親は兄や妹を自由にさせたが自分には厳しく，母親の愛情がなかったと感じながら成長した。父親がなぜ失踪したか，どのように戻ったかを彼女は知らないが，父親の存在感は乏しく母親は支配的で貧しい家庭であった。彼女は，つねに自分に厳しく，自分には自己主張をする権利はないと考えていた。家庭ではよい子であり，学校では成績がよく気が強い子だったが，いっぽうで自分には親友をもつ権利も人から誉められる権利もないと考えていた。大学はもっとも希望する分野を断念し，生活に困らない職を身につけられるような分野を選択した。大学1年の時，彼女は親の代わりに自殺した兄の遺体を引き取りにいったが，兄の苦痛を理解し救えなかった自分を責めていた。こうして彼女は「男は弱い」という考え，そうした男性に対し性愛的に能動的になることへの強い禁止，反動形成的な高い自尊心を発展させた。同時に理想を実現する現実的能力もあり，大学や職場での適応は良好でそれなりの成果を挙げた。彼女は，学生時代からの友人であった彼と「彼の家族は仲がよい」という理由で結婚した。第一子の3歳下に娘が誕生したが，成長するにつれ，彼女は娘の活発さ，聡明さを理想化し，反面女の子らしさを否認した。彼女は自分の母親や兄との関係を自分の子どもたちに投影したのである。彼女は，娘が自分のように不幸になるのではないかという無意識的考えと不安に縛られていた。娘は活発だがどこか脆さをもつ女の子であり，小学校という新しい局面に不安を感じ不登校になった。こうした経緯は，前医との1年間の相談と夫の協力で知的理解が進み，娘の不登校も解決した。しかし，今回の問題には，娘が前思春期に入り母親離れが起きたり，学校でのささいな出来事で不登校になったこと，さらには高齢化した母親を温かく受け入れられないことをめぐるアンビバレントな葛藤，職場での昇進をめぐるストレスなど家族社会的要素が関与していた。加えて，中年期に入り，彼女が喪失と自己決定というテーマについて適切に解決できず自尊心が低下したという要素も関わっていた。

　今回，彼女は自らの問題を解決する必要を感じ，娘の治療だけでなく，自分の心理療法を求めて来談した。彼女は神経症レベルであり，反動形成を中心とした防衛機制を用いているので，内的世界の探求には弱い自己表象や性愛感情の直視といった面で困難を示すだろうが，私への信頼感と変化への意識的意思は明瞭であり，言語化能力も高く，分析的心理療法をうまく活用できるであろう。薬物療法は，一時的な抗不安剤の使用ですむであろう。娘個人の問題につ

266 第Ⅶ部　個人療法を越えて

いては私とは別に治療者を紹介するのがよいであろう。

　診断は，DSM システムを用いると I 軸は適応障害，Ⅱ軸は該当する項目は
ないが，高いパーソナリティ水準のヒステリー性格である。

　ここに記載された家族の歴史には，医学的家族歴，相互作用的な慣わし家族
の歴史，表象としての家族が過不足なく含まれている。しかし，分析的個人心
理療法のアセスメントとして私がもっとも強調しているのはやはり「表象とし
ての家族の歴史」であることは，おわかりいただけると思う。そのさい，私は，
彼女がアセスメントにおいて私に語った事柄すなわち彼女の家族に関する主観
的体験（心的表象）に，可能な限り沿って，さらには精神分析の諸概念により
それらの情報を解体整理しながら，私が物語として読み取ったものである。こ
うした作業の意義は，完璧な歴史を再現することでもなければこの物語を彼女
に信じ込ませることでもなく，表象としての家族の歴史がいまだ不連続で断片
的であることに彼女と私が気づくことにある。ここに記載された家族の歴史は，
彼女の心的表象世界のほんの一部に過ぎないのだが，私との関係において私を
理解する彼女の理解の仕方から，彼女はほぼよい養育を体験しており，それが
彼女の適応能力や心理療法への動機付けや治療同盟に反映している，というこ
とが理解できるという点に意義があるのである。つまり，心理療法への入り口
としての価値があるといってもよい。

Ⅲ．分析的個人心理療法の目的と家族の歴史

　Freud, S.（1933）は「続精神分析入門」において，精神分析の目標として
「Wo Es war, so Ich werden」と述べた。これは，邦訳では「かつてエスであっ
たところを自我にしなければならない」（著作集 1，p.452）と訳されているが，
むしろ「エスあるところ自我あらしめよ」という格言でよく知られている。標
準版では「Where id was, there ego shall be」と訳されている。これについて
Ogden, T.H.（1986）は「Where it was, I shall be (or shall be becoming)」つ
まり「それのあったところに，私をいさせなさい（または，ならせなさい）」
が適切な訳であると主張している。私もこの見解に大いに賛同するのであるが，
Ogden, T.H. は「精神分析の目標は，私にたまたま生起するパーソナルでない
出来事（それ it）であったもの（たとえば，不安「発作」，強迫症状，抑うつ
の「波」，むちゃ食い，薬を飲むこと，自分を身体的危険にさらすことへの抗

いがたい「ニーズ」など）を，私−性（I-ness）の性質をもつ体験へと変形することである」と主張する。この見解は，「それ」が「私」になるとは，すなわちそれが自分のパーソナルな家族の歴史に正当に位置づけられることを意味しているのである。「（そうなることによって）なぜ私がその確信をしっかり保持しているのか，その確信を私がどのようにつくりあげたのか，もしそれを放棄するときに私がどのような性質の苦痛を感じるのかを，理解することが可能になってくるのである」（Ogden, 1986）。

　このような見解に立てば，分析的個人心理療法における「家族の歴史を活用する」ということは，患者が「連続性と一貫性をもつ主体的な表象としての家族の歴史を生きることができるようになること」と読みかえることができるのである。

Ⅳ．ともに患者の人生を生きる——心理療法過程——

　私が好きなつまりは最も納得がいく言葉を紹介しよう。Greenacre, P.（1984）が「再構成について」という論文で述べているくだりである。

　「注意深く受容的な態度で患者の言葉に耳を傾けながら，鋭敏な分析者は，次第に増えていく患者の生活の集積に慣れ親しむようになる。**いわば彼は，患者とともに生きてきたのである**（ゴシック筆者）。彼自身のおぼろげな，あるいは無意識に潜伏している記憶の印象を再び呼び戻すことによって，必然的に，ある反応共鳴が彼の心の中に確立されてくる。それらの印象はもはや明確に想起されたりしないし，決して明確に意識されたりしないかもしれないが，それらは彼の共感的理解の中において本質的なものであり，それゆえ彼は，自然に明確化的解釈に進んで，その解釈がしばしば再構成の諸要素に形を与えるのである（一部筆者修正）」

　この文章における著者の意図は，歴史的にも現代的にも精神分析のホットな議論である構成か再構成かというテーマを論じることにある。しかし，私はその方向に議論を進めない。この文章には，精神分析過程のあらゆる要素が見事な形で表現されているので，ここでは，本稿の趣旨に沿う形で，転移と転移の行為化，分析的態度，解釈の生成といった事柄に注目したい。まず，転移と転移の行為化である。患者は，心理療法関係の過程で，自分の存在の成り立ちをさかのぼることによって，家族の歴史という舞台におけるさまざまな人物との関係，情緒，欲望，思考を無意識のうちに体験し，ひるがえって自分がそのよ

うな他者との関係プロセスのなかにあるという体験にまつわる表象は治療関係の中へ移し変えられるのである。しかも，そのような表象は必ず何らかの歪曲を蒙っているのである。たとえば，患者の父親に関する表象は何らかの程度にゆがめられた錯覚であって，父親そのものではない。父親そのものは絶対に知りえないのである。治療者に対するある種の欲望は，かつて他の人物に向けられていたものがいまや治療者表象に置き換えられ結び付けられたものである。行為化は，ある対象との関係や情緒が想起される代わりに反復的に行為として演じられることであるから，患者のある部分を理解することができるような意味を伝達するものである。しかも，転移や転移の行為化はまったく同じものが正確に反復されるものではなく，むしろ不正確に反復されているといってよい。すなわち，転移や転移の行為化という概念は「人間の精神は特徴的な活動——生きていくこの世界を意味あるものに創造する——を有している」(Lear, 1998) ことを端的に示しているのである。そして，治療者が患者とともに生きていくためには，つまりは共同作業をするためには，患者の言葉を理解し，話さなければならない。転移の対象として自らを体験することによって，患者の家族の表象としての歴史をともに経験しなければならないのである。

　この文章で，Greenacre, P. は Freud, S. の「平等に漂う注意」についても言及しているのである。こうした分析的態度は，分析過程のあるときに分析者(患者もである）は，合理的かつ社会的振る舞いを放棄して，連想することと傾聴することに専心することを意味している。Bollas, C. (1999) は，家族の歴史はミステリーに富んでいるがゆえに治療者ばかりか患者の好奇心をも激しく刺激する，ということを明らかにした。他者の不可知性に身をゆだねることができず，真実を求めるのである。しかし，われわれは真実を求めてはならない。分析的心理療法は，家族の歴史の真実を暴くために患者の心の奥底を発掘するのではなく，世代を超えて伝達される——それは表象という形においてだが——患者の家族の歴史をともに生きるのである。

　もう一点，彼女の「自然に明確化的解釈に進んで」という部分に注目したい。解釈は，分析過程において自然に生まれるといっているのである。小此木 (1971) は，個人的交流において，「自由連想を命じているのは治療者ではない。それは精神分析である。それは，ちょうど外科手術において外科医が個人的で特異的な能力で手術をするのではなく——つまり名人芸でなく——外科学に基づいた一定の術式で行うのと同じである」と話されていた。これは古澤平作の

第4章　患者とともに家族の歴史を生きる　269

教えだということであったが，この認識が治療構造論に展開したのである。治療者も患者も，二人の関係だけでなく，分析構造と分析過程という第三者に関与しており，解釈は分析過程や構造が生み出すのである。この見解は，Ogden, T. H.（1994）のいうところの分析的第三主体（二人の関係を解釈する主体）という概念と相通ずるのである。家族の歴史は，もしそれが二者関係だけで構成されるなら，競争も葛藤も裏切りも，あるいは愛情も嫉妬も何も生み出さない。二者関係を解釈する第三者が存在するような三者関係の中で意味が生成されるのである。この意味で，治療者が，患者とともに生きるということには，その二人の関係を解釈する存在（第三者性）が必須であり，それによって治療者も患者も「家族の歴史」という文脈においてパーソナルな意味が空白である部分について文脈的意味をもった名前をつけることができるのである。

　前述した症例は約3年の分析で終了したが，彼女は連想中，ときおり自分の連想が「フリーズしている」と話していた。そして，これは彼女の家族の歴史がところどころ「フリーズしている」ことも意味していたのである。家族の歴史について，分析過程で彼女はなんら新しいことを発見しなかった。ただ，フリーズしている部分が解凍されただけである。そして，彼女は，なんら変わったところのないしかし自分にとってはユニークでかけがえのない家族の歴史を生きてきた，という主体的感覚を享受することができたのである。

おわりに

　「家族の歴史」について語るということは，ある意味で精神分析のすべてを語ることである。したがって，論述をかなり絞らなければならず，世代間伝達，名前の意味，エディプスや阿闍世（あじゃせ）といった家族物語などは大変興味深いテーマなのだが，本論文中では示唆をするにとどめた。そこで，分析的「個人療法」というように条件をつけてみてもほとんど同じであるが，本論文ではこの条件付けにこだわって考察することに努めた。医学的なあるいは客観的な家族の歴史，相互作用的な慣わし家族の歴史，心的表象としての家族の歴史といった概念的相違の強調がそれである。そのうえでアセスメントにおいてはこれら三つの視座が必要であること，しかし，分析的心理療法構造と過程においては，「家族の歴史の活用」を「治療者は患者とともに患者の家族の歴史を生きる」とよみかえることが重要であることを強調した。

文　献

Anthony, J.E.（1983）Forward. In：Call, J., Gaienson, E. & Tyson, R.L.（Eds.）Frontiers of Infant Psychiatry. Basic Books.（小此木啓吾訳（1988）序文．小此木啓吾監訳．乳幼児精神医学．岩崎学術出版社）

Bollas, C.（1999）The Mystery of Things. Routledge.（館直彦・横井公一監訳（2004）精神分析という経験——事物のミステリー．岩崎学術出版社）

Freud, S.（1933）New Introductory Lectuers on Psychoanalysis. SE XXII．Hogarth Press.（懸田克躬・高橋義孝訳（1971）精神分析入門（続）著作集 1．人文書院）

Freud, S.（1950）Family Romances. SE IX , Hogarth Press.（1909 年の Rank, O. による「英雄誕生の神話」に何の見出しもなく掲載されていたが，おそらく 1908 年に書かれたと推定されている）

Gabbard, G.O.（2004）Long-Term Psychodynamic Psychotherapy：A Basic Text. American Psychiatric Publishing.（狩野力八郎監訳，池田暁史訳（2012）精神力動的精神療法——基本テキスト．岩崎学術出版社）

Greenacre, P.（1984）On Reconstruction. In：Blum, H.（Ed.）Japanese Anthology Collection. Journal of the American Psychoanalytic Association；1973-1982.（初出は 1975 年の同上ジャーナルである）（橋本元秀・皆川邦直訳（1984）再構成について．（日本精神分析協会編訳）精神分析の新しい動向——米国精神分析論集 1973-1982．pp.70-90, 岩崎学術出版社）

Lear, J.（1998）Open Minded：Working Out the Logic of the Soul. Cambridge, Havard University Press.（竹友安彦監訳（2005）開かれた心——精神の論理を探求する．里文社）

Ogden, T.H.（1986）The Matrix of the Mind：Object Relations and the Psychoanalytic Dialogue. Jason Aronson.（藤山直樹訳（1996）こころのマトリックス——対象関係論との対話．岩崎学術出版社）

Ogden, T.H.（1994）SubJects of Analysis. New York, Jason Aronson.（和田秀樹訳（1996）「あいだ」の空間——精神分析の第三主体．新評論）

小此木啓吾（1971）個人的交流．

Reiss, D.（1989）The rpresented family and practicing family；Contrasting visions of family continuity. In：Sameroff, A.J. & Emde, R.N.（Eds.）Relationship Disturbances in Early Childhood. Basic Books.（小此木啓吾監修，井上果子，他訳（2003）表象家族と生活家族——家族の連続性に関する対照的な 2 つの視点．早期関係性障害——乳幼児期の成り立ちとその変遷を探る．pp.234-274, 岩崎学術出版社）

Stern, D.N.（1989）The representation of relational pattern: Developmental Considerations. In：Sameroff, A.J. & Emde, R.N.（Eds.）Relationship Disturbances in Early Childhood. Basic Books.（関係性のパターンの表象：発達的検討）

第 5 章　集団療法の基礎

——治癒要因・集団力動・技法——

はじめに

　内科医である Pratt, J.H. は 1905 年に，結核患者の情緒的苦痛を克服するのを助けるために，結核患者教室を始めた。彼は主に教育的なアプローチを使ったが，これが現代的な意味での集団療法の開始と考えられている。この手法は現在でも，たとえば喘息患者，不妊に悩む夫婦，糖尿病患者など臨床医学の多くの領域で「……教室」という形で，実践されているのは周知のことである。精神医学領域においては，1920 年代から 1930 年代にかけて，Lazell, E.W. やMarsh, L.C. といった人達が精神病の入院患者に対して，小集団における教育的アプローチや討論を用いた。

　しかし，その後，対人関係や精神内界の洞察を促す精神分析的集団療法が盛んになる中で，力動的集団精神療法が集団療法の中核に位置づけられるようになった。このターニングポイントで決定的な役割を果たしたのが，後述するBion, W.R. (1961) の「全体としての集団」という視点に基づく集団力動についての概念である。この動向に触発され，各個人精神療法学派の理論と技法を基礎とした異なった集団精神療法が生まれてきた。

　では，わが国の現状はどうであろうか。日本集団精神療法学会の調査によると（杉山，他，1995），わが国でも多種多様な集団精神療法が行われているが，入院患者を中心として，精神分裂病患者を主な対象とした 10 人前後の集団で，週 1 回行われているのが多いという。しかし，わが国において集団療法をめぐる課題は少なくない。なかでももっとも大きな問題は，十分な専門的研修を受けている集団精神療法家が少ないこと，個人精神療法の経験なしに集団精神療法を行っている人が多いということである。さらに集団療法に深くかかわっている精神科医や心療内科医が少ないということがあげられる。これは，精神医学の再医学化，脱精神療法化や経済的理由といった近年欧米諸国が直面してい

272　第Ⅶ部　個人療法を越えて

るものと共通の問題があるにしても，以前から指摘されているわが国の精神療法全体の問題といえるかもしれない。

Ⅰ. 集団療法の種類

　集団療法は，集団とはいってもあくまで個人の治療的変化を目標とする集団を媒体とした治療的アプローチである。しかし，治療者が専門的な訓練を受けているかいないか，理論的裏づけはどのようなものか，集団の規模はどうか，などによって実に多様な種類の集団療法がある。こうした混乱ともいえる事態を整理して考えるために，Sheidlinger, S. (1982a) の提案した四つのカテゴリーが便利なので，以下に紹介する。

1. 集団精神療法（Group Psychotherapy）

　個人精神療法の経験があり，かつ集団過程についての研修を受けている専門家が行う。十分に計画された小集団を設定し，そこで起きる情緒的相互交流を利用して，精神疾患あるいは人格の機能障害を治すことを目的とする。参加者もこの目的を知らされており，自分の機能不全を修正するために集団に参加する。

2. 治療集団（"Therapeutic" Group）

　精神保健の専門家が外来や入院場面で行う集団療法であり，その目的は本来の治療手段の補助的役割や精神科患者の適応機能の強化や回復にある。たとえば治療共同体，精神科リハビリテーションや作業療法の集団である。しかし，集団精神療法と異なり，治療者は必ずしも集団療法の専門的訓練を受けていない。

3. 人間的成熟と訓練のための集団
　　（Human Development and Training Groups）

　精神療法というよりも，知的情緒的教育を目的とした集団である。このカテゴリーにはわが国でも方々で行われている一般の人向けの感受性訓練や啓発セミナーから集団精神療法や個人精神療法の研修過程で，教育研修機関が行う訓練，たとえば T-Group までが含まれる。T-Group とは，Training の T とこの研修方式が最初に行われた英国の Tavistock Clinic の T に由来する。この方式は，主には Bion, W.R. の集団理論に基づいており，小集団や大集団における

集団体験，リーダーシップ体験を学ぶ。

4. 自助グループ（Self-Help Groups）

　代表的なのは Alcoholics Anonymous や Synanon であるが，ガン患者や摂食障害患者の自助グループなどわが国でも広く行われている。相互援助のため，あるいはボランティアで，共通の悩みやハンディキャップなどを克服したいという共通のニーズによって集まったグループである。しばしば既存の病院や専門家によっては癒されないという考えが共有されているのが特徴である。本人が同意すればであるが，グループはさまざまな情緒的・物質的援助を求め，結果，それは参加者の強い個人的同一性の強化につながる。治癒を目的とするよりも，たとえばアルコール依存患者が飲酒を再開するといった脱落を防ぐことを目的とする。

II. 集団精神療法における治癒的要因

　集団精神療法の過程で起きるどのような出来事が病気の治癒や人格構造の変化につながるのであろうか。いうなれば，なぜ「集団」は効果的かということである。こうした集団精神療法の治癒的要因について知っておくことは，少なくとも医療や精神保健の専門家ならば，上に述べた集団精神療法以外の集団療法を始める際にも必須のことと思われる。これについてもっともよく知られているのは Yalom, I.D. の 12 の治癒的要因であるが，ここでは，彼の研究をさらに推敲した Bloch, S. ら（1986）の考えに基づいて説明する。

1. 自己開示（self-disclosure）

　集団のなかで他のメンバーに自分の個人的情報を明らかにすることである。自己開示は集団のまとまりを強化し，おのおののメンバーの集団に対する関心を促進する機能をもつ。

　自己開示を促す方法として，治療者が明確な指示を与えたり，治療者がモデルになるといった直接的方法と集団の不安や緊張を解釈することによって結果として自己開示を促進するという間接的方法がある。しかし，集団のリーダーとしての治療者の態度は間違いなくこの自己開示のパターンに影響を与えると考えられる。患者によっては自己開示から利益を得ないものもいるので自己開

274　第Ⅶ部　個人療法を越えて

示を無理に押しつけないことが大切である。

　一般的に，治療者が治療初期に自己開示することは不安を喚起する。患者は支持や安定した構造を望んでいるからである。しかし，治療が進んでからは患者はむしろ治療者の開示を要求するものである。したがって，治療者がモデルになるという方法は集団のまとまりができてからのほうがよい。

2.　自己を理解すること（self-understanding）

　これは，洞察，自分についての気づき，自分を知ること，学ぶことなど，いろいろな言い方をされている。これらは知的な要素である。自分についていろいろな側面から異なったやり方で理解することである。たとえば，防衛機制や症状の原因を理解する，夢の意味を理解する，自分の行動が他者に与える影響を理解する，などである。治療者の寄って立つ理論によっても違う。分析的な治療者は，葛藤や内的感情，思考，空想，防衛の精神力動的原因を重視するし，力動的対人関係を重視する治療者は他者との関係についての気づきを重視するであろう。

　そもそも洞察のためには患者に psychological mindedness があるかいなかが重要な要素である。また，治療者や他のメンバーからの，行動についてのポジティヴなフィードバックが自己理解を促進するために意義がある。

3. 受け入れること(acceptance)あるいはまとまり(cohesiveness)

　この言葉は集団療法を行う人によってしばしば用いられるものである。集団への所属感や他のメンバーから認められるという感覚である。また，これらの感覚は，集団が一緒であるという「まとまり」感覚と密接に関連している。

　「まとまり」はリーダーのとるスタイルによって異なるものである。たとえば，caring 的なリーダーの方が自己主張的なリーダーよりもまとまりを促進する。また，治療者が集団を組織するやり方によっても違う。小集団の方がまとまりやすいし，集団の中に両性がいるほうがまとまりやすい，といえる。

4.　対人関係の行動から学ぶこと
　　（learning from interpersonal action）

　これは集団の中で建設的かつ適応的に関係しようとする試みでもある。これに関して，Yalom, I.D.（1986）は次の五つの対人関係における出来事を上げて

いる。第一は，集団は自分が他者に与える印象について教えてくれること，第二は，自分が他者とどのように出会うかを学ぶこと，第三は，他のメンバーは，彼らが「私」についてどのようなことを考えているかを率直に話してくれること，第四は，集団のメンバーは他の人を不快にさせるような「私」の癖やパターンについて指摘してくれること，第五は，実際に思っていることを言わないために，他の人を戸惑わせることがある，ということを学ぶこと，である。

5. カタルシス（catharsis）

　カタルシスは強い感情の放出により，安堵感をもたらす。これはドラマチックであり印象的である。そのため，集団療法の初心者が集団体験でもっとも印象づけられるものである。しかし，カタルシスはそれにつづく内省や知的理解を伴って初めて価値が出るものと考えられる。カタルシスは常によいとは限らない。攻撃性の放出がよい結果を生むこともあるし，よくない結果を生むこともある。たとえば，陰性感情の放出が限りなく続くのは好ましくないであろう。
　技法的には，意図的にいろいろな情緒のカタルシスをひき起こそうとする方法もあるが，力動的集団精神療法では自然な展開を待つのが普通である。

6. ガイダンス（guidance）

　情報を分かち合ったり助言をすることである。この要因を強調した教育的アプローチは先に述べた Pratt, J.H. の結核患者の集団にさかのぼることができる。その後，教育的アプローチは好ましくない依存を助長するという精神分析的立場からの批判のために軽視されるようになった。しかし，ある種のガイダンスは行動を変換させる効果をもつこともわかってきており，わが国では心理教育的アプローチとして各分野で用いられている。
　実際，こうしたアプローチは一定の情報を与えることによって，混乱や偏見を少なくする効果があるし，ある特定の目標を達成するのにも役立つことはよく知られている。さらに，集団精神療法に関していうと，開始前の訓練——たとえばインストラクションを書いたものを示す，集団療法のビデオをみせるなど——にも役に立ち，広い意味では集団過程を強化する機能をもつといえる。

7. 一般性ないしは普遍性（universality）

　自分の苦痛や問題は自分だけにあるのではないという感覚のことである。心

療内科や精神科の患者は，たとえ軽度の病気でも，ほとんどの人が世の中で自分だけがこの病気にかかっていると信じている。しかし，集団の中でこの信念は解消されていく。したがって，「一般性」はスティグマからの解放，他のメンバーへの支持といった意味をもつ。こうした出来事は，自助グループや同じ問題をもつ患者の集団（homogeneous group）において顕著に認められる。

8. 愛他的であること（altruism）

他者（仲間）にとって，自分は価値ある存在だと気づくことである。これも，自助グループで際立って認められるが，どんな集団においても重要な要因である。

9. 人の身になることを学ぶ（vicarious learning）

患者は，他のメンバーや治療者を観察することを通して，何か大事なことを体験する。力動的にいえば，これは治療者への同一化やメンバーが互いの治療体験を同一視するといったことによって起きる。いわば，相手の身になってみることを学ぶことであり，表面的な物真似ではない。

治療者は，モデリングやロールプレイ，心理劇を用いて同一化を促進できる，あるいは他の患者をもっとよく見るように励まして他の患者との同一化を促進できる。

10. 希望が染み込むこと（instillation of hope）

治療体験を通して，患者はよくなることやよくなる可能性について希望的かつ楽観的な見通しをもつことである。筆者は，従来精神療法では未来性について語ることはひどく少なかったが，治療を支えるもっとも重要な力は，未来における治癒への希望や期待であると考えている。集団療法では患者の希望の源泉には他の患者も含まれるのが特徴であり，個人療法にない利点でもある。患者は自分がよくなることからだけでなく，他の人がよくなるのを見ることからも希望をもつわけである。

III. 集団力動の特徴

集団には特有の力が働いていて，集団全体や各メンバーの役割行動を規定している。この認識は，Bion, W.R. の貢献によるところが大であるが，どんな

第 5 章　集団療法の基礎——治癒要因・集団力動・技法——　277

集団療法を行う場合でも知っておくべき基本的知識でもあると筆者は考えている。

彼は (Bion, 1961)，すべての集団には，作業集団 (work group) あるいは課題集団 (task group) と基底的思い込み集団 (basic assumption group) という二つの集団の在り方があるという。どんな集団にも必ずその集団の存在理由である一義的かつ合理的な課題があるものである。前者は，こうした課題の達成に向けて前進している集団の在り方である。しかし，こうした動きは，必ず集団の別の在り方によって妨害される。これが後者であり，その場合，集団やメンバーは一種の「思い込み」や憶測によって行動する。いいかえると，基底的思い込み集団は集団の無意識的空想といってもよい。

基底的思い込み集団には，依存，闘争－逃避，つがいの三つの在り方がある。

1）依存集団：これは抑うつ不安すなわち自分の破壊性が自分の愛情対象を壊してしまう不安に対する防衛である。患者は，自分たちは無力で無知であると感じ，治療者に全面的に依存するようにふるまい，治療者は何でも知っている，万能であると思い込む。

2）闘争－逃避集団：被害的－妄想的不安に対する防衛である。悪いものはすべて投影される。内部の誰かがその対象になることがあるし，外部に投影され外部が悪いものになることもある。内部であれ外部であれ，そうした誰かをひどく恐れたり，嫌ったりして，集団の問題をすべてその人のせいにする。集団は，そうした迫害者と戦うかそこから逃げ出すかというジレンマに陥る。たとえば，自分の集団療法がうまくいかないのは治療者がよくないからだ，などである。

3）つがい集団：抑うつ不安や妄想的不安をすべて否認して，集団を救うための救世主を願望する。集団の中の二人が仲良くなり，二人だけの世界を作る。集団は，破壊性や憎しみなどまったくなく，万事うまく行っているという楽観主義と希望にあふれる。ここでは躁的防衛が作動している。たとえば，治療者も含めメンバー全員がこの治療はうまくいっていると思い込んでいるような事態である。

こうした集団力動とは別に，Redl, F. (1963) は「役割への吸引」という集団に非常に特徴的な現象について述べている。すなわち，人は集団の中にいると日頃とは異なった行動を取ってしまうことがある。これは決して意図的ではない。集団の中で，ある人がついつい特定の役割を負ってしまうのである。た

とえば，ある人が集団の考えを代弁し，他の人は沈黙するといった「スポークスマン」という現象である。あるいは，ある人が，メンバー全員の怒りの投影の対象となって，悪者として振る舞うような「生け贄の子羊（scape goat）」といった現象である。こうした出来事が起きるとき，集団は基底的思い込み集団が優勢になっており，メンバー一間で投影同一視が起きていると考えられる。

　基底的思い込み集団や役割への吸引といった集団力動の理解は，個人精神療法における転移の理解に相当する。したがって，これを理解し洞察することによって集団は，より自由な交流をもてるようになり生産的になる。上述した，10 の治癒的要因が生起するようになるともいえる。治療者はこうした集団の出来事を読み取る必要がある。さもないと集団は破壊性によって壊れてしまうからである。筆者が，どんな集団療法でも，これらの集団力動を認識する必要があると述べたのも，こうした理由からである。

Ⅳ．集団精神療法の実際

　ここでは，主に力動的集団精神療法について述べる。

1．患者の選択

　治療を始めるに当たって，集団精神療法がその患者にとって役立つかどうかの判断が大切なのはいうまでもない。こうした適応の評価の基準については，個人精神療法の場合とほぼ同じことが当てはまる。第一に，治療動機があること，第二に psychological mindedness があること，第三にある程度の自我機能があることなどである。症候学的にみると，反社会的人格障害を除く多くの人格障害に集団療法は効果的である。集団の中で，彼らの対人関係パターンが明確に現れるし，それらについて集団からのフィードバックを受けることができるからである。

　また，個人精神療法よりも集団設定の方が有利な場合もある。たとえば，近親姦などの深刻な心的外傷を伴う人格障害（境界例など）の場合，彼らの問題を個人療法で抱え切ることには大変な困難を伴うが，集団ならば抱えることができよう。同じように，投影機制が優勢な非精神病患者の場合も集団設定は有利である。

第 5 章　集団療法の基礎——治癒要因・集団力動・技法——　279

2. 集団の組織化 heterogeneous group か homogeneous group か

一方，その患者にどんな集団設定が適当か，あるいはどんな集団を設定するかという問題もある。その際，年齢，性，文化，社会経済的条件，病理，自我機能などを考慮する。たとえば，女性だけの集団に男性が入るのは好ましくないであろう。また，衝動的人格障害の集団にひきこもり患者が入ったり，境界例患者の集団に反社会的患者が入るのは好ましくないであろう。

力動的集団精神療法の場合，一般には，heterogeneous group がよいと考えられている。すなわち，患者の葛藤や症状は異なっていても自我機能はほぼ同じ水準であるのが好ましいとされている。たとえば，自己開示傾向について患者の間にあまりに程度の差があるのは避けるべきであろう。

しかし，共通の問題に悩んでいるメンバーで構成される集団療法（homogeneous group）もある。先述したようにそもそも集団療法の始まりが結核患者集団という homogeneous group であった。ガン患者，喘息の子供，分裂病，うつ病，ひきこもり，同性愛，依存症などなど非常に多様な集団がある。

3. 構造設定

参加人数は治療者も含めて 8 人から 10 人の小集団で，頻度は，通常は週 1 回，60 分以上から 90 分である。期限はなくオープンエンドである。参加患者は，終結したメンバーからやめていき，かわりに新しいメンバーを加えるが，この過程は非常にゆっくりしたものである（これを slow open group という）。一方，homogeneous group で課題を決めているような場合は，期限を決めて，かつ closed group で行うこともある。

治療者は事前に参加患者に会うが，それは患者の治療に対する不安を軽減させ，かつ治療者との最小限の治療同盟をつくるためである。

4. 基本的態度

力動的集団精神療法の場合，治療の原則は，第一に，特にテーマを与えず，自由連想に相当するような，自由な言語的交流を旨とする。第二に，治療者は，集団に積極的に参加するが，しかし，それはたくさんしゃべるということではなく，自分も治療者でありながら集団の一員であるということを意味する。第三は，治療者は，特定の患者に格別の関心を示したり，えこひいきしたりせず，どのメンバーとも等距離を保つという意味での中立性を維持することである。

280　第Ⅶ部　個人療法を越えて

第四は，集団は一種の社会を構成するから，メンバーの役割などを観察することである。つまり，患者は集団の中でこれまでの人生で他のひととかかわってきたのと同じパターンで他のメンバーとかかわるようになる。したがって，患者の長所も現れるが病理的パターン，たとえば頑固である，傲慢である，お節介である，追従的である，ひっ込み思案である，ものごとを曖昧にする，性愛化しやすい，分離不安を起こしやすい，などといったことが浮き彫りになるので，これらを十分観察する。第五は，解釈に関してであるが，原則的には集団に特有の不安や緊張が発展するまでは解釈をしない（患者同士のフィードバックの活性化が望ましいからである）。

5. 治療過程

　個人精神療法と同様に転移や抵抗が起きてくる。これは治療者に向くこともあれば，患者間で起きることもある。上に述べたように，そこには，患者の病理的パターンが反映されているのである。同様に，治療者もまた集団の中で逆転移を経験する。

　しかし，こうした一対一の転移とは別に，集団特有の転移がある。集団全体がすべての願望を充足させてくれるような理想的な母親とみられるものである（Sheidlinger, 1982b）。これは，攻撃的な集団（母親）に関する不安の防衛と考えられる。このように，全体としての集団という視点からみると，前述したように集団は基底的思い込み集団へと急速に退行するが，そこで集団と各メンバーが体験する抑うつ不安や迫害不安とそれらへの防衛を徹底操作することが重要である（Ganzarain, 1989）。これは，治療者が解釈することもあるし，患者同士のフィードバックで達成されることもある。

　肝心なことは，治療者は，表面的な出来事や瑣末なことにとらわれず，集団全体の力動に目を向け，集団が基底的思い込み集団に支配されず，作業集団として機能し，治癒的要因が活性化するように，すなわち集団が自律的に機能するように働きかけることである。

おわりに

　集団療法は，精神科領域だけでなく医療のさまざまな分野，また精神療法の研修にとどまらず，学生の教育などの分野においても，優れて有効な方法であ

る。集団療法に関心のある方は，まず日本集団精神療法学会などを中心に実施
されている研修に参加されるのがよいであろう。

文　献

Bion, W.R. (1961) Experiences in Groups and Other Papers. Basic Books, New York. (池
　田数好訳 (1973) 集団精神療法の基礎. 岩崎学術出版社)

Bloch, S. (1968) Therapeutic factors in group psychotherapy. In : Frances, A.J. &
　Hales, R.E. (Eds.) Psychiatry Update Annual Review Vol.5 p.678. Washington, DC,
　American Psychiatric Press.

Ganzarain, R. (1989) Object Relations Group Psychotherapy: The Group as an Object, a
　Tool, and a Training. New York, International Universities Press.(高橋哲郎監訳(1996)
　対象関係集団精神療法──対象・道具・訓練としてのグループ. p.137, 岩崎学術出版社)

Redl, F.(1963)Psychoanalysis and group therapy ; A developmental point of view. Am. J.
　Orhtopsychiatry 33 ; 135.

Sheidlinger, S. (1982a) Focus on Group Psychotherapy. p.5, New York, International
　Universities Press.

Sheidlinger, S. (1982b) Focus on Group Psychotherapy. p.75, New York, International
　Universities Press.

杉山恵理子・小谷英文・井上直子，他 (1995) 治療実態から見た日本の集団精神療法の
　枠組と効果. 集団精神療法 11 ; 45.

Yalom, I.D. (1986) Interpersonal learning. In : Frances, A.J. & Hales, R.E. (Eds.)
　Psychiatry Update Annual Review Vol.5. p.699, Washington DC, American Psychiatric
　Press.

第6章　スタッフへの攻撃と治療的対応

はじめに

　この特集[編注]は，精神療法のエッセンスを具体的かつ実践的に述べるというのが趣旨であろうと考えるので，以下に症例をあげて，デイケアにおけるスタッフへの攻撃とそれへの対応について解説することとする。

症例

症例1

　私の目の前に40歳代後半の物静かな整った顔立ちだが険しい目つきをした一人の男性患者が座っていた。私はその病院のデイケアにあるいくつかのチームのうちの一つに属していた。各チームには，精神科医が2名（ないし3名），看護師，ソーシャルワーカー（以下PSW），活動療法士，サイコロジストが各1名（ないし2名）いて，30名前後の患者をもっていた。各スタッフは，自分本来の職種とは別に，患者のデイケア治療や日常生活全般を取りまとめるコーディネーターの役割を分担して持つことになっていた。入院治療からデイケア治療への移行に際しては，当該患者に行われているいろいろな治療，病院外での住まいの調整など新しい生活構造を設定するためにデイケアチームの各スタッフとの面接をしたり，入院場面では入院終了のための心理的物理的お別れの作業をするなどのために十分な準備期間を設定していた。その中年男性患者は，入院治療からデイケア治療への過渡期にあり，私がコーディネーターになる予定であったため，面接に来ていたのであった。

　私は，自己紹介をし，型どおりにデイケア治療への本人の動機を尋ねること

編注）特集　ふだんの面接に生かせる精神療法のエッセンス　精神科臨床サービス8（1）.

284　第Ⅶ部　個人療法を越えて

から面接を始めた。ところが，彼は質問に答える代わりに，慇懃な態度で私の話す英語の不自然さを指摘したのである。私は，お礼を言って言い方を変えた。彼は少し質問に答えはしたが，そのセッション中，辟易するほどねちねちと私の話す英語にけちをつけていた。その次の面接も同じパターンで終始した。彼の個人精神療法医も外国人であったが，精神療法医と私を比較し，向こうの方が英語も上手だし親切だとまで言うのであった。入院チームからの詳細な報告で，私は，彼が，堅い職業についていたが独身で，母親の死後，児童に性的いたずらをして逮捕されたものの，彼の職業組織の援助で精神科治療を受けることを条件に釈放され，入院していたこと，診断は自己愛性パーソナリティ障害であること，入院治療では一定の成果を挙げていたことなどを知っていた。彼の，私の話す英語に対するねちねちとした攻撃は，児童への性的いたずらと同質のものであることは容易に理解できたが，それを転移として彼に直接解釈しても意味がないことも分かっていた。なぜならば，私と彼との間に転移解釈が価値を持つような治療同盟はできていないし，彼のこうした攻撃的態度は私以外の誰も目撃していないことであり，短絡的な解釈は「攻撃」に対する「仕返し」という意味しか持たないであろうことも理解していたからである。それ以上に，力動的入院治療の知識は，患者が示す特徴的な行動パターン（対象関係の反復）について，スタッフが個別に解釈すると患者はあまりに多くの解釈を受けて混乱してしまうであろうこと，したがってチームで十分共有した後，入院治療やデイケア生活という治療社会生活の文脈（たとえば治療目標に向けて主体的に努力しているか，そうした努力をチームや仲間の患者に適切な形で伝達する努力をしているか，といったことである）で，チームの理解を患者に伝えることが技法として意義があるということを教えてくれていたからである。

　スタッフミーティングで，彼について症例検討が行われた。各スタッフから報告がなされたが，いずれのスタッフも彼にはデイケア治療への十分な動機とそれにもとづいた計画性があることを報告した。しかも，他のスタッフには丁寧な態度を示しており，あの不快な態度は私に対してだけ向けられたものであることが分かった。このミーティングで，彼の「サディスティックな攻撃性」と私が体験した「不快感」は他のスタッフに十分理解された。問題は，彼がなぜこのような態度を取るかであった。私たちの理解は，慣れ親しんだ入院生活を失う喪失感が入院場面でなお十分に扱われていないこと，デイケアという新しい状況への不安があること，それゆえ，入院治療スタッフにこうした彼の動

第 6 章　スタッフへの攻撃と治療的対応　285

きや彼の喪失感を入院チームがもっと扱う必要があることを伝達することが合意された。私はチームの共感と理解が得られたことによって，ずい分安堵した（英語が下手なのは当たり前だと居直ることもできた）。

　次のセッションで，彼は，以前より幾分穏やかに見えたが，咳をしていた。彼は体調が優れないのだが，私との予約に間に合うように来たのだと言った。私は，彼の努力を評価し，ついでこの咳について詳しく質問をした。その結果，彼は何らかの肺炎に罹っていることが推測されたので，そのことを伝え，私との面接を中断して，内科医に受診するための手はずを整えタクシーで彼を送り出した。彼は，面接を中断したことに幾分不審な様子を示したが，私の指示に従った。その後彼は，肺炎と診断され，総合病院に緊急入院した。私は，コーディネーターとしてその病院に彼を見舞ったのだが，そこで見た彼からあの険しい表情は消えていた。むしろ気の弱くひどく心細そうな彼がそこにいた。そして彼は初めて私に感謝の気持ちを表したのである。当然，デイケアへの移行は延期された。ずっとしてから私はすでにデイケアから他の部署に移っていたのだが，彼をデイケア場面で見かけたとき，彼はずい分懐かしげに私に近寄ってきて，あのときのエピソードについて再び感謝したのである。

症例 2

　ある精神科病院で，私はコンサルタントとして症例検討会に参加していた。その日の発表は，デイケアの一つのプログラムのリーダーであった。テーマは，ある入院患者が，入院前に属していたデイケアで参加していたプログラムのリーダーに対し，恋愛感情をもち執拗に電話をかけてくるなどストーカーまがいの行動をとるのだが，つい先日退院し再度デイケアに参加する可能性があるけれども，今後どのように対応したらよいかというものであった。

　最初に当該リーダーから詳細な発表があった。患者は，30歳代の独身女性で，境界性パーソナリティ障害の診断でいくつもの病院での入院治療やデイケア治療を受けた後，数年前からこの病院にかかっていた。彼女は美しい顔立ちで日ごろは大人しく目立たないが，年齢よりは幼く見える人であった。今回の入院前に，デイケアに通っていたのだが，彼女はそこで著しい治療成果を挙げた。いろいろなスタッフとの関係も良好であり，リーダーはその治療成果に満足していた。患者は，自宅から通所していたが，母親から自立できず生活のいろいろな面で依存していた。ところがその母親が大病を発症し，彼女は献身的

にその世話をした。父親はマイペースでほとんど頼りにならなかった。その中で，彼女は次第に気分変調を呈し，ついには入院せざるを得なくなったのである。入院中，彼女は激しい興奮を示し，さまざまな不満や怒りをスタッフに訴えていたが，徐々に鎮静した。なお気分は不安定であり主治医は入院継続を考慮していたが，退院して母親の世話をしなければならないという患者の強い要求の結果，割合短期間で退院となった。その一方で，彼女は，入院中からデイケアリーダーに頻繁に電話をかけ，彼に会いたいと訴えていたが，役割上の理由から彼は断っていた。彼女の要求は次第にエスカレートし，彼が会ってくれると約束したのに会ってくれない，約束を破った，無視されたという被害的攻撃的色彩を帯びてきた。

　さて発表者であるリーダーは，患者の病理の重さを十分認識していなかったこと，デイケアで治療成果を挙げた彼女に自分は親切にしすぎ結果として恋愛感情転移や被害的感情を賦活したのではないか，と反省し，この反省を今後に活用したいというのが今回の症例提出の理由だというのであるが，明らかに彼は反省を超えてひどく自分を責めていることが理解できた。

　この会には，主治医や看護師をはじめ多くの関係するスタッフが参加しており，各スタッフから患者についての報告がなされた。その中で，患者が，他の病院でも同じパターンで治療中断になり転院していたこと，家族の中で，彼女は母親に依存はしているが，そのことを除くと自己犠牲的に家庭の世話を行う，いわゆる被虐的世話役であること，すなわち患者はついつい人の世話をしなければならなくなるが，同時に自分の努力を誰も求めてくれないと確信していることが明らかになった。そして，母親の大病が彼女に強い喪失の不安を引き起こしているという理解も共有された。こうした理解が共有されたとき，私は，むしろ問題は「なぜ発表者であるリーダー一人がひどく反省しなければならなくなったかということではないか」と指摘した。すなわち，リーダーがデイケアで取った態度も彼女の電話攻勢に対して取った態度も職業的境界に裏打ちされた適切な態度であったし，デイケアにおいて彼女が成果を挙げたことについて，彼女がいわゆる「よい患者」を演じていたと理解もできるが，それでも彼女の努力を認めているのも適切である。もちろん，リーダーが自責感を体験しているのは患者との間での投影同一視であることも理解できるが，私は，そういう個別の関係だけでなく病院全体としての問題としてとらえ返すことが必要だと考えたのである。

このような対話の文脈で，病棟部門とデイケア部門，外来部門のコミュニケーションが不足していたことが，幾人かのスタッフから指摘された。日ごろは良好なコミュニケーションが，この患者の場合，予測よりも早く退院になったため部門間のコミュニケーションをする時間的余裕がなかったこと，さらにその背景には，彼女の不満や怒りの訴えが激しかったので，彼女の退院について病棟部門が安堵してしまい，発表者であるリーダーの悩みに気づかなかったといった意見が述べられた。すなわち，どのスタッフも意図せずに発表者であるデイケアリーダーをスケープゴートにしていたということを理解したのである。症例検討がここまで展開すると，リーダーの自信は回復するので，今後デイケアでどのような治療を設定するかという具体的な問題に対する議論は生産的なものになった。

こうした一連の症例検討会での対話は，患者から投影された病理を，一人のスタッフが抱え込むのではなく，病院全体で理解し代謝する過程だといえる。そして，今回の症例検討会でそうした代謝過程が展開したのは，そもそもこの病院全体に，治療を心理学的，精神力動的に考える，あるいは集団として考えるという文化があったからこそ可能であったということは強調しておきたいことである。

まとめ

精神療法的アプローチにおいて，患者が情緒を言葉で表出することが歓迎される。もし患者が，怒りを表出しないと，治療スタッフは，彼（彼女）は情緒的コミュニケーションができないと不満をもらす。しかし，いったん患者が攻撃性を表出し始めると治療スタッフは困り始めるのである。患者は，最初から治療スタッフが受け入れやすい形で攻撃性を表出しないからである。つまり，それは，激しい怒り，軽蔑，恋愛感情を伴った執拗な攻撃的行動（ストーカー的），暴力，盗み，自己破壊行動など多様な形をとって現れる。精神分析の用語を用いれば，そのような行動には多かれ少なかれサドマゾキスティックな質や支配−被支配の力動を伴っているし，スタッフとの個別の関係では強烈な投影同一視がおき，スタッフは自分の内面に沸きあがってくる怒り，無力感などの対処困難な情緒を体験せざるを得ない。いいかえると，患者は攻撃性を表出すると自己統制を失うという不安があるゆえ，退行し病的状態にならない限り攻撃性

288　第Ⅶ部　個人療法を越えて

を表出せず自分の内部にかたくなに保持しようとするのである。

　デイケアは，どんな治療様式をとるのであれ，それは一つの集団である。しかも，病棟ほどに強い構造はもっていない。今日，入院治療の短期化と外来治療が主流となりつつあるわが国の精神科医療においてデイケアの必要性は高まるばかりだが，それだけにデイケアにおいて大人しい統合失調症の患者だけでなく，境界性パーソナリティ構造を持つ患者など攻撃性の表出に問題を抱えている患者が増えている。上に述べた二つの症例が示すようにデイケアにおける現象を，個別の病理，一対一の関係の病理としてだけでなく，集団全体の課題として捉え，スタッフが結束して治療を行うというアプローチが必要である。そうしたアプローチによって，はじめて患者の攻撃性は病理的形でなく建設的かつ適応的な力へと変形することが可能になると考えられる。

参考文献

狩野力八郎（1990）入院治療とは何か──投影同一視の役割と治療の構造化．（岩崎徹也，他編）治療構造論．p.351-366，岩崎学術出版社．

狩野力八郎（1994）多職種のチーム活動における集団力動．集団精神療法 10；113-118．

狩野力八郎（2004）構造化すること．（狩野力八郎・高野晶・山岡昌之編）日常臨床でみる人格障害．p.95-105．

第7章　チームはどこにでもある

──チーム医療・援助の生命力──

I.　はじめに

　今大会^{編注)}の主催者から，かつて東海大学病院精神科で実践していたチーム医療について話しをしてもらいたいという依頼を受けました。東海大学での力動的入院治療の実践が，わが国における現代的な意味での力動的入院治療の原点だという理由からです。このように高い評価を受けることは大変名誉なのですが，発表に際しては多少躊躇しました。その理由は，私が試みた入院治療についてはすでに他で発表してきたので，同じことをお話しするのはリタイアーしてからにしたいと感じたことです。第二の理由は，私の臨床実践はメニンガー病院で学んだことをモデルとしており，格別新しいことをしたわけではないということです。第三は，東海大学を去っている今日，過去の実践について考え，まとめ，公表するということは，私個人の対象喪失や破壊をめぐる無意識的－意識的な葛藤への直面を避けられないということです。しかし，私たちの行う精神療法という経験科学は，アナロジーにもとづく科学的メタファーを説明や推論の出発点にするわけだから，私の実践に価値があるかどうかは，たんに新しいか否かではなく，他の集団療法・チーム医療の実践やそこから得られた理論と相互に対応関係があるかどうかにかかっています。また，精神分析の営みとは，無意識の動きから目をそらさないことですから，個人的な苦痛は我慢しなければならないでしょう。こんなことを考えますと私の実践に関して，今現在の理解を発表することに価値を見出すことができましたので，覚悟を決めてお話ししたいと思います。

　精神分析は，その活動の中から精神分析的精神療法，集団精神療法，家族療法，認知療法などあまたの治療法を生み出すことでそれ自体が進化してきまし

編注）日本集団精神療法学会 第24回大会（広島）

た。その動きの総体を力動精神医学と呼んで差し支えないと思いますが，その中でも集団精神療法の創発と集団力動の解明は特記すべきものです。近年の乳幼児発達研究は，人間という存在が，発達の非常に早い段階から愛着関係をとおして集団を体験していることを示しています。つまり，2者関係から3者関係へと発達するのではなく，2者関係と3者関係は共に発達するような力動だと考えられます。このことについて，Grotstein, J. (1986) は次のように明快に述べています。「フロイトが提唱しながら放棄した自己保存本能を再評価するとしたら，いまや人間という生命体は，本来，自己保存と生まれつきの愛他主義による集団保存に動機付けられているといえよう。われわれは集団との結びつきが損なわれていない場合すなわち集団との愛着（attachment）がある場合そのように言えるのである」

　私は，自分の臨床経験から一人で達成できる治療などないと信じています。現在の精神科医療を振り返るとこの信念はますます確かになります。例えば，私は名医など必要ないと考えています。平均的な専門的技能を身につけチーム医療を適切に行える医者がいればよいと考えています。入院でも外来でも，個人精神療法も薬物療法も，どんな診療をしていてもそこにチームは存在しているし，チームは一つの治療を進行させ，展開させる力を内在しているからです。そこでは，意図的に構成したチームもあれば非意図的に作られたチームもあります。緊密な相互関係を持つチームもあればゆるい結びつきのチームもあります。集団精神療法のような小さなチームもあれば地域のような大きなネットワークもあります。私たち一人一人はそうしたチームのメンバーとして相互に関係しつつ何らかの役割を果たしています。これが治療の現実です。もしこの現実を認めることを拒否し，自分の力ですべての治療が達成できると考えたとしたら，それはひどく万能的な治療になってしまいます。反対にチームの力をもっぱらと考えたとしたら，私たち個々の専門家としての自尊心と意欲は低下します。いずれにしても，私たちは自分の臨床的営為において，自分が参加しているチームについて常に思いをいたさなければならないわけです。

　以上述べたことは，臨床実践の過程で私が現在到達した理解なのですが，今日お話しすることは過去の実践だけでなく，こうした思想がどのようにして形成されてきたかという力動についても触れたいと思います。それにしても，チームの一員である患者の問いかけはしばしば啓発的です。「入院してどんな治療をするの？　どうしてよくなるの？」。私はうまく答えられませんでした。振り

返ってみますと，入院治療や精神分析の治療機序に関する私の臨床研究の多く
はそうした患者からの刺激的な質問に触発されていることは明らかです。

II. 個人的な経験

　1971年に精神科医になり精神分析に惹きつけられていた私にとって，1969
年に始まった精神分析学会の学会闘争における精神分析批判にどう応えるかと
いうことをめぐり，個人的にも臨床実践においても強烈なジレンマを経験せざ
るを得ませんでした。そのジレンマは，次の3点に要約できます。
　1) 精神分析療法を実践することと社会的視点を維持することのジレンマ
　2) 治療者であることと自己否定の論理のジレンマ
　3) 精神分析療法と他の治療アプローチとのジレンマ
　必然的に私の関心は，個人精神分析だけでなく，力動的入院治療，集団・家
族療法，地域ネットワークに向いていきました。理論的には，小此木啓吾や岩
崎徹也の指導の影響から治療構造論とシステム理論が，複雑な臨床的出来事を
記述し，分析するための基本的理論であることが分かりました。メニンガー病
院での臨床経験の過程で，いくつもの「目から鱗が落ちる」といった経験をし
ました。たとえば，病棟全体のレクリエーションで病棟医長がいかにも楽しそ
うに振舞っている姿が不思議だったので彼に尋ねてみました。彼の答えは「治
療者が暗くては患者は救われないだろう」の一言でした。また治療では，精神
分析だけでなく認知，行動療法的アプローチも家族療法も，必要に応じてさま
ざまな治療方法が取り入れられていました。これは当たり前のことですが，個
人の学術次元における主義主張はさておき，臨床では患者の役に立つ方法なら
ば積極的にこれを行うということです。つまり，臨床では食わず嫌いは許され
ないことを痛感しました。
　このような臨床姿勢は，必然的に各々の治療方法がなぜどのように効果的な
のかという治療機序の探求へと私の関心を導きました。さらに，一人の患者に
いくつもの治療方法を行うのですから，それらがどのように統合されるのか，
いや統合という言葉は便利なのでそれを使うといかにも分かったような気に
なってしまうのですが，その言葉を使わないで，この複雑な事態を説明するに
はどうしたらよいかといったことへの関心も深まったのです。

292　第Ⅶ部　個人療法を越えて

Ⅲ．実践すること

　こうして私は臨床において，自分の学術的な主義主張や学派間のパワースト
ラッグルにとらわれず，患者の治療に役に立つ手段や方法は食わず嫌いをせず
に関心を向け実践することを基本におくようになりました。こうした実践的姿
勢をささえる方法論が以下のようなものです。

　第一に，結果（反応）を常に評価する（観察する）ということです。単なる
観照的態度でなく，対象に対する実践的行為的態度を通して意味や真理が明ら
かになるという態度です。たとえば，論文を書くことは，それ自体批判的な自
己分析の作業（自己の無意識の探求）であり，自分の実践した治療に対する評
価です。この意味で，精神療法を職業とするものにとって論文を書くというこ
とは必須の作業といえます。業績を挙げるという目的は，無視してはいけない
が副次的であります。

　第二に，そのための技法は実践の場を「構造化すること」です。何を構造化
するか（時間，空間，人，ルールなど），構造化の強さはどの程度にするか（構
造化の感覚の共有，条件無しの構造化，条件付きの構造化など）などが問題
となります。詳細は別のところで発表していますのでご参照ください（狩野，
1984，1998，2001）。

　第三は，治療の場を作り，提供し，交流し，観察するという動きを続けるこ
とです。私たちは，その動きそのものに治療的意味を発見することができるの
ですが，そのためには，理論的武器が必須です。心という感覚器官では捉えき
れないものを把握するには理論が必要だということです。

Ⅳ．私の理論的武器
──いろいろなシステム論と集団──

　私の理論的武器は，精神分析，いろいろなシステム論，臨床医学（精神医学）
の三つですが，ここでは主にシステム論についてお話します。臨床医学につい
て改めて述べる必要はないでしょうし，集団に関する精神分析的理解について
は衣笠先生が詳細に発表[編注]される予定ですので，私の話と併せてご理解いた

編注）衣笠隆幸（2007）対象関係論的小グループ療法──ビオン再考．集団精神療法 23；80-88.

第7章　チームはどこにでもある──チーム医療・援助の生命力──　293

だくとうれしく思います。

1　なぜシステム論が必要か

　私は別のところ（狩野，2001）で次のように精神療法は生命をもった有機体であることを主張しました。「精神療法の対象は物ではない。心的現実や主観的現実が主題である。それらは，直接感覚器官で捉えることができない。見ることも触れることもできない。したがって，精神療法には有機体として物質とは異なる固有の（生命を持ち続ける，すなわち生きているための）メカニズムがある」。ところで，システム論は，生命という有機体の振る舞いの根底にある原理を探求するために用いられている科学的パラダイムであり，生命体はなぜどのように生きているのか？　進化し続けるのか？　を考える膨大な研究を貫く一連の思考ですから，集団を生きている有機体として捉える際に有益な視点を提供してくれます。

　Bollas, C.（1999）は，精神分析以外の知を知ることは，自分の内部における対話過程を促進し知的なトーテム崇拝を破壊し，何かを生み出す力となるといっていますが，システム論は私にとってそのような意味もあります。つまり，精神分析概念や集団精神療法概念とシステム論の内的対話は生産的だということであります。これについてもう少し詳しく考察します。精神療法においてアナロジーやメタファーを用いて想像する作業は不可欠です。そのとき，それを創造する鍵になるのは「それを想像する能力」です。その結果，何かが壊され，新しい何かが生まれます。しかし，精神療法において無数に浮かぶメタファーやアナロジーをそのままにしておいては，それらはゴミ箱の屑のようなものに等しい。たとえば思いつき的なアナロジーやメタファーにもとづいた陳腐な言説は，たんなる破壊か教育の名の下における自由な思考の圧殺にしかなりません。私たちは，それらを精神分析の諸概念（たとえば防衛機制，転移－逆転移，欲動，対象関係，自己，ポジションなど），あるいは集団精神療法の概念によって集め，思考することによって，それらを相互に関連しあう一つの機能的なまとまりのある全体，つまりシステム，系列，を構成することができるのです。精神分析的関係や集団において，このような新生がどのようにして起きるか，アナロジーによる科学的メタファーとしてシステム論を借りて考えることは生産的であると考えるわけです（狩野，1984，1992）。

294 第Ⅶ部 個人療法を越えて

2 システム論の原理

いろいろなシステム論に共通する原理は以下のようなものです。第一に，要素が複合体をなし，特定の水準と秩序を維持するようになると，そこには各構成要素にはない新しい属性が生じること，第二に非線形つまり直線的因果律が支配していないこと，第三に，要素還元主義を否定しているということ，などです。すなわち，還元主義，線形，決定論的な機械モデルとは異なるのです。システム論には，動的平衡システム，自己組織化システム，オートポイエーシスなどがありますが，まず米国で力動的入院治療が展開したときに活用された動的平衡システム論（一般システム理論）の原理を紹介します。

これは，環境と相互作用しながら自己を維持し続ける（生き続ける）メカニズムの条件として，第一に，サブシステムの相互作用の結果，上位システムを構成する（階層性がある），第二に，開放システムであること（閉鎖システムはエントロピーが増大し組織は崩壊する），第三に，透過性のある境界が維持されていること（情報，物質，エネルギーの交流が可能になる），第4に，動的平衡システムの例として，フィードバック，ホメオスターシスなどの装置がある，ということが挙げられています。

3 集団が生きているためには？

集団が動的平衡システムとして生き続けるためには，つぎのような認識が必要だと考えられます。

第一に，個人よりも複雑な集団の現象を記述し，その意味を読み取り，治療に活用するためには，個人に関する概念だけでは不十分であり，集団という秩序を持った次元に関する概念が必要だということです（例：Bion, W.R. の集団力動論，Yalom, I.D., Bloch, S. らの 10 の治癒的要因など）。

第二に，集団が一定のまとまりを維持しつつ，開放システムとして展開することが，すなわち生命を維持する力となるということです。具体的には以下のような条件が挙げられます（狩野，1992，1994）。

1）primary task を見失わないこと
2）境界が適切な透過性をもつこと
3）リーダーが適切に機能すること
4）サブシステム間の相互関係が力動的に展開していること

第三に，動的平衡システム論から集団療法の過程を認識する際，次の4点が

第 7 章　チームはどこにでもある──チーム医療・援助の生命力──　295

重要になると考えられます。
　1) 集団における相互関係は一つのシステムである（治療者や患者を別々に
　　研究する方法とは決定的に異なる，集団の出来事をすべて個々の患者に
　　還元できない）
　2) 集団の相互関係には意識的・無意識的交流が絡み合っているという特徴
　　を知ること
　3) この集団過程において，参加者の誰にも単独では認められない「結果」
　　が新生する
　4) 非決定論である（予測不能性，未来へオープンな態度が必要となる）

4　精神分析的入院治療と集団精神療法からの補完

　以上のような動的平衡システムとしての集団あるいは入院治療と実際の臨床
実践からの知識を対話させると，チーム治療や集団精神療法はつぎのように表
現できると考えられます。
　第一に，有機的に機能している病院・病棟・チームというシステムは，個々
の患者の自己表象・対象表象・対象関係を受け入れ，代謝して，患者にコミュ
ニケートする containing 機能を持つ，という治療促進能力を持つと考えられ
ます。
　第二に，そこにおいて相互関係の記憶により構築された相互関係の心的表象
世界（対象関係の病理）が再現されます。
　第三に，そこにおいてスタッフの意識的無意識的な葛藤が賦活されます。
　第四に，したがって，一人の患者の行動，スタッフの行動はそこにおける対
人関係の原因でもあり結果でもあると考えられます。
　第五に，そこにおける自己の位置，行動を観察し理解する能力，あるいは他
の人との関係において彼らの内面を想像し解釈する能力を促進することが治療
的意味を持つといえます。すなわち，入院治療や集団精神療法において，患者
の責任性・自発性・主体性の成熟・促進，患者の能力・長所の発見と促進が強
調されるのです。したがって，集団は治療だけでなく，診断評価の場面として
も有効だといえます。

5　チームの組織化に向けて

　長々と述べてきましたが，東海大学精神科で，私が病棟医長として入院治療

におけるチーム医療を実践しようとしたとき，すでに以上のような知識や経験があったということです。かなりな準備状態ができていたということです。そして，病院や病棟において対人関係や患者の葛藤とその解決あるいは心理社会的成熟に影響を与える主要な要素は以下のような事柄だ，ということも分かっていました。

1) 病院・病棟・チームの組織のあり方
2) 治療理念，治療計画，治療目標
3) 責任や権限の位置
4) リーダーシップと役割分担
5) 以上の要素がスタッフ・患者にどの程度明確になり，共有されているかの程度

　これらの要素は一見すると管理的問題のように見えますがそうではありません。それらはまさに治療的アプローチなのです。システムとしての組織が生きるためにチームはいたるところにありますが，臨床家にとって，それらをどのように構成するかが治療的介入そのものだという感覚をもつこと，具体的に実践すること，それらについて構成メンバーがつねに話し合うことが，もっとも肝心なところなのです。

V. 東海大学精神科病棟（37床）における チームの組織化

　東海大学精神科病棟は1975年に開設され，力動的ないしは精神分析的入院治療を基本理念として活動してきました。以下に述べる病棟組織は1985年ころから橋本雅雄医長のもとで徐々に形を整え，私が1991年に病棟医長を引き継いだときのものです（狩野，他，1988；東海大学医学部精神科学教室，1991）。構造化するという考え方でいろいろな集団を組織化したのですが，一つ一つについて説明する時間的余裕がないので名称，頻度，リーダー，参加メンバー，目的の順で，それらの概略を紹介します。

1. 病棟全体
病棟リーダー：医長と師長
五つの治療チーム（一つはコンサルテーション・リエゾンチーム）：指導医，

主治医（研修医，大学院生などの若手），看護師（PN なし）からなる。なお
指導医は主治医にならずチーム全体をまとめる。これは，重複主治医の弊害を
避け，若い研修医に主治医としての責任感を経験してもらうためです。

2. 各チーム別の Mtg[編注].
1) チーム Mtg.（週 1 回，指導医：主治医・看護師・患者，個別治療計画・目標・
   進行具合の共有，その他の問題の検討）
2) 集団精神療法（週 1 回，指導医と主治医，患者，力動的集団精神療法あ
   るいはサイコドラマ）
3) スタッフ Mtg.（週 1 回，指導医：主治医・看護師，診断・治療計画・目標・
   進行具合の検討）
4) 指導医−主治医による入院治療スーパービジョン（週 1 回＋必要に応じて）

3. その他のミーティング
1) 病棟管理 Mtg.（週 1 回，医長・副医長・師長，病棟に関る管理全般を検
   討するいわば病棟のコントロールタワー的機能）
2) 指導医 Mtg.（週 1 回，医長：各指導医，病棟における管理・治療・教育
   について情報交換し検討する）
3) 病棟ケースカンファレンス（週 1 回，医長：全医師と看護師，主治医が
   報告する症例検討会）
4) 病棟会議（週 1 回，医長：全病棟スタッフ，当面する問題の検討や病棟
   にかかる出来事の共有）
5) コミュニティ Mtg.（月 1 回，医長：全病棟スタッフと全患者，入退院患
   者の紹介，スタッフ異動など問題は適宜）
6) 新患ケースカンファレンス（週 1 回，医長：師長・看護主任・全医師，
   併診も含む新患紹介と検討）
7) 看護師申し送り（毎日，師長：全看護師，医師の参加も可）
8) レクグループ（週 1 回〜2 回，担当者，社会体育学科院生，ボランティア：
   全患者の参加が可能，体育，スポーツ，ダンス・ムーブメントセラピー
   など）

編注）Mtg. は特に断りなく用いられているが，ミーティングの略と思われる。

298　第Ⅶ部　個人療法を越えて

9) 患者勉強会（週1回，担当者は医師あるいは看護師：患者，精神医学の学習）

10) 看護師勉強会（週1回〜月1回，担当者，医師などによる講義，精神医学の学習）

　なお，これら以外に，外来における個人精神分析的精神療法に関して，担当者の調整などをする精神療法ミーティング，個人スーパービジョン，スーパーバイザーミーティングが行われていました（狩野，1988）。

　さて，これだけのミーティングを実践するために，各病棟スタッフは，特に医師は自分の時間スケジュールを相互交換しなければならなくなります。私は，調整を円滑にするために，各自の週間スケジュールの提出を求めました（教授には求めませんでしたが）。すなわち，チーム医療を組織化する，構造化するということは，必然的に各病棟スタッフが病院においてどのように時間を使っているかに関する情報を共有することになります。このことに関して，一部の医師には抵抗感があったのですが，これこそチームの協働に不可欠の作業だと，私は考えています。

Ⅵ. リーダー（病棟医長）の交替について

　一つの組織の指導者が交代するということは組織そのものや各メンバーに不安や混乱を引き起こします。しかし，私の場合は大変幸運な交替でした。なぜならば，前医長と私は同じ治療理念を共有していましたし，教室教授（岩崎徹也）とも同じ理念を共有していましたので，それぞれからの協力を得られたからです。

　それでも私は，交替に際しての mission statement をどうするか，について多少悩みました。前医長の方針と変わらないことを伝えて病棟メンバーの安堵を試みるか，前体制批判になるのを覚悟の上で新しい考えを伝えるかのジレンマです。結局，私は基本的理念に変更はないことを前提に，私の入院治療論（狩野，1990，図1参照）をスタッフに講演することにしました。それに対し，ある中堅スタッフは，「先生は変更しないといいながら，今までとずい分違うことを言っていましたね」と冗談っぽく反応してくれました。このように私のジレンマを理解してくれるほどに，当時の指導医クラスの医師は臨床的にも人格的にも成熟していたわけで，私はその意味でも大変幸運だったのです。

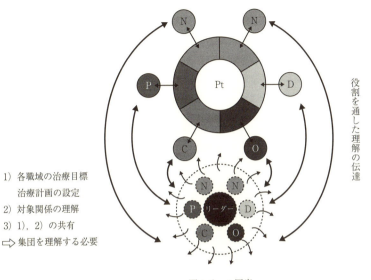

図1 チーム医療

Ⅶ．チーム医療の治療機序

　先に述べた対象関係論にもとづいた入院治療の治療機序を表したものが図1（狩野，1990）です。各職種の専門家はその領域の活動をとおして患者との相互関係を持ちます。そこで得られる患者理解は各スタッフによってさまざまです。そうした多様な理解をスタッフミーティングで共有することにより，患者理解あるいは対象関係の理解はより立体的になりますから，必然的に患者との相互関係にも変化をもたらします。これが，患者の対象関係が修復されるプロセスなのです。つまり病棟における「いま・ここで」の対人関係あるいはコミュニケーションのありかたの理解を重視しますから，投影同一視という概念は非常に有益な概念的武器といえます。

　重要なことは，個人精神療法とは異なり各スタッフは自分と患者との間で起きている転移を，自分との関係の文脈で患者に解釈を与えないということです。もし，関係するスタッフが皆解釈をしだしたら患者はあまりの情報量に混乱してしまうでしょう（Gabbard, 1992）。そうではなく，各スタッフは役割関係を介した理解を患者に伝えます。たとえば，チーム全体としての治療計画をつくり，それにもとづいて各職域の治療目標を設定します。こうした治療目標に向

300 第Ⅶ部 個人療法を越えて

けて患者が主体的に努力しているかどうかということを主要な問題にするわけ
です。この詳細は，別のところ（狩野，1990，1991，1992，1994）で論じてい
るので参照していただけるとうれしく思います。

Ⅷ．治療計画作成とその意義

　そういうわけですから，治療計画の作成は非常に重要な意味をもってきます。
当時，私はつぎのような治療計画書作成を各チームに促していました。
1) 入院時：(1) 入院の理由，(2) 患者の長所，(3) フォーマルな診断，(4)
　　精神機能・家族・社会的機能の評価（事例性にもとづく），(5) 退院計画
2) 問題の焦点付け
3) 個別治療手段の記載
4) 治療構造の設定の記載
5) 患者による自己評価
このような方法は，医学一般で推奨されている，POMR（問題志向的診療録）
を想像していただければよいと思います。こうした治療計画作成の意義は次の
3点が考えられます。
　第一にあげられるのは，患者・スタッフが共通の目標に向かって進むことが
できるということです。これは，発達論的には，共同注視，情緒応答性，相互
関係の発達とメンタライゼーションの成熟（心の中に他者の心を解釈する心を
持ち続ける），想像する能力の進化という力動と密接に関与しているわけです。
しかも，このような協働的動きは，悪しき退行を防止することや目標からの逸
脱（病理）を発見しその逸脱を修正することに役立ちますし，スタッフと患者
にとって治療の進行の有様をレヴューすることが容易になるという利点があり
ます。
　第二に，治療計画や治療目標という共通言語の使用によるチームのまとまり
の形成を促進するということが挙げられます。共通言語がなければチームは機
能しません。スタッフはジャルゴンを患者・家族にもわかる共通言語に翻訳す
るという面倒な作業をしなければならないのですが，この作業自体がジャルゴ
ンの曖昧さの修正に役立つのです。
　第三に，治療目標の追加に関し明確化することができます。言い換えると，
患者やスタッフによる過大なそしてしばしば主観的思い込みに基づく治療目標

第7章　チームはどこにでもある――チーム医療・援助の生命力――　301

の追加を防止することができます。

Ⅸ．組織化と組織の維持に関する困難と工夫

　さて東海大学病院精神科病棟における私の試みに関して，私が経験した困難とそれに対する工夫という実際的な問題に触れておきたいと思います。

　第一は，組織の構造とその意味の伝達という作業です。折に触れ反復して伝達する努力を惜しまないと，いろいろな組織集団は隠れルールすなわち「神話」に支配されてしまいます。そこで，私は1989年に組織化した東海大学医学部精神科卒後研修システムに関するガイドブックを作成し，そこに入院治療の意義やいろいろなミーティングの目的・機能などについて詳細に書き込み，病棟スタッフや研修医に配布・説明するという方法をとりました（狩野，1985，1988；東海大学医学部精神科学教室，1991）。つまり文章化するという方法をとりました。もう一つは，医長と師長の協力を具体的に実行し，看護の申し送りに参加し，しばしば病棟にいておしゃべりをするという日常的なコミュニケーションをするよう努めました。つまり病棟の生きた雰囲気を体感しそこに参加していることを行動で示したわけです。

　第二は，責任や権限の委譲をめぐる困難ですが，これは上司や同僚に関る問題であり，患者への治療アプローチよりもはるかに困難を伴うものでした。上級スタッフに何らかの形で，入院治療参加を促しつつ，彼らの権威を尊重し，同時に彼らの権限を下のスタッフに委譲するということですから，一部の上級スタッフから強い反対の動きが起こりました。たとえば，私は，いわゆる大名行列式教授回診をやめて，もっと実効ある教授回診を工夫したのですが，これは賛同を得られず，結局旧来の教授回診（医長回診も含む）は継続されました。また，卒後1年目から研修医に主治医の権限と責任を与えるという方法は実践されましたが，若い研修医の不安に対する対応に工夫が必要でした。医長や指導医にとって若い医師をいかに支えるかは非常に大切です。入院治療では即座の対応が必要になるため，構造化されたスーパービジョン（狩野，1985）だけでは不十分で，病棟での立ち話的な相談，彼らと指導医や医長が同席で診察するなどの対応が必須でした。つまり，絶えざる情報交換が必要なのですが，若い医師と同席で医長や指導医が患者の診察をする方法は，彼らに具体的に見習うモデルを提供するという意味で好評でした。

302　第Ⅶ部　個人療法を越えて

　第三は，風通しの悪い（つまり境界が硬い）チーム，外部からの考えを侵入と受け止めるチーム，チーム間の批難の応酬などは日常的に起きた出来事です。私は，チームの動きが停滞したり，何事もうまくいっていると思い込んだりすることを明確化するために，コンサルタント制導入を提案しましたが，ほとんどのチームが実践しませんでした。多忙である，適当なコンサルタントがいないなどいろいろな理由がありましたが，つまるところ各チームは外部に対し被害的不安をもっていたのです。そこで，私は，チームを超えたいろいろなミーティングを設定すること，若い医師に訊かれればすぐ応えるなどの用意（availability）を示し続け，気楽に相談できる雰囲気を醸成すること，各チームはそれぞれ個性がありユニークであることを皆が認めるよう促すことなどで対応しました。

　第四は，スタッフ資源の制約という困難です。精神科専属の作業療法士やソーシャルワーカーがいませんでしたし，臨床心理士は入院治療参加に拒否的（後にその歴史的理由が分かり驚いたものです。すなわち臨床心理士は心理テストをする関係上，病棟治療には参加しないよう言い渡されており，そうした態勢が構造化されていたためいまさらどうにもならないということでした）であり，看護師の精神科病棟への割り当て数が制約されているといったことです。

　これに対し，私たちは病棟外スタッフ（病院ソーシャルワーカー，栄養士，大学の体育学部教員や院生，リハビリ科理学療法士，ボランティア，事務職員など）の活用という方法を用いました。たとえば，栄養士は摂食障害チームに積極的に参加してくれましたし，体育学部院生は患者のレクを定期的に指導してくれました。もう一つは，大学病院だから医師の数だけは多いという利点を活用し，医師がいろいろな役をこなすようにしました。さらに，実習学生（医学部，看護学部）がたえずいますが，彼らは病棟スタッフの負担になるどころかむしろ病棟に新鮮な風を送ってくれるような存在でした。チーム医療においてそこに彼らも参加させるとそれ自体が彼らの生きた教育になるため，ことあらためて彼らへの講義のために多くの時間を割く必要がないのです。

　第五は，東海大学精神科学教室は「精神分析しかやらない」という偏見に対する対応です。これに対して，私は，いろいろな治療形態（薬物療法，mECT，行動療法，家族療法，集団療法，親乳幼児治療，いろいろな治療の統合など）の導入を歓迎すること，それらを見て学ぶこと，そして楽しむといった病棟文化の醸成に努めました。とくに，若い医師が病棟治療で経験したこと

を，整理・分析し論文化し，学会などで発表する姿勢を強く促しました（狩野，1995，1998）。

X．チームをめぐる諸問題
——とくに自己組織化と個人の力について

　チームをめぐる神話，チームにおける分裂現象，チームの展開，チームにおける抵抗現象，職種特異的な困難，チームの多様性といった問題は興味深いのですが，それらについては本学会はじめ他のところ（狩野，1994；Kano，2000）で発表しているので割愛します。

　しかし，ここで二つのことを強調しておきたいと思います。私たちの病棟では実に多くのいろいろな集団（あるいはミーティング）が同時的に進行しているということはすでに述べましたが，どれ一つをとってもつねに変化がないということはないという事実です。もちろん病棟全体もそうです。チームや集団はつねに分裂と統合を繰り返しているのです。表現を変えれば，崩壊と組織化（新生）を繰り返す動きをしているのです。新しい患者の入院，ある患者の退院，スタッフの異動，ルールの変更，メンバー間の意見の違いなど大きな出来事やときにはごく些細な出来事によって，まとまりが揺らいだかと思うと急速に素晴らしいアイデアが浮かびまとまりを示したりします。しばしばこうした動きは予測ができません。常に同じということがないのは間違いないでしょう。こうした動きは，医長の力でも教授の力でもなく，集団自体がもっているまさに自己組織化の力によると考えられますが，したがって私たちは，チームのいま・ここでおきている瞬時の動きや変化に敏感である必要があると思います。

　もう一つは，個人の力の再認識に関することです。チームという集団，ミーティングという集団，病棟全体というシステムの構造や能力を強調しつつ，いかに個人の価値を認めるかという問題です。たとえば，病棟において個人の臨床的努力やその価値を認めないと意欲が低下します。ミーティングというシステムが個人というシステムより上位に位置づけられるという階層構造論を主張する従来のシステム論では，個人の力をうまく説明できません。しかし，個人が集まりミーティングができ，ミーティングはコミュニケーションという要素を新たに作る，しかも，個人はなお同一性を維持し，作動し続けている，と考えてみるとどうでしょう。そこではミーティングが上位システムとはいえませ

304　第Ⅶ部　個人療法を越えて

ん。個人から見るとミーティングは環境であり，ミーティングから見ると個人は環境となるのです。すなわち，階層がなく，ただ異なる位相領域が交差しているだけなのです。しかも，個人もミーティングもそれぞれの同一性と境界を維持しています。私たちは，力動的入院治療で展開するいろいろな集団において，集団関係を体験しつつ，個人の内面を考えるという異なった経験を行き来するという非常に力動的な動きをしながら，崩壊と新生を繰り返しているといえます。このように新生過程の動きそのものをシステムとみなす考え方をオートポイエーシスといいますが，それはまさにチーム医療の生命力の特徴といえるでしょう。

Ⅺ．おわりにかえて
──東海大学精神科病棟の結末──

　1975年から2000年ころまでの約25年間にわたり展開してきた東海大学病院精神科病棟における力動的入院治療は治療的にも研究的にも大きな成果を挙げてきたのは間違いのない事実です（Kano, 2000）。しかし，医療経済的圧力により，1990年代後半から長期入院を短期入院型へ転換し，それにともない入院目標を対象関係の修復から力動的診断をすることへと変化しました。加えて，身体合併症患者の急増，大学病院医師の業務の急増・過労から病棟治療は大きく変化していきました。早口人間がひどく増え，コミュニケーションにおける「間」が喪失されました。さらに，スタッフの異動や理念の違うリーダー（医長・教授）の就任という事態により事実上力動的入院治療システムは崩壊しました。代わりに，1999年に私の念願であったアフターケアユニットの創設がようやく認められました。私は，2001年に東海大学を辞したのですが，その後数年して東海大学病院から精神科病棟そのものが消滅したのです。こうした東海大学の動きは，わが国の大学病院精神科の将来について予言的意味があると考えられます。

　さて，この破壊から何が新生するか，が問題です。しかし，少し諦めると何かが見えてくるものです。それでもチームはいたるところにあるのです。

文　献

Bollas, C. (1999) The Mystery of Things. London, Intercontinental Literary Agency. (館直彦・横井公一監訳(2004)精神分析という経験——事物のミステリー. 岩崎学術出版社)

Gabbard, G. (1992) The therapeutic relationship in psychiatric hospitalization. Bull Menninger Clinic 56 ; 4-19.

Grotstein, J. (1986) The psychology of powerlessneess : Disorders of self-regulation and interactional regulation as a newer paradigm for psychopathology, Psychoanal. Inq. 6 ; 93-118.

狩野力八郎 (1984) 入院精神科治療への一般システム理論の応用. 精神分析研究 28 ; 203-206.

狩野力八郎 (1985) 精神療法教育の一過程としての入院治療スーパービジョンについて. 精神分析研究 30 ; 171-177.

狩野力八郎 (1988) 東海大学精神科学教室における卒後教育——卒後研修における精神療法教育の位置づけと問題点について. 精神分析研究 32 ; 35-43.

狩野力八郎 (1990) 入院治療とは何か——投影同一視の認識と治療の構造化. (岩崎徹也, 他編) 治療構造論. pp.351-366, 岩崎学術出版社.

狩野力八郎 (1991) 治療者の支持的役割——治療状況における退行の意味を認識すること. 精神分析研究 35 ; 47-57.

狩野力八郎 (1992) 個人からチームへ専門化する入院治療とチーム医療. 思春期青年期精神医学 2 ; 128-136.

狩野力八郎 (1994) 多職種のチーム活動における集団力動. 集団精神療法 10 ; 113-118.

狩野力八郎 (1995) システム家族論からみた家族と精神分析からみた家族——おもに3者関係をめぐって. 思春期青年期精神医学 5 ; 175-182.

狩野力八郎 (1998) コンサルテーションリエゾン活動——臨床と研究の乖離と統合. 心身医学 38 ; 135-141.

Kano, R. (2000) A study on therapeutic teams in psychoanalytic hospital treatment-Diversity and agreement within the team. Tokai J Exp Clin Med 25 ; 101-116.

狩野力八郎 (2001) 生命現象と物語——心理療法とシステム論. 精神療法 27 ; 38-44.

狩野力八郎 (2004) 構造化すること. (狩野力八郎・高野晶・山岡昌之編) 日常診療でみる人格障害. pp.95-105, 三輪書店.

狩野力八郎・橋本雅雄・林雅次・白倉克之・山崎晃資・岩崎徹也 (1988) 精神科卒後研修の体系化・組織化に関する諸問題. 精神神経学雑誌 90 ; 1041-1047.

東海大学医学部精神科学教室 (1991) 東海大学医学部精神科学教室卒後計画 1991 年度版.

解　題

──教育者として，力動精神科医としての狩野力八郎──[注]

はじめに

　本書は狩野力八郎先生（1945 年 9 月 4 日〜 2015 年 4 月 11 日）が生前に発表され，その後書籍にまとめられることがないままになっていた各種の論考を集めたものである。私たちが編纂したものとしては『精神分析になじむ─狩野力八郎著作集 1』（金剛出版，2018）に続く二冊目のものであり，狩野先生がご自身で編んだ論文集を加えれば『重症人格障害の臨床研究─パーソナリティの病理と治療技法』（金剛出版，2002 年），および『方法としての治療構造論』（金剛出版，2009 年）に続く第四著作集という位置づけになる。狩野先生のご経歴やそのお仕事の全体的見取り図は，前著『精神分析になじむ』の解題に記したのでそちらをご参照いただくこととし，早速，本論に移りたい。

狩野力八郎の仕事──特に教育者として──

　とはいえ，狩野（ここからは「狩野先生」ではなく，なるべく普通の論考として「狩野」という表記で書いていきたい）の仕事の全体像に触れずに筆を進めることにも無理がある。やはり，『精神分析になじむ』解題との多少の重複はご容赦いただきたい。そこにも書いたとおり，狩野の仕事には Menninger Clinic への留学（1981 年〜 1983 年）前後というキャリアの早い段階から，①スキゾイドに加えて境界例やナルシシズムを含む重症パーソナリティ障害への関心，②治療構造論の探究，③自我心理学派から対象関係論まで特定の学派に偏らない幅広い知識と関心，といった特徴があり，それは彼の生涯を通して一貫していた。

注）　本論の一部は，池田暁史．狩野力八郎先生を偲ぶ──業績を中心に──．日本精神分析協会年報 7：32-44. 2017. を基にしている。

このうち②が狩野自身の手になる第二著作集『方法としての治療構造論』（著作リスト197）として結実していることは前著の解題に記したとおりである。ただ，この領域に関していえば，狩野の精神分析的な思索者としての本領は『方法としての治療構造論』以降に執筆された論考の中により一層顕れている。そのため，それらを『精神分析になじむ』第Ⅱ部に「治療構造と倫理」としてまとめた。同書の解題と併せて読んでもらうことで，この領域に関する狩野の仕事の全体像——およびその重要性——が多くの読者に伝わるのではないかと考えている。

同様に①についても狩野が自ら第一著作集『重症人格障害の臨床研究——パーソナリティの病理と治療技法』として形にしている訳であるが，それ以降に書かれた論考も多数あるため，そのうちの幾つかを本書に収載している。そして，この流れの中で，ここまで言及してこなかった狩野のもう一つの業績が生まれる。それが④メンタライゼーションの日本への導入，である。この流れについては後述する。

本巻は，基本的には『方法としての治療構造論』以降の狩野の諸論考の中から，狩野の幅広い学識と臨床姿勢が十全に反映されており，後世に遺す価値があると編者が判断したものから成っている。ただし，その際に編者（本稿では池田のこと）にはある大きな編集方針があった。それは狩野の五番目の業績，しかも，ここまで述べてきた①から④のあらゆる業績をも上回るかもしれない狩野の側面に光を当てることであった。それこそが，⑤精神医学教育および精神療法教育へのたゆまぬ情熱を示し続けた教育者としての業績，である。

そもそも私が初めて出会ったのも教育者としての狩野であった。医師になって3年目，2001年5月のこと，いまは閉館してしまった千駄ヶ谷駅前の津田ホールにて精神分析セミナーの「取り決めの会」が開かれた。取り決めの会（確かこの呼び方でよかったと思うが）とは，レギュラー講師陣（私の受講時は小此木啓吾，岩崎徹也，乾吉祐，橋本雅雄，皆川邦直，狩野力八郎）が一堂に揃い，受講希望者と直接に向き合ってセミナーの趣旨を説明するというもので，精神分析や精神分析的精神療法が予備面接やアセスメント面接なしに始まらないのと同様に，精神分析的なセミナーも主催者と参加者が事前に会って話し合いをもち，両者が合意したうえで開始されるべきであるという治療構造論的発想に基づく顔合わせの会といえた。

狩野は確か一番左端（聴衆からみれば右端）に座っていたと記憶しているが，定刻になるとともにマイクを手にして開会を告げ，「どういう訳か，こういう

ときの司会は私がするということになんとはなしになっていまして……」とあの社交的な笑みを浮かべながら自己紹介を始めたのだった。改めて振り返れば，丁度この4月に狩野は，25年間籍を置いた東海大学から東京国際大学へと活動の拠点を移したばかりであった。

　こうして最初の1年間を講師と受講生として過ごした私は，翌2002年に狩野に依頼し，セミナーでの講義と並行して個人スーパービジョンも受けることになる。狩野のスーパービジョンを希望した理由は，この最初の一年間に講義をしてくれた多くの講師陣の中で個人的に直接教わりたい人を思い浮かべたときに最初に浮かんできたのが彼であった，というもので間違いないのであるが，では一体狩野のどこに惹かれたのかということを言葉にするのは難しい。というのも当時の私が余りにも初心者であったがゆえに，精神分析的に意味のある言葉であの頃のことを記憶できていないし，再構成することにも限度があるためである。

　おそらくは，臨床と理論とが無理なく，しかも緻密に融合された彼の講義の内容，特定の学派に偏ることなく，かといってナルシシスティックに陥ることもない彼の絶妙なバランス感覚，穏やかではあるが力強い語り口調，こうした諸々がまだ精神分析というものの本質をほとんど理解していなかった私の胸にも，強い説得力をもって届いてきたのであろう。いまの自分が狩野の講義を改めて受け直すことができたならどれほど多くのことを学べるであろうかと考えると，経験も知識もほとんどないままで狩野の講義を聴かざるを得なかった当時の状況が恨めしくなるが，わかっていない私がわかっていない状況の中，それでも必死に狩野から何かを学び取ろうと奮闘した結果としていまの私が存在しているということもまた事実であり，月並みではあるが，人生にはままならないことがあるものであるという言葉が浮かんでくる。

　さて，こうした狩野の講義の魅力を支えてきたのは，何よりも彼の教えることに対する強い情熱であったと思われる。東海大学や東京国際大学といった大学の教員として，東京の精神分析セミナーの講師として，小寺記念精神分析研究財団の理事あるいは理事長として，日本精神分析学会や日本精神分析協会の運営側として，さらには全国各地の招聘された研究会やセミナーの講師として，狩野は恐らく数千の単位の人たちに精神分析や力動精神医学についての講義を提供してきた。

　そして単に講義だけでなく，スーパービジョンという形でのよりパーソナルな教育も膨大な数の教え子たちに施してきた。2005年11月27日にホテルフ

ロラシオン青山（思い出深いこのホテルもいまやなくなってしまった）にて狩野の還暦を祝う会が開かれた。狩野の希望で，この会の参加者はスーパーバイジーを中心とした狩野の指導を直接受けた者に限られた。手元の資料で確認すると，当日の参加者は狩野夫妻を除いて実に 47 名である。所用のため当日の出席が叶わなかったスーパーバイジーもいたと思われるので，実際に直接指導をした教え子はもっといることになる。

　スーパービジョンで個人的に指導を受けるようになってからの狩野のあり方に思いを馳せると，狩野は人を育てるのが実に上手であったと思う。狩野は，目の前の教え子の力を見極め，その人のいまの実力ではやや難しいけれど少し努力を重ね研鑽をつめば達成可能な課題を設定するという教育者としての才に恵まれていた。そして一度課題を与えたなら，信じて任す人でもあった。「任せてもらったのだから，なんとか頑張って成し遂げよう」と教え子に巧みに思わせる，そのような能力をもった指導者であった。

　そして，狩野は教え子の個性を大事にした。『精神分析になじむ』の解題中にも引用して解説したように，狩野は特定の人物へ同一化することに極めて慎重な姿勢を終生崩さなかったが，その狩野自身の姿勢のまさに反映として，狩野は教え子が自分のコピーになってしまわないように留意しながら教育に当たった。狩野は，教え子が狩野の理論ではなく，教え子自身のこころと頭とを使って考えることができるように指導していた。それゆえ狩野の教え子は，もちろん狩野と似ているところもあるにせよ，それぞれが異なる考えで臨床に向き合っているように思われる。

　このように教育者としての役割を積極的に取ってきたがゆえに，狩野の残した原稿の中には，いわゆる教育的な色彩の強いものが数多く認められる。著作集を編むため単行本未収録の狩野の論考に目を通しているうち，こうした教育を主たる目的に書かれた狩野の原稿を集めることで，狩野力八郎版「力動精神医学の教科書」が作れるのではないか，という発想が生まれてきた。それは熱心な教育者であった狩野の仕事をまとめる上での一方法としてとても有意義なものに思われた。本書はその構想を実行に移したものであるが，結果として，編者が想定していた以上のものが組み上がった。狩野の教育者としての側面を拾い上げようとすればするほど，臨床家として，すなわち力動的な精神科医としての狩野の姿が同じくらいの明晰さをもって立ち現れてきたのである。この解題では，そのことに多少なりとも触れることができればよいと思っている

「第Ⅳ部　力動精神療法ことはじめ」について

　本書は狩野の力動精神医学もしくは精神療法の教育者としての特徴がよく表れた論考を中心に採録してあるが，第Ⅳ部は特にその色合いが強い7本の論文を選出した。第1章から第4章は，力動精神療法の概略，実際の進め方，そして教育や研修のあり方について初学者を対象に解説したものであり，第5章から第7章は神経症についての教育的な論説である。

　第1章「力動精神療法のエッセンス」は2009年に雑誌「精神科臨床サービス」に掲載されたものである。狩野ががんによる一回目の療養に入るのが2010年に入ってすぐのことで，前著の解題にも記したとおり，その直前の2005年〜2009年は狩野にとって黄金時代ともいえる充実した執筆の時期であった。本稿はその時期の最後の頃に書かれた論考で，伸びやかな筆致の中に「構造化し，傾聴し，想像し，理論化し，解釈し，ノートを付け，論文を書く」という精神分析的もしくは力動的な精神療法家の職業的日常とがヴィヴィッドに描き出されている。エッセイ調でありながら学術的な気高さ（これは前著で狩野が自ら「精神分析的品性」と呼んだものに通じると思う）も失っておらず，狩野という臨床家の個性を十全に反映した論考である。狩野自身もこの論考は気に入っていたようで，日本精神分析協会のアドバンスト・セミナーなどの小グループでディスカッションをする際の素材にもしばしば用いられていた。

　第2章「力動的・分析的精神療法」は2012年の執筆で，これも第1章と同様に力動精神療法の概略を読者にコンパクトに伝えるものである。すでに療養生活に入ってからの文章で，第1章に較べて筆致に余裕がないようにも感じられるかもしれないが，これは極めて教科書的な記述を求められる掲載書の性質によるもので，狩野の筆致自体は冴えに冴えわたっている。限られた文字数の中で，よくぞこれほど力動的な精神療法の全体像を表現しえたものである。狩野の逝去から程なくして私自身に同様の性質をもった文章の執筆依頼があり，参考のためと思い本論を読み直した際，あまりの完成度の高さに読後しばし呆然としてしまった。

　一般論として，こうした教育的な文章は，原著性の強い論文と較べて格下に見做される傾向がある。しかし，この2編を読んでもらえば伝わるのではないかと思うが，狩野に限ってはそうはならない。ここまで書いてきてようやく私の中に言葉としてまとまってきた感があるが，狩野が教育者として何故にこう

も多くの人を惹きつけたのかといえば，彼が臨床家として，研究者として，そして教育者としての自己を対立させることなく，自身の人格の中で止揚させることに成功していたためなのではないか。

　多くの場合，私たちは臨床家としての自分と研究者としての自分，あるいは教育者としての自分と臨床家としての自分といったものの間である種の葛藤を体験している。そうした迷いが大きいと，それは書くものや話すことの中にある種の不統一性として紛れ込んできてしまう。狩野がそうした葛藤と全く無縁であったのかは私にはわからない。普通に考えて無縁であったはずがないであろう。しかし，狩野は，そこに自分なりの答えを見出していたのだと思う。それは言葉にしてしまえば「自分のやっていること，やって来たことを伝える」という至極単純なことになるのかもしれないが，これがいかに難しいことであるのかは教えることに身を置く多くの人が実感していることであろう。

　第3章「精神療法の教育・研修」と第4章「精神療法の治療機序について」は共に，2011年に精神科専門医を目指す専攻医向けのテキストに書かれた文章である。第1章と第2章では紙幅の関係で省略せざるを得なかった部分を詳述したという趣の構成になっている。ここまでが力動精神療法の総論とすれば，これ以降は各論の位置づけになる。

　第5章「医療を受ける心理と医原神経症」は1989年に刊行された小此木啓吾の編集による「からだの科学増刊　新・医療心理学読本」に収載された論文である。本巻収載中もっとも古い1989年の論考ではあるが，狩野がBalint, M. を取り上げている（皆無とはいわないが）比較的珍しい論考であること，医療機関で専門家が患者に会うということの基本的意味をわかりやすく説いていること，医原神経症という古くて新しい問題（たとえば，現在私たちが通常の保険診療でしばしば出会う「自称ADHD」や「自称アスペルガー障害」の問題も本質的には類似の構造を有している）に果敢に取り組んでいることなどからここで取り上げることにした。

　第6章「身体表現性障害が疑われる患者の医療面接」は2005年に日本医師会雑誌に掲載された，精神科医向けというより一般の身体科医に向けて書かれた論考であるが，参考文献として第5章の論文を取り上げていることからもわかるように，前章とある種の連続性を備えた論考である。容易に解決できない（身体的）訴えにどう対処するか，というまさに力動精神医学の教科書にぴったりの内容といえる。

解　題　313

　第7章「神経症の発症機制——対象関係論から——」は第5章と並ぶ1989年の論考で，『方法としての治療構造論』に取り上げられていないのが不思議に思える論文である。収録された他の論考とは方向性がだいぶ異なっているということで見送られたのかもしれない。本章は「いくら狩野先生が書いたものでも教科書みたいな論考ばかり読まされたんじゃたまらないよ」という読者（その考えが大いなる誤解であることはすでに説明した心算であるが）へのプレゼントでもある。まぁ一読して驚嘆していただきたい。神経症の発症機制という大テーマを前にして，欲動論と対象関係論とを重ね合わせようとするこうした姿勢こそ「どの学派にも属していない」（著作リスト180，本巻収録）狩野の真骨頂ともいえるものである。

　北山（北山修：狩野との同盟と分立。日本精神分析協会年報, 7;45-49, 2017.［学術通信 115;10-16, 2018. に再録］）は狩野を追悼する中で，「あれかこれか」の二分法に陥らず「あれとこれと」の立場に留まり続ける点を2人の共通点として挙げている。狩野もこの第7章の中でそのことに触れている。以下引用である。

　　さいごに臨床家の立場からひと言述べておきたい。神経症に関する欲動論的理解と対象関係論的理解の対立についてである。歴史的にみると両者の間に激しい論争があり，そのことが精神分析を発展させる動因のひとつでもあった。しかし，実際の臨床では，この論争はアレカコレカの問題ではないように思う。たとえば，欲動論にもとづく神経症的理解や治療技法はなお有用であるというのが筆者の実感である。と同時に，対象関係論によって転移や治療同盟，あるいは性格傾向と人格全体の力動についての理解が深まったのも事実である。……患者を理解しようとするとき，この二つの視点からの複眼的思考が大切であると思う。
　　　　　　　　　（1989年「神経症の発症機制——対象関係論から——」）

　もちろんこういう大きな仕事をもっとも得意としたのが狩野の師に当たる小此木啓吾であることは，中堅以上の臨床家であればリアルタイムで知っているのかもしれないが，狩野もまたこうした大局観を備えた臨床家であった。

「第Ⅴ部　パーソナリティ障害再考」について

　Menninger Clinic への留学直前にスキゾイドについて論じている（著作リスト3）ことからもわかるとおり，狩野は早い段階からパーソナリティ障害に関心をもっていた。ただし，ここで狩野が論じているのが「スキゾイド患者」や「スキゾイド・パーソナリティ障害（DSM-Ⅲが登場したばかりでまだ耳慣れない言葉ではあったが）」ではなく，「schizoid 現象」であることに留意する必要がある。

　狩野の関心は，決してパーソナリティ障害という疾患群にあったわけではなく，もっと広い意味でのパーソナリティの病理，すなわち人のこころをある種の非生産的なありように縛り付けるメカニズムや病理構造にあった。そうした表現型や記述診断に惑わされることなく，本当にその患者を苦しめているパーソナリティの病理を見極め，接近していく，というのが狩野の考える精神分析実践であったと思われる。そして，このような関心の下で，狩野の（世間的な意味での）代名詞といえる境界例を始め，スキゾイドやナルシシズムの問題に取り組んだ。

　この領域での狩野の最初の総説的な仕事は，1986 年の「スキゾイド患者について」（著作リスト6）と 1988 年の「性格の障害」（著作リスト 13）である。「性格の障害」については面白いエピソードがあるので紹介したい。「性格の障害」は，みすず書房から刊行されていた『異常心理学講座』シリーズの第Ⅴ巻の中の1章である。執筆を引き受けた狩野は，編者である土居健郎にお礼の電話を掛けた。電話口でお礼の言葉を述べる狩野に対して，土居からは「さて，君に書けるのかね？」という強烈な励ましの言葉が返ってきた。狩野も流石に驚いたのだと思うが，内心で「なにくそ！」と闘志を燃やしながら「書けます！」と答えたらしい（この辺の若手を奮起させる方法の違いが，土居と狩野という2人の個性の違いを如実に表していてなんとも面白い）。

　この土居からの挑戦に対する結果は歴史が証明している。この2本を手始めに，1990 年代の狩野は，重症パーソナリティ障害に関する重要な論考を次々と発表していった。その影響力は精神分析の世界に留まらず，広く精神医学の領域にまで及んでおり，1990 年代から 2000 年代にかけては「パーソナリティ障害といえば狩野」という状況が決して誇張ではなく続いていた。これらの業績の一部が，2002 年に第一著作集『重症人格障害の臨床研究』（著作リスト

108）という形で結実したことはすでに何度も述べたことである。

　この第Ⅴ部では，『重症人格障害の臨床研究』が出版された 2002 年以降に発表されたパーソナリティ障害関連の論考を中心に，教育的意味や原著性が高いと考えられるものを 7 編採録した。

　第 1 章「分裂病型人格障害と分裂病質」は 2003 年の論考で，ひきこもりについての特集の中の一編として書かれたものである。狩野のパーソナリティ障害への関心がスキゾイドから始まったとはいえ，ある時期から狩野に対する講演依頼や執筆依頼はもっぱら境界パーソナリティ障害やナルシシズムの診断と治療に偏りがちであったため，A 群パーソナリティ障害を正面から取り上げるのはこの時期としては珍しい。狩野は徹底的に理論的な論考も，臨床素材を前面に出した論説も共に得意としたが，初学者を念頭に置いて何かを語るときには，あくまでも臨床素材を中心に臨床的な留意点を説く傾向があった。この論文は，狩野のその特徴がよく表れたものといえる。同様に 2006 年に書かれた第 2 章「自己愛性パーソナリティ障害とはどういう障害か」も，症例を基に自己愛性パーソナリティ障害について解説する，まさによい教科書の見本のような解説である。

　第 3 章「今日の人格障害と家族」，および第 4 章「神経症水準の人格障害の精神療法」は，どちらも長編といってよい論考で，共に 1998 年に発表されている。1990 年代終盤のパーソナリティ障害の臨床研究者としてもっとも脂の乗り切った時期のものである。この両編が何故に『重症人格障害の臨床研究』に収載されなかったのかは，現在となっては謎としかいいようがないが，どちらも雑誌ではなく書籍に収載されており，2002 年の第一著作集の刊行当時は比較的入手しやすかったこと，第 4 章の場合は神経症状水準を取り扱っているため「重症人格障害」という書名と釣り合わなかったことなどが考えられるのかもしれない。いずれにしろどちらも極めて充実した論考であり，ここに収録した。

　第 5 章と第 6 章の収載については相当に頭を悩ました。内容が結構重複しているためである。第 5 章「重症人格障害の治療」は 2004 年の日本外来精神医療学会での教育講演を原稿化したものであり，狩野のパーソナリティ障害臨床を教育的な視点からまとめたという点ではもっとも充実した論文である。一方で，2007 年の精神神経学雑誌に掲載された第 6 章「人格障害の診断と治療」は，第 5 章のダイジェスト版ともいうべき内容のものである。普通に考えれば，第

5章のみ収載すれば問題がないように思えてくる。ところが状況はそう単純ではない。第6章には，第5章に記載のないサン＝テグジュペリ『星の王子さま』からの引用と，メンタライゼーションについての言及があるためである。狩野は晩年，精神療法に関する講演でしばしば『星の王子さま』を引用した。生前の狩野に直接確かめた訳ではないが，狩野はこの話を相当に気に入っていたのだと思う。狩野が大切にしたパーソナリティ障害臨床と『星の王子さま』とを同じページに記録として残したい。私情といわれるのを覚悟のうえで，両方を掲載することにした。ただ，このサン＝テグジュペリの引用の有無で，論文全体の印象がだいぶ変わってくるという点に関しては，多くの読者の共感を得られるのではないかと願っている。

第7章「抑うつ状態を示す人格障害へのアプローチ——A-T split の活用——」は，パーソナリティ障害治療における精神療法家ではなく主治医の機能に焦点を当てた 2005 年の論考で，「力動精神医学の教科書」に相応しい論文として収載した。

「第Ⅵ部　メンタライゼーションの導入」について

ここまで紹介してきたように，特定の学派に偏らない，幅広い知識と関心でもって，重症パーソナリティ障害について考え続けた狩野が，メンタライゼーションに行き着いたのは，ある意味では当然のことといえるかもしれない。メンタライゼーションに基づく治療（mentalization-based treatment；MBT）は Fonagy, P. という理論的支柱を中心に，英国（ロンドンの聖アン病院など）と米国（Menninger Clinic）という大西洋を跨いだ両国での臨床実践を基に発展した。

狩野がメンタライゼーションに関心をもった理由は，すぐに幾つか思い浮かべることができる。境界パーソナリティ障害を最初の対象として開発された理論と実践であったこと，Freud, A. から Sandler, J. と続いた英国の自我心理学派の後継者でありながら，学派にこだわらず Bion, W.R. や Winnicott, D.W., さらには非アングロサクソンの精神分析であるフランス学派まで使えるものはなんでも使おうとする Fonagy の理論的な関心の広さ，狩野の分析的アイデンティティの故郷である Menninger Clinic が実践の場の一つであること，そして Menninger Clinic 留学時代の同僚である Bleiberg, E. に Fonagy を引き合わ

せた（1994 年に東京で開催された世界乳幼児精神医学会）のが他ならぬ狩野であったこと。しかしもっとも本質的理由は，狩野がそこに，単なるパーソナリティ障害の治療技法ではなく，精神分析の 1 つのあるべき姿，つまりその場に留まりじっと考え続ける姿勢をみたからであると思われる。それは次の引用（著作リスト 223）からもみてとれるであろう。

　　メンタライズするというアプローチは，洞察，共感，解釈といった時間をかけて達成するニュアンスをもった重厚長大な概念とは異なり，生きている「今」という瞬間を重視し，それを直感的に把握せんとするアプローチである。「今」の理解は，それをつかんだ瞬間すでに過去に所属する事態になってしまう。
　　さらに，……分析家が自分と非分析者との相互関係の中で生まれてくる何かをメンタライズするというのは，すぐれて間主観的アプローチだといえる。……『この特定の瞬間に，このように特定の考え方や感じ方をするのであろうか？』と自らに常に問うてみなければならない。そのような批評は，……われわれの理論的偏愛に対しても当てはまる……。これが意味するのは，十全にメンタライズしている治療者にとって固定化された理論的基準点などないということである。すなわち，確かなものなどないという，この挑戦的問いかけから生まれてきたのが，メンタライジングという発想であり，それがまさに治療者と患者の援助に役立つのである。
　　　　　　（2013 年「なぜメンタライゼーションは面白いのか」本巻未収録）

　2008 年 3 月 29 日，30 日の両日にわたって，狩野が小寺記念精神分析研究財団の理事長として「小寺 MBT 国際セミナー」を開催したことで日本のメンタライゼーション運動が始まったことは間違いない。残念なことに狩野はわが国におけるその後の MBT の発展をみることなく亡くなったが，この第 VI 部ではメンタライゼーションの導入者としての狩野に焦点を当てた。メンタライゼーション理論を日本に導入した経緯について狩野自身が 2008 年に綴ったエッセイが第 1 章「メンタライゼーションあれこれ」である。
　第 2 章と第 3 章の収録をどうするかも随分と悩んだ。第 V 部のときと同様，内容に結構な重複があるからである。2005 年に書かれた原著性の強い第 2 章「自分になる過程——思春期における自己愛脆弱性と無力感——」は是非とも

収載したいと思ったし，第2章の内容を要約したうえでプラスアルファの部分もある 2006 年の第3章「青年期人格障害の臨床」も本書がある種の教科書を目指している以上，外せなかった（何より，狩野が書き残したものの中でもっとも長くサン＝テグジュペリが引用されている！）。これらの理由により結局，両方を収載することとした。読者としては，繰り返しに感じられるかもしれないが，狩野が何を大切と考えていたのかに思いを馳せながら読んで欲しい。

　それにしても読者は気づかれたであろうか。実は第2章と第3章にはメンタライゼーションという言葉が登場していない。この両章において狩野はメンタライゼーションではなく，reflective function という言葉を使っている。これはメンタライゼーションと読み替えてほぼ問題のない用語である。そしてもう一点，これらが書かれた 2005 年と 2006 年が，狩野が日本にメンタライゼーションを導入した 2008 年よりも前のことであるということにも留意して欲しい。つまり，狩野はメンタライゼーションを日本に導入する相当以前からすでにこの概念を徹底的に理解し，ここまで自身の臨床の中に組み込んでいたのである。これをもってしても，狩野の臨床的嗅覚や知的体力というものに改めて驚かされる。

　第4章「私の家族療法──治療構造論的家族療法とメンタライジング──」は，メンタライゼーション（メンタライジング）をタイトル中に含んだ狩野の論考の中でもっとも原著性が強いものである。狩野は，新しい概念を治療者がいかに自分の臨床実践の中に形あるものとして取り入れていくかということについて，家族療法を基に読者へと伝えている。

「第Ⅶ部　個人療法を超えて」について

　こうして話題は個人療法を超えていく。狩野は精神分析家であると同時に，主に力動的なスタンス（狩野の場合，そこには常にシステム論的発想が併走するが）を取る家族療法家であり，集団精神療法家でもあった。ここでは，家族療法（第1章～第4章），集団療法（第5章），そしてチーム医療（第6章，第7章）の観点で書かれた7本の論文を選出した。

　第1章「必須の臨床手順としての家族・夫婦面接」は，一般外来での家族の取り扱いを中心に綴られた 2011 年の短いエッセイである。しかしその短さにもかかわらずというか，その短さゆえにというか，なんとも滋味深い一編であ

り，狩野その人のような魅力に満ちている。

　第2章「家族関係のアセスメント」は2010年に刊行された講演録から収載したものである。ただし講演録なので，実際に狩野がこれを執筆し講演したのはもっと前のことであり，おそらくは病気以前のいわゆる黄金期の一作であろう。実際に対象関係論的家族療法の極めて良質な教科書としての役割を果たすテキストといえる。

　第3章「家族の視点からみた「不適切な養育」へのかかわり」は2002年，第4章「患者とともに家族の歴史を生きる」は2009年の論考であるが，どちらも極めて狩野らしい論考である。「狩野らしい」とはどういうことか。それは，これらを読んでいるうちに私たちが，個人療法の話なのか家族療法の話なのかわからなくなってしまうという特徴を有しているということである。より正確にいえば，家族療法の話を読んでいるようでありながら個人療法についてのイメージを掻き立てられ，個人療法についての話を読んでいるようでありながら家族療法についてのイメージを掻き立てられる，そういう論考である。

　何故このような事態が生じるのか，私には長いことその理由がわからなかった。その答えに初めて近づけたのは，『精神分析になじむ』の藤山直樹による「まえがき」を目にしたときであった。藤山は狩野の遅筆を「ああでもない，こうでもない，とさまざまな角度から検討」し続けることで「思考の運動がなかなか静まらず」，「言語というものでピン止め」できないためと推察していた。これは第IV部の解題中に引用した狩野の言葉とも重なるし，北山の追悼の辞とも重なる。つまり狩野にとって臨床は「アレカコレカ」すなわち「個人か家族か」ではなく，「個人と家族と」もしくは「個人も家族も」なのである。狩野自身が個人療法について考えながら家族療法について想い，家族療法について考えながら個人療法について想う。その思考の揺れ動きを恐らく私たちは追体験しているのである。そして，それを可能にするのはやはり狩野の臨床で起きていることを書き留める力なのであろう。

　第5章「集団療法の基礎——治癒要因・集団力動・技法——」は1999年に書かれた集団療法についてのオーソドックスな解説である。そして2008年発表の第6章「スタッフへの攻撃と治療的対応」と，2007年の第7章「チームはどこにでもある——チーム医療・援助の生命力——」は，どちらも集団療法とチーム医療とを絡めつつ論旨が展開していく論考である。特に第7章は，狩野が病棟医長として心血を注いだ東海大学病院精神科病棟のチーム機能を詳細

に振り返った論考なのであるが，いま改めてこれを読むと，東海大学の精神科病棟の消滅と狩野の逝去とがこころの中で重なってしまい，なんともいえない寂しさも感じてしまう。しかし狩野はいう（果たしてこれを書いたときの狩野が，Freud が Andreas-Salome, L. に書き送った「断念の術さえ心得れば，人生も結構楽しい」という言葉を意識していたのであろうか）。以下引用である。

　　さて，この破壊から何が新生するか，が問題です。しかし，少し諦めると何かが見えてくるものです。それでもチームはいたるところにあるのです。
　（2007 年「チームはいたるところにある──チーム医療・援助の生命力──」）

　確かに私たちは狩野力八郎という指導者を失った。それは私にとっては，いまでもとても残念で哀しいことである。それでも狩野が教え，伝えてくれたことは，私たちのこころの中や，これらの文章の中，いたるところにあるのである。そこから何を新生できるか。そのことを考え，臨床に挑み続けることが，私たちから狩野への恩返しになるのであろう。
　こう書いて結んだつもりであったこの解題を，下書きの段階で共同編者である相田信男に送ったところ，相田から「Salome への Freud 書簡の『断念の……』ですが，（これを執筆した）2007 年の狩野は，それを意識していたと思います」というコメントが寄せられた。その理由として相田は，2003 年に逝去した小此木の最晩年作の一つである『フロイト思想のキーワード』（講談社現代新書，2002）のエピグラフ，および本文の第一段落に，Freud のこの一文が引用されていることを挙げ，小此木が人生で最後に強調したこの言葉を狩野が脳裏に留めていなかったとは考えにくいという見解を示した。
　確認してみると確かにその通りであった。そもそも，時系列を考えると，私が Freud のこの一文を知ったのも小此木の同書を通じてである可能性が高い（そのことを私は全く憶えていなかった！！）。そうなると問題は，コメントの中で相田も指摘していたことであるが，2007 年当時の狩野が自身の生命と関連づけてこの言葉をイメージしていたのか，という点になる。というのもこの時点で狩野はまだ闘病生活に入っていなかったからである。
　相田はこの点に関しても，生物学的な限界（生物学的「構造」といってもよい）としての「断念」という連想は当時の狩野にすでにあったはずであるという見解を幾つかの根拠とともに提示してきた。私は，このことで改めて考えて

みざるを得なくなった。生物学的にヒトが死すべき定めをもっていること，すなわち自分もいつか必ず死ぬということを頭でわかることと，死を「わがこと」として受け入れることとの間には大きな乖離があると思われたからである。多くの場合，私たちは自分がやがて死ぬことを知っているが，それでも「いま死ぬ」とは思っていない。常にこのようなことを考えていたら恐らく私たちは頭がおかしくなってしまう。いわば，死を「わがこと」として引き受けない，ということが，私たちが日々を健康に送るうえで相当に重要なのである。

　そう考えると，狩野もやはりこの言葉を自分の生命と本当に関連付けては考えていなかったのではないか。そういう結論に至りそうになったときに浮かんできたのが，狩野の次の言葉であった。

　　精神療法の仕事は，無意識的回避や自己欺瞞を明らかにしつつ，患者の本当の自己をなぞっていくことである。言い方を変えると，患者のユニークで主観的真実を認め妥当なものと見なす努力は，同時に自己欺瞞を暴き，恥ずかしい空想・恐怖・願望を勇気をもって探究することに関与することになる。
　　　　　　　　　　　　　　　　（2012 年「力動的・分析的精神療法」）

　この言葉を思い浮かべた私が考えたのは，人がやがて死ぬことを知っていながらそれを「わがこと」として引き受けようとしないのは，狩野がいう自己欺瞞に当たるのではないか，ということであった。東海大の病棟の終焉──この過程で狩野は医療経済や学内政治という現実を前にして「少し」どころか多くのものを諦めなければならなかった──を見届け，師である小此木を見送ったことで，狩野は有機体──人や狩野がいうところの「生きているシステム」──には限界があるということをヒシヒシと実感していたのかもしれない。そうであるとすれば，そこには狩野自身の生命の限界という視点も含まれていた可能性が高い。

　しかし，傍で接していた私が受けた印象として，狩野はそのことでひどく悲観的になったりはしなかった。生きること，仕事をすること，家族や仲間，教え子を愛することにとても前向きであった。前著の解題にも書いたことであるが，最後の一年間，狩野はそう遠からず自分が世を去ることを明確に自覚していた。それでも狩野のその態度は，私が最後に彼と会ったとき──亡くなる 2 カ月前──まで一貫して変わらなかった。狩野が私に示してくれた臨床家とし

て，人としての強さ，やさしさ，しなやかさ。どれも宝物であるけれど，それらを形作っていたのが「少しの諦め」であるとすれば，それを可能にしたものこそが精神分析であったといえよう。

本書成立の経緯

　本書は『精神分析になじむ——狩野力八郎著作集1』と同時に企画された。したがってその経緯について，ここでは繰り返さない。編集方針として，文法上の明らかな誤りを除いて，人名の欧文表記の記載法など一部の語句を統一した以外，狩野の原文には手を加えていない。したがって精神分裂病（分裂病）など現在では用いられていない用語が使用されている場面もあるが，狩野が故人であること，および当時の狩野に差別やスティグマを助長する意図がなかったことは明らかであることから特に修正せず，そのままとした。これも前著と同様であるが，ご了承願いたい。

　そのうえで，最後に書名について言及しておきたい。狩野の原稿を整理して，書籍化できそうなものをまとめてみたところ優に二冊分の量があった。そのうち，精神分析的な思索者としての狩野の業績を集めたものに『精神分析になじむ』という書名をつけることは，自分の中で比較的すんなりと決まった。

　問題は，教育者としての狩野の業績に焦点を当てた本書の題名であった。なかなかよい案が浮かばない中，企画自体は動き出さざるをえず，仮題としてつけたのが『力動精神医学のすすめ』であった。慶應義塾の創始者である福澤諭吉が『学問のすゝめ』（1872〜1876）を書き，狩野にとって慶應義塾大学の恩師に当る小此木啓吾が『精神分析のすすめ』（創元社，2003年）を遺したことにちなんでの半ばこじつけのような命名であった。しかし，こうして本書ができ上がってみて，なかなかにいい書名をつけたものだ，と思い始めている。解題中にも記したとおり，教育者としての狩野に光を当てることが，力動的な精神科医としての狩野を鮮やかに浮かび上がらせることになったためである。

　生前の狩野を知っている方々にはもちろん，生前の狩野を知らない若い読者にもぜひ本書を紐解いてもらって，狩野力八郎という臨床家の深い知性と経験に触れて欲しいと思っている。

＊　　＊　　＊

解題 323

　本書の編集作業自体は『精神分析になじむ』の編集と同時に進行していたので，謝辞を捧げたい方も基本的に前著のときと変わりません。

　小寺記念精神分析研究財団の大原眞由美さん，金剛出版の立石正信さん，立石哲郎さん，中村奈々さんに感謝いたします。

　前著『精神分析になじむ』について肯定的なレスポンスをくださった先輩，同僚，後輩諸氏に感謝します。当然ですが，この謝辞は前著にはなかったものです。この一段落を追記することができて嬉しく思います。

　狩野先生のご家族皆さんにも御礼申し上げます。最初にお約束してから随分時間が経ってしまいましたが，とりあえずこうして二冊目も形にできてホッとしています。

　私の家族にも，毎度のこととはいえ，日々の私の仕事への理解と協力にありがとう，といわせてください。

　共同編者の藤山直樹先生，相田信男先生にも御礼申し上げます。先生方のお力添えがなければ，私の想いがこうして形になることはなかったと思っています。相田先生は，今回の解題にコメントをいただき，狩野先生について改めて考え直す機会を与えてくださいました。重ねて感謝申し上げます。

　そしてやはり最後は本書の著者である狩野力八郎先生。この解題をどう結ぼうか散々考えましたが，結局，御礼の言葉しか出てきません。こうして先生の仕事に触れる機会をいただき，本当に感謝しています。『精神分析になじむ』以上に選定基準や収録順に頭を悩ませることになった本書ですが，先生に喜んでいただけるものに仕上がっていることを願っています。

2019 年 8 月
　西行の「山深く　さこそ心は通ふとも　すまであはれを　知らむものかは」
　　　　　　　　　　　　　　　　　　　　　　　を口遊みながら

　　　　　　　　　　　　　　　　　　　　　　　　　　　　池田暁史

著作リスト

* は『重要人格障害の臨床研究』(2002)に収載
\# は『方法としての治療構造論』(2009)に収載
§ は『精神分析になじむ―狩野力八郎著作集 1』に収載

1. 内科医に必要な精神科の知識―内科における精神療法. Medicina 16；1369-1371.
   1979.
2. 書評『フロイトとの出会い』. 精神分析研究 23；146-147. 1979.
3. schizoid 現象と自由連想の治療構造. 精神分析研究 24；26-30. 1980.
4. 分裂的機制についての覚書. In：メラニー・クライン著作集 4. pp.3-32, 誠信書房.
   1985.（共訳：狩野力八郎・渡辺明子・相同信男）
5. 今日の精神療法―諸外国の現況・アメリカ（2）. 精神療法 11；116-124. 1985.
6. スキゾイド患者について*. 精神分析研究 30；71-81. 1986.
7. DSM-Ⅲ の personality disorder―境界パーソナリティ障害. 臨床精神医学 15；167-
   172.（共著：狩野力八郎・岩崎徹也）
8. 精神療法の現状. 日本医事新報ジュニア版 250；5-8. 1986.（共著：狩野力八郎・岩
   崎徹也）
9. 「いま・ここで」転移と治療場面――般システム理論から. 精神分析研究 30；38-
   40. 1986.（シンポジウム指定討論）
10. 家族療法研修と精神科卒後研究教育\#. 家族療法研究 3；28-35. 1986.（共著：狩野
    力八郎・服部陽児・河野正明, 他）
11. 精神分析からみた家族. こころの科学 13；66-71. 1987.（共著：河野正明・狩野力八郎）
12. 書評『精神分析学の新しい動向』§. 精神分析研究 31；94-95. 1987.
13. 性格の障害*. In：異常心理学講座Ⅴ―神経症と精神病. pp.397-453, みすず書房. 1988.
14. 東海大学精神科学教室における卒後研修教育. 精神分析研究 32；195-203. 1988.
15. 精神科卒後研修の体系化・組織化に関する諸問題. 精神神経学雑誌 90；1041-1047.
    1988.（共著：狩野力八郎・橋本雅雄・林雅次, 他）
16. 家族アプローチの諸様態. 精神分析研究 32；37-44. 1988.
17. 医療を受ける心理と医原神経症. からだの科学 増 10；104-109. 1989.
18. 身体へのとらわれと不安. からだの科学 増 10；161-165. 1989.
19. 内的構造の形成過程* 精神分析研究 33；289-300. 1989.
20. 神経症の発症機制―対象関係論から. In：精神科 MOOK23　神経症の発症機制と診
    断. pp.89-97, 金原出版. 1989.
21. 自己愛パーソナリティ障害. こころの科学 28；35-39. 1989.
22. 誇大的自己愛を持つ境界例患者に対する夫婦療法*. In：家族療法ケース研究 3　境
    界例. pp.207-228, 金剛出版. 1989.
23. 乳幼児と家族治療\#. In：別冊発達乳幼児精神医学への招待. pp.179-188, ミネルヴァ
    書房. 1989.

24. 初回面接での見立てと見通しの立て方. In：思春期精神保健相談. pp.88-106, 日本公衆衛生協会. 1989.（共著：狩野力八郎・山崎晃資）

25. 治療が展開しない際の検討事項. In：思春期精神保健相談. pp.153-168, 日本公衆衛生協会. 1989.（共著：狩野力八郎・山崎晃資）

26. 治療の終結方法. In：思春期精神保健相談. pp.169-184, 日本公衆衛生協会. 1989.（共著：狩野力八郎・山崎晃資）

27. 境界人格障害と自己愛人格障害. In：精神療法の実際. pp.88-118, 新興医学出版社. 1989.

28. 境界性人格障害の治療*. In：現代精神医学体系年刊版 90. pp.303-321, 中山書店. 1990.

29. 入院治療は計画的に. 精神分析研究 33；418-419. 1990.（研修症例コメント）

30. 青年期の特徴—精神分析学の観点から*. 臨床精神医学 19；733-737. 1990.

31. 重症パーソナリティ障害について* 臨床精神病理 11；7-18. 1990.

32. 入院治療とはなにか—投影同一視の認識と治療の構造化§. In：治療構造論. pp.351-366, 岩崎学術出版社. 1990.

33. 内と外のはざま—実際的家族アプローチ. 精神分析研究 34；53-54. 1990.（シンポジウム指定討論）

34. 現代の中年とアルコール. アルコール医療研究 7；198-203. 1990.（共著：服部陽児・狩野力八郎）

35. 思春期青年期の臨床像—主に行動障害をめぐって. 精神医学 32；853-860. 1990.

36. 力動的治療過程の記載について. 精神分析研究 34；149-150. 1990.（研修症例コメント）

37. 痛みを診る—慢性疼痛のメンタルケア. 日経メディカル 20；119-122. 1991.（共著：室津恵三・本国哲三・狩野力八郎）

38. 学会認定医制—内発的動機とジレンマ. 精神神経学雑誌 93；918-919. 1991.（シンポジウム指定討論）

39. 人格障害の発症時期と経時的変化*. 精神科診断学 2；305-316. 1991.（共著：狩野力八郎・河野正明・松田文雄, 他）

40. 治療者の支持的役割*. 精神分析研究 35；47-57. 1991.

41. 家族力動とその病理#. 異常心理学講 X—文化・社会の病理. pp.1-56, みすず書房. 1991.（共著：小此木啓吾・狩野力八郎）

42. 精神分析の生成論について—フロイト派の立場から§. 臨床精神病理 13；185-192. 1992.

43. 個人からチームへ—専門化する入院治療とチーム治療*. 思春期青年期精神医学 2；128-136. 1992.

44. 臨床家からみた日本の家族. 職場とこころの健康③ 企業と家族. pp.22-35, 東海大学出版会. 1992.

45. 父－母－乳幼児療法—精神分析か家族療法か. 精神分析研究 36；555-562. 1993.（共著：狩野力八郎・渋沢田鶴子）

46. 情緒障害のいくつかの形態およびそれらの分裂病との関係§. 思春期青年期精神医学 3；103-110, 241-249. 1993.（Deutsch, H. の翻訳）

47. 新版精神医学事典. 弘文堂. 1993. (分担執筆. 著者索引なく執筆項目数不明)
48. 治療の迷路. 精神分析研究 37 ; 529-530. 1993. (研修症例コメント)
49. 内的ストレッサーとストレス#. ストレス科学 8 ; 6-10. 1994.
50. 多職種のチーム活動における集団力動#. 日本集団精神療法学会誌 10 ; 113-119. 1994.
51. 自己愛性人格障害の治療*. In : 精神科症例集 神経症・人格障害. pp.274-285, 中山書店. 1994.
52. Psychotherapy training: The influence of borderline treatment on the residency training*. In : New Approach to the "Borderline Syndrome". Iwasaki Gakujyutu Shuppansha. 1994. (著者自身による日本語訳が収載)
53. はじめに. In : 乳幼児精神医学の方法論. pp.143-144, 岩崎学術出版社. 1994. (第 3 部「親乳幼児治療の方法論」序文)
54. 新たな家族システムの提供その 1—乳幼児をもった家族の課題とその治療. In : 乳幼児精神医学の方法論. pp.253-265, 岩崎学術出版社. 1994. (共著：狩野力八郎・溝口健介・渋沢田鶴子)
55. 新たな家族システムの提供その 2—家族療法の展開とその中心課題：家族神話. In : 乳幼児精神医学の方法論. pp.266-272, 岩崎学術出版社. 1994. (渋沢田鶴子・溝口健介・狩野力八郎)
56. パーソナリティ障害の治療—境界人格障害を中心に. 診断と治療 83 ; 51-56. 1995.
57. 妄想性人格障害. 精神科治療学 10 増 ; 212-213. 1995. (共著：河野正明・狩野力八郎)
58. システム家族論からみた家族と精神分析からみた家族#. 思春期青年期精神医学 5 ; 175-182. 1995.
59. ナルシシズムの病理と治療技法*. 精神分析研究 39 ; 128-139. 1995.
60. 心的表象論#. In : 現代のエスプリ別冊 精神分析の現在. pp.286-300, 至文堂. 1995.
61. 誰にとっての課題か?#. 思春期青年期精神医学 6 ; 159-165. 1996.
62. ときには弱い治療者であることも. 精神分析研究 40 ; 52-53. 1996. (研修症例コメント)
63. 特集「インフォームド・コンセント」について. 精神分析研究 40 ; 10. 1996. (共著：狩野力八郎・皆川邦直) (特集序文)
64. 監訳者まえがき. In : こころのマトリックス. pp.i-iv, 岩崎学術出版社. 1996.
65. 自己愛パーソナリティ障害. In : 精神科 MOOK 増 2 精神分析療法. pp.83-89, 金原出版. 1996.
66. 精神分析からみた人格障害の成因*. In : 現代のエスプリ別冊 人格障害. pp.123-131, 至文堂. 1997.
67. 巻頭言. In : 患者理解のための心理学用語. p.1, SMS. 1997.
68. 治療関係その 1. In : 患者理解のための心理学用語. pp.54-58, SMS. 1997.
69. 関係の終結. In : 患者理解のための心理学用語. pp.74-77, SMS. 1997.
70. 動機と創造—境界例の家族療法について*. 家族療法研究 14 ; 179-184. 1997.
71. 中断か終結か. 精神分析研究 41 ; 134-135. 1997. (研修症例コメント)
72. シンポジウム巻頭言「無意識的罪悪感」. 精神分析研究 41 ; 182. 1997. (共著：狩野力八郎・皆川邦直)

73. コンサルテーション・リエゾン活動―臨床と研究の事離と統合[#]. 心身医学 38；135-141. 1998.

74. 公式化の2側面. 精神分析研究 42；80-81. 1998. （研修症例コメント）

75. 増加しつつある人格障害の考え方とその対処. 日本医師会雑誌 119；1397-1401. 1998.

76. パーソナリティ障害とは. 健康管理 534；4-15. 1998.

77. コンサルテーション・リエゾン精神医学における評価. 精神科診断学 9；79-88. 1998. （共著：渡辺俊之・保坂隆・狩野力八郎）

78. Development of the capacity for anticipation in adolescence : On the adolescent borderline's perspective of the near future in psychotherapy. In : The Adolescent in Turmoil. pp.41-46, Praeger. 1998.

79. 神経症水準の精神療法. In：臨床精神医学講座7　人格障害. pp.361-371, 中山書店. 1998.

80. 今日の人格障害と家族. In：パーソナリティの障害（日本家族心理学会年報）. pp.2-21, 金子書房. 1998.

81. 対象関係論と家族療法[#]. 家族療法研究 16；126-130. 1999.

82. 心的表象としての自己の病理[#]. 臨床精神病理 20；109-117. 1999.

83. 相互適応システムの脆弱性[#]. 臨床精神医学 28；271-277. 1999.

84. 人格障害とその症状. 健康管理 541；5-17. 1999.

85. 平行過程の再検討. 精神分析研究 43；376-378. 1999. （共著：狩野力八郎・村岡倫子）

86. 性愛転移と逆転移をめぐって. 精神療法 25；145-153. 1999. （共著：小林要二・狩野力八郎）

87. 嘘の精神病理と治療関係について. 精神療法 25；258-266. 1999. （共著：近藤直司・狩野力八郎）

88. 精神分析的精神療法の効果. 精神科診断学 10；179-183. 1999. （共著：服部陽児・狩野力八郎）

89. スキゾイド女性の精神療法における共感の難しさ. 精神療法 25；49-56. 1999. （共著：猪股均・狩野力八郎）

90. 心身症の治療 集団療法の基礎―治癒要因・集団力動・技法. 心療内科 3；338-343. 1999.

91. Consultation-liason psychiatry : Toward integration of the dilemma between clinical practice and reaearch. Japanese Journal of Psychosomatic Medicine；39-46. 1999. （文献72の英訳）

92. まえがき. In：青年のひきこもり. pp.3-8, 岩崎学術出版社. 2000.

93. 生きている連想と生きている関係[#]. 家族療法研究 17；211-217. 2000.

94. 精神分析の二重性[#]. 精神分析研究 44；66-70. 2000.

95. シンポジウム巻頭言「スーパービジョンの役割と諸問題」. 精神分析研究 44；249. 2000. （共著：狩野力八郎・佐野直哉）

96. Faculty Development の理論と実際. 薬の知識 51；157-160. 2000.

97. 家族システムの病理から見た社会・文化的価値観の変化[#]. 精神科治療学 15；1245-1250. 2000.

98. 精神科疾患の愁訴と治療—転換症状. 臨床精神医学 増；506-509. 2000.（共著：玉井康之・狩野力八郎）

99. A study on therapeutic teams in psychoanalytical hospital treatment : Diversity and agreement with in the team. Tokai J Exp Clin Med 25；101-116. 2000.

100. 要望演題：教育の評価（3）. 医学教育 32；366-370. 2001.（共著：黒澤博身・狩野力八郎）

101. 生命現象と物語 #. 精神療法 27；38-44. 2001.

102. 特集にあたって「慢性抑うつの精神分析的精神療法」. 精神分析研究 45；339-341. 2001.（共著：衣笠隆幸・狩野力八郎）（特集序文）

103. 痛みへのアプローチ—力動精神医学・精神分析的アプローチ. 痛みと臨床 1；300-305. 2001.（共著：小林要二・狩野力八郎）

104. 学生による授業評価. 現代医療 34；1682-1691. 2002.

105. 『医学教育』第 32 巻・6 号を読んで. 医学教育 33；76. 2002.

106. 家族の視点からみた「不適切な養育」へのかかわり. 保健の科学 44；535-539. 2002.

107. 巻頭言「攻撃性とその臨床」. 精神分析研究 46；266. 2002.（共著：西園昌久・狩野力八郎）

108. 重症人格障害の臨床研究. 金剛出版. 2002.（第一著作）

109. 精神分析事典. 岩崎学術出版社. 2002.（編集委員，執筆項目数不明）

110. コメント 1. 家族療法研究 19；225-226. 2002.（シンポジウムコメント）

111. 書評『ナラティブ・ベイスト・メディスン』. 家族療法研究 19；85-87. 2002.

112. 自殺の危険のある患者に対する精神療法 #. 臨床心理学研究（東京国際大学）1；3-14. 2003.

113. 座長の言葉——一般病棟における人格障害治療の限界. 心身医学 43；59. 2003.

114. 会長挨拶. 精神分析研究 47；1. 2003.

115. プロセスノートの書き方 #. 精神分析研究 47；141-146. 2003.

116. 精神分析における言葉の使用についての覚書 #. 精神分析研究 47；307-316. 2003.

117. 人格障害—概念の変遷. 精神科 3；329-333. 2003.（共著：平島奈津子・狩野力八郎）

118. ひきこもり状態を示す精神障害—分裂病型人格障害と分裂病質. 精神医学 45；259-262. 2003.

119. 文献紹介「治療操作としての喪と合同家族療法におけるその役割」. In：臨床家のための家族療法リソースブック. pp.96-97，金剛出版. 2003.

120. 文献紹介『家族生活の精神力学』. In：臨床家のための家族療法リソースブック. pp.100-103，金剛出版. 2003.

121. 文献紹介『家族と家族療法』. In：臨床家のための家族療法リソースブック. pp.156-157，金剛出版. 2003.

122. 山田論文に対するコメント. 上智大学臨床心理研究 26；105-107. 2003.（紀要論文コメント）

123. クライン「分裂的機制についての覚書」. In：精神医学文献事典. p.133，弘文堂. 2003.

124. 境界人格障害の治療と看護. 東京精神病院協会誌 別冊 19；187-198. 2004.

125. 重症人格障害の治療. 東京国際大学論叢 10；1-8. 2004.

126. 境界例臨床における多職種コラボレーション―シンポジウムによせて. 精神神経学雑誌 106；727-728. 2004.（共著：狩野力八郎・上別府圭子）

127. シンポジウム巻頭言「治療機序とその効果」. 精神分析研究 48；223. 2004.（共著：狩野力八郎・安岡誉）

128. 司会の言葉「わが国の精神分析の 50 年と未来」. 精神分析学会第 50 回記念大会抄録；xii. 2004.

129. 人格障害という病名の使用と知ること#. 精神科治療学 19；151-156. 2004.

130. 自己愛人格障害と境界人格障害. 外来精神医療 4；14-19. 2004.

131. Life phenomena and narrative：psychoanalysis, psychotherapy and the system theory. Japanese contributions to psychoanalysis 1；41-55. 2004.（文献 100 の英訳）

132. 心理療法をどのように学ぶか#. 精神療法 30；344-346. 2004.

133. 序. In：日常診療でみる人格障害―分類・診断・治療とその対応. pp.iii-iv, 三輪書店. 2004.（共著：狩野力八郎・高野晶・山岡昌之）

134. 人格障害の歴史. 日常診療でみる人格障害―分類・診断・治療とその対応. pp.13-23, 三輪書店. 2004.（共著：狩野力八郎・高野晶・山岡昌之）

135. 構造化すること§. 日常臨床でみる人格障害―分類・診断・治療とその対応. pp.95-105, 三輪書店. 2004.（共著：狩野力八郎・高野晶・山岡昌之）（無署名原稿）

136. 小澤和輝論文に関するコメント. 上智大学臨床心理研究 27；110-111. 2004.（紀要論文コメント）

137. 解説―小此木理論の源流. 精神分析研究選集 1；25-26. 2004（古澤・小此木論文への解説）

138. 小此木啓吾先生追悼総特集について. 精神分析研究 48；361-365. 2005.

139. 50 周年記念特集増刊号刊行にのぞんで§. 精神分析研究 48 増；1-3. 2005.

140. 身体表現性障害が疑われる患者への医療面接. 日本医師会雑誌 134；177-181. 2005.

141. 症例検討（5）へのコメント. 児童青年精神医学とその近接領域 46；432-433. 2005.

142. 抑うつ状態を示す人格障害へのアプローチ―A-T split の活用. 分子精神医学 5；485-489. 2005.

143. 重症人格障害の自殺とその予防. 精神神経学雑誌 107；1086-1092. 2005.

144. 自分になる過程―青年期における自己愛脆弱性と無力感. 思春期青年期精神医学 15；25-35. 2005.

145. 身体化障害. 精神科治療学 増 20；184-185. 2005.

146. 自己愛型人格障害. 精神科治療学 増 20；240-241. 2005.

147. 気分障害の精神分析―無能力感と境界形成をめぐって§. In：うつ病論の現在. pp.173-197, 星和書店. 2005.

148. 書評『小児医学から精神分析へ』§. 臨床精神医学 34；1475-1476. 2005.

149. 鳥生知江論文へのコメント. 臨床心理事例研究（京都大学大学院教育学研究科心理教育相談室紀要）32；88-90. 2005.

150. 鈴木莱実子論文に関するコメント. 上智大学臨床心理研究 28；150-153. 2005.

151. 精神力動論. In：臨床心理面接学. pp.35-99, 誠信書房. 2005.（共著：妙木浩之・狩野力八郎）

152. 解説. 精神分析研究選集 2；179-180. 2005（"学会のあり方を考える"討論集会への解説）

著作リスト　331

153. 職域におけるパーソナリティ障害の対応. よぼういがく 36；3-23. 2006.

154. 事例検討. よぼういがく 36；24-34. 2006. （共著：尾久裕紀・狩野力八郎・今川久子）

155. 精神分析的に倫理を考える§. 精神分析研究 50；191-203. 2006.

156. 青年期人格障害の臨床. 児童青年精神医学とその近接領域 47；326-336. 2006.

157. 下坂幸三先生のご冥福を祈る§. 精神分析研究 50；331-334. 2006.

158. 私はフロイディアンか？§. 精神分析研究 50；344-346. 2006.

159. パーソナリティ障害と治療現場. こころのりんしょう a. la. carte 25；497-506. 2006. （対談：狩野力八郎・白波瀬丈一郎）

160. 自己愛パーソナリティ障害. In：精神科 MOOK 増 2　精神分析療法. pp.83-89, 金原出版. 2006.

161. 西村論文へのコメント―覚悟のほど. 上智大学臨床心理研究 29；96-98. 2006. （紀要論文コメント）

162. 小此木啓吾先生―精神分析をすること§. 最新精神医学 11；297-298. 2006.

163. 自己愛性パーソナリティ障害とはどういう障害か. In：精神科臨床ニューアプローチ 5　パーソナリティ障害・摂食障害. pp.80-88, メジカルビュー社. 2006.

164. 「Dr. Evelyne Albrecht Schwaber 講演会」について. 精神分析研究 51；67-68. 2007.

165. 特集前書きに代えて「精神療法と自殺」. 精神分析研究 51；113-116. 2007.

166. 編集後記. 精神分析研究 51；232. 2007.

167. 人格障害の診断と治療. 精神神経学雑誌 109；598-603. 2007.

168. 司会のことば「語ることと聴くこと―精神療法的対話の妙味」. 心身医学 47；617. 2007. （共著：狩野力八郎・原田眞理）

169. シンポジウム巻頭言「治療抵抗」. 精神分析研究 51；259-260. 2007. （共著：北山修・狩野力八郎）

170. 特集にあたって「A-T スプリット」. 精神分析研究 51；343-344. 2007. （共著：狩野力八郎・川谷大治）

171. 日本における「A-T スプリット治療」の概観. 精神分析研究 51；349-358. 2007.

172. 書評『実践・精神分析的精神療法』§. 心理臨床学研究 25；609-611. 2007.

173. 自己愛性パーソナリティ障害のことがよくわかる本. 講談社. 2007. （監修）

174. チームはどこにでもある―チーム医療・援助の生命力. 集団精神療法 23；89-98. 2007.

175. 書評『エコ心理療法』. 家族療法研究 24；65-66. 2007.

176. 創造的対話―森田療法と精神分析§. 日本森田療法学会誌 19；1-6. 2008.

177. 論文を書くことと倫理規定を守ることとのジレンマ§. 精神分析研究 52；290-293. 2008.

178. うつ病のプロトタイプは変わったのか. 臨床精神医学 37；1091-1109. 2008. （座談会：神庭重信・狩野力八郎・江口重幸, 他）

179. スタッフへの攻撃と治療的対応. 精神科臨床サービス 8；80-83. 2008.

180. 治療構造論的家族療法とメンタライジング. 家族療法研究 25；117-125. 2008.

181. ナルシシズム―閉ざされた心と聞かれた心. In：ナルシシズムの精神分析. pp.1-14, 岩崎学術出版社. 2008.

182. メンタライゼーションあれこれ. 学術通信 89；5-7. 2008.

183. 精神分析セミナー30周年の集い. 精神療法 34；77. 2008.
184. 境界パーソナリティ障害—臨床的側面. In：精神医学対話. pp.773-788, 弘文堂. 2008.
185. 神経生物学と力動精神医学の対話. 精神医学対話. pp.788-791, 弘文堂. 2008.（尾崎紀夫論文へのコメント）
186. 監訳者あとがき. In：メンタライゼーションと境界パーソナリティ障害. pp.443-446, 岩崎学術出版社. 2008.
187. 書評『フロイト再読』§. 家族療法研究 25；95-97. 2008.
188. 精神分析学. In：気分障害. pp.298-308, 医学書院. 2008.
189. 患者とともに家族の歴史を生きる. 精神療法 35；43-50. 2009.
190. シンポジウム巻頭言「女性精神医学の今日的課題」. 精神神経学雑誌 111；430. 2009.（共著：狩野力八郎・平島奈津子）
191. 「Dr. Ana-Maria Rizzuto 講演会」について. 精神分析研究 53；213-214. 2009.
192. ヒステリーを読む§. 精神分析研究 53；262-269. 2009.
193. 精神医学用語解説「メンタライゼーション」. 臨床精神医学 38；382-383. 2009.
194. 倫理的配慮. 精神科治療学 増24；25-27. 2009.
195. パニック障害・不安障害—力動的精神療法精神科治療学 増24；110-111. 2009.
196. 力動精神療法のエッセンス. 精神科臨床サービス 9；468-472. 2009.
197. 方法としての治療構造論. 金剛出版. 2009.（第二著作）
198. 精神分析的心理療法—実践家のための手引き. 金剛出版. 2009.（監訳者）
199. 医療面接で困難なケース. In：医療面接技法とコミュニケーションのとり方. pp.102-127, メジカルビュー社. 2009.
200. シンポジウムに寄せて「自由連想の臨床的意義」. 精神分析研究 54；228-229. 2010.（共著：狩野力八郎・松木邦裕）
201. The Japan psychoanalytic society and the Japan psychoanalytical association : their history of coexistence and their future. Japanese contributions to psychoanalysis 3 ; 223-242. 2010.
202. 特集にあたって「土居健郎先生追悼」. 精神分析研究 54；321-322. 2010.（共著：狩野力八郎・藤山直樹）
203. 力動精神医学と土居の仕事§. 精神分析研究 54；331-336. 2010.
204. いつも先生と対面する. In：土居健郎先生追悼文集——心だけは永遠. pp.102-103, 土居健郎先生を偲ぶ会. 2010.
205. 家族関係のアセスメント. In：臨床心理士のための子育て支援基礎講座. pp.217-234, 創元社. 2010.
206. インタビュー「アメリカの精神分析の行方」. In：自我心理学の新展開. pp.33-55, ぎょうせい. 2010.（狩野力八郎・妙木浩之）
207. 治療構造論, システム論そして精神分析§. 精神分析研究 55；207-217. 2011.
208. 監修者まえがき. In：メンタライゼーション・ハンドブック. pp.ix-x. 岩崎学術出版社. 2011.
209. 必須の臨床手順としての家族・夫婦面接. 精神療法 37；724-725. 2011.
210. 新書記として. 日本精神分析協会年報 1；8. 2011.
211. 年報発刊に期待すること. 日本精神分析協会年報 1；14, 2011.

著作リスト　333

212. 日本精神分析協会と日本精神分析学会§. 日本精神分析協会年報 1 ; 30-40. 2011.（文献 198 の日本語版）
213. ナルシシズム. In：精神医学キーワード事典. pp.497-498, 中山書店. 2011.
214. 現代精神医学事典. 弘文堂. 2011.（共同編者として 26 項目を執筆）
215. 精神療法の教育・研修. In：専門医をめざす人の精神医学. pp.676-679, 医学書院. 2011.
216. 精神療法の治療機序について. In：専門医をめざす人の精神医学. pp.679-685, 医学書院. 2011.
217. 治療構造をどのように作るか§. 精神分析研究 56 ; 370-376. 2012.
218. すこやか人生のヒント—からだとこころは自力で守る. 望星 43 ; 58-61. 2012.
219. 私の精神分析的パーソナリティ臨床—疾患分類批判§. 思春期青年期精神医学 22 ; 46-53. 2012.
220. パーソナリティと行動の障害. In：TEXT　精神医学第 4 版. pp.344-364, 南山堂. 2012.（2007 年第 3 版の改稿）
221. 力動的・分析的精神療法. In：今日の精神疾患治療指針. pp.762-766, 医学書院. 2012.
222. 監訳者まえがき. In：精神力動的精神療法—基本テキスト. pp.vii-ix, 岩崎学術出版社. 2012.
223. なぜメンタライゼーションは面白いのか. 精神分析研究 57 ; 1-4. 2013.
224. 対象関係論的, 精神分析的モデル. In：家族療法テキストブック. pp.101-104, 金剛出版. 2013.
225. 書評『解釈を越えて—サイコセラピーにおける治療的変化プロセス』§. 精神分析研究 58 ; 443-445. 2014.
226. 監修者前書き. In：メンタライジングの理論と臨床——精神分析・愛着理論・発達精神病理学の統合. pp.iii-v, 北大路書房. 2014.
227. 小寺記念精神分析研究財団 20 年の活動を振り返って. In：一般財団法人小寺記念精神分析研究財団設立 20 周年記念誌. pp.11-28, 一般財団法人小寺記念精神分析研究財団. 2014.

編集方針

　狩野の名前が入った形で公に刊行された文献を可能な限り網羅した。ただし, 学会発表抄録は一部の例外を除き収載しなかった。また共著のものは, 筆頭著者またはラストオーサーとして関わっているもののみに限定した。たとえば『今日の治療指針』など執筆したことは確実だが, 毎年改定されるため現物を確認できなかった文献もある。ここに未掲載の文献情報をお持ちの方はご一報いただければ幸いである。（編・池田暁史）

索　引

人名

A
Ackerman, N.W. 238, 249, 258
Adler, G. 119, 121
Alexander, F. 108
Anthony, E.J. 238, 250

B
Balint, M. 53, 65, 68, 87, 90
Bateman, A. 47, 163, 173, 179, 194, 210, 227
Bleiberg, E. 104, 105, 147, 149, 153, 178, 179, 184, 185, 189, 193, 194, 200, 204, 210, 316
Bloch, S. 273, 281, 294
Blos, P. 160, 181, 183, 194, 197, 210
Bollas, C. 20, 21, 268, 270, 293, 305
Bowen, M. 112
Buie, D.H. 119, 121

D
Deutsch, H. 108, 326

E
Emde, R.D. 118
Erikson, E. 109, 160, 181, 183, 194, 197, 211, 238, 261

F
Fairbairn, W.R.D. 69, 73, 74, 75, 76, 77, 78, 79, 80, 81, 82, 90, 111, 122, 132, 139
Fenichel, O. 129, 130, 132, 139
Fliess, W. 78
Framo, J.L. 243
Freud, A. 130, 132, 139, 160, 181, 194, 197, 211, 316
Freud, S. 17, 19, 45, 69, 76, 77, 78, 95, 108, 109, 116, 117, 122, 130, 140, 217, 220, 238, 259, 260, 266, 268, 270
Fromm, E. 109, 122, 256, 258

G
Gill, H. 134, 140
Greenacre, P. 267, 268, 270
Green, R.J. 243, 250
Grinberg, L. 47, 72, 82
Groot, J.L. 130, 140
Gunderson, J.G. 115, 122

H
Hinshelwood, R.D. 145, 153

K
Kernberg, O.F. 18, 69, 103, 104, 105, 108, 109, 111, 122, 125, 133, 136, 139, 140, 142, 153, 158, 160, 163, 168, 177, 197, 211
Klein, M 69, 70, 71, 73, 74, 76, 78, 79, 80, 81, 82, 91, 111
Kohut, H. 47, 78, 109, 177
Kraepelin, E. 259
Kulka, R. 78, 82

L
Lazell, E.W. 271
Linehan, M. 160

M
Mahler, M. 120
Mandelbaum, A. 113, 122
Marsh, L.C. 271
Marty, P. 178
Masterson, J.F. 119, 122
McGoldrick, M. 243, 250

O
Ogden, T.H. 47, 122, 266, 270

P
Papp, P. 244, 250
Paul, N.L. 225, 227
Pine, F. 207, 211
Pratt, J.H. 271, 275

R
Redl, F. 277, 281
Reich, W. 130, 131, 140
Reiss, D. 112, 122, 250, 262, 270

Rinsley, D.B. 119, 122

S
Sandler, J. 127, 133, 136, 137, 140, 185, 194, 316
Segal, H. 187, 194
Shapiro, E.R. 111, 114, 119, 122, 123
Sheidlinger, S. 272, 281
Stern, D.N. 112, 122, 123, 194, 211, 262, 270

W
Waldinger, R.J. 159, 160, 163, 211
Willi, J. 111, 123
Winnicott, D.W. 35, 36, 47, 77, 82, 91, 117, 119, 123, 178, 183, 186, 194, 195, 238, 250, 254, 258, 316

Y
Yalom, I.D. 273, 274, 281, 294

Z
Zanarini, M.C. 121, 123
Zinner, J. 111, 114, 119, 122, 123

岩崎徹也 36, 47, 82, 91, 194, 288, 291, 298, 305, 308, 325
小此木啓吾 21, 47, 57, 59, 68, 82, 91, 140, 179, 194, 211, 220, 227, 249, 250, 255, 258, 270, 291, 308, 312, 313, 322, 326, 330, 331
下坂幸三 123, 213, 222, 227, 331
中村伸一 226, 233, 243, 250
古澤平作 19, 268

事 項

A
A-T スプリット 26, 331

C
confidentiality 27, 171
containing 26, 42, 43, 46, 146, 149, 184, 189, 193, 195, 200, 204, 210, 295

H

holding　26, 42, 43, 46, 123, 146, 184, 193, 195, 200, 210, 221

M

Mentalization Based Treatment（MBT）160

P

psychological mindedness　32, 274, 278

R

reflective function　147, 148, 149, 150, 170, 172, 184, 185, 186, 187, 189, 191, 193, 199, 200, 201, 205, 206, 210, 318

あ

愛着理論　24, 144, 178, 222, 333
阿闍世　269
医学モデル　141
医家製の病気　54, 66
医原神経症　9, 49, 56, 57, 58, 68, 312, 325, 339
医師−患者関係　50, 56, 63, 66
依存性人格障害　126
依存的人格　156
一次的動機づけ　51, 52
いま・ここで　17, 18, 24, 28, 87, 110, 113, 131, 136, 159, 198, 223, 299, 303, 325
陰性感情　35, 40, 137, 275
陰性治療反応　77
エス　17, 53, 143, 158, 198, 246, 266, 286, 327
エディプス葛藤　24, 69, 70, 78, 80, 108, 129, 131, 145, 183, 236, 247, 259
演技的人格　158
オートポイエーシス　294, 304

か

外界変容的　108, 129
解釈　16, 19, 20, 21, 23, 27, 28, 38, 40, 41, 42, 45, 46, 66, 98, 112, 119, 133, 134, 135, 137, 138, 139, 145, 146, 149, 150, 159, 184, 189, 191, 196, 198, 199, 204, 207, 216, 225, 260, 267, 268, 269, 273, 280, 284, 295, 299, 300, 311, 317, 333
外傷　26, 40, 69, 74, 78, 81, 107, 114, 116, 118, 120, 121, 122, 178, 179, 259, 278

回避性人格障害　126
回避的人格　156
抱える環境　43, 117, 118, 119, 263
家族神話　114, 115, 215, 244, 327
家族表象論　111, 112
家族療法　9, 36, 37, 40, 107, 110, 111, 113, 115, 122, 123, 142, 149, 159, 160, 161, 179, 181, 189, 190, 192, 197, 199, 205, 213, 214, 215, 216, 217, 218, 219, 220, 221, 222, 224, 225, 226, 227, 231, 233, 235, 236, 243, 250, 289, 291, 302, 318, 319, 325, 326, 327, 328, 329, 331, 332, 333, 339
カタルシス　26, 40, 41, 46, 275
価値観　152, 183, 192, 209, 213, 219, 227, 244, 251, 254, 255, 256, 257, 258, 328
葛藤　20, 24, 25, 32, 35, 41, 42, 43, 52, 53, 61, 69, 70, 73, 74, 75, 77, 78, 79, 80, 81, 88, 90, 103, 108, 110, 111, 114, 115, 116, 118, 119, 128, 129, 131, 133, 134, 138, 144, 145, 151, 152, 160, 167, 168, 170, 171, 177, 178, 181, 182, 183, 187, 198, 201, 207, 215, 216, 236, 240, 241, 242, 246, 247, 254, 259, 262, 263, 264, 265, 269, 274, 279, 289, 295, 296, 312
葛藤外の自我機能　69
かのような人格　108, 192, 208
喚起性記憶　119
環境　25, 26, 43, 44, 69, 74, 75, 76, 77, 81, 89, 108, 117, 118, 119, 120, 129, 130, 144, 150, 152, 158, 238, 254, 256, 262, 263, 294, 304
関係　9, 16, 17, 18, 19, 20, 21, 23, 24, 25, 26, 27, 29, 31, 32, 35, 38, 39, 41, 42, 43, 44, 45, 46, 47, 50, 51, 54, 55, 56, 57, 58, 62, 63, 64, 65, 66, 67, 69, 70, 71, 72, 73, 74, 75, 76, 78, 79, 80, 81, 82, 85, 86, 87, 90, 93, 95, 96, 97, 98, 99, 100, 101, 102, 103, 104, 107, 108, 110, 111, 112, 113, 114, 115, 117, 118, 119, 120, 121, 122, 123, 125, 126, 127, 130, 132, 133, 134, 135, 136, 138, 139, 144, 143, 90, 102, 145, 146, 147, 148, 149, 150, 151, 155, 156, 157, 158, 159, 160, 162, 167, 168, 170, 171, 173, 177, 178, 181, 184, 185, 186, 187, 188, 189, 190, 191, 192, 193, 195, 196, 197, 198, 199, 200, 201, 202, 203, 204,

205, 206, 207, 209, 213, 214, 215, 216, 217, 218, 219, 220, 221, 222, 224, 225, 227, 232, 235, 236, 237, 10, 238, 239, 240, 241, 242, 243, 244, 245, 246, 247, 248, 249, 250, 252, 254, 258, 259, 261, 262, 263, 264, 265, 266, 267, 268, 269, 270, 271, 274, 278, 281, 284, 285, 286, 287, 288, 289, 290, 292, 293, 294, 295, 296, 299, 300, 302, 304, 305, 307, 312, 313, 317, 319, 325, 326, 327, 328, 332, 333, 339, 342, 144
間主観的アプローチ　44, 45, 46, 317
偽自己　35
擬似診断　56, 63, 67
基底的思い込み集団　114, 277, 278, 280
虐待　112, 120, 121, 251, 252, 253, 257
逆転移　24, 33, 35, 42, 44, 90, 134, 147, 152, 159, 192, 193, 198, 209, 280, 293, 328
境界　17, 18, 27, 35, 38, 47, 70, 73, 93, 104, 106, 107, 108, 109, 113, 114, 115, 119, 120, 121, 122, 123, 125, 142, 143, 146, 151, 152, 153, 158, 159, 160, 168, 173, 177, 179, 187, 191, 192, 197, 202, 203, 207, 209, 213, 215, 220, 223, 227, 234, 240, 241, 242, 244, 245, 246, 247, 248, 253, 256, 278, 279, 285, 286, 288, 294, 302, 304, 307, 314, 315, 316, 325, 326, 327, 329, 330, 332, 342
境界人格　70, 106, 113, 120, 121, 142, 143, 146, 153, 158, 160, 168, 197, 326, 327, 329, 330
境界人格構造　142, 143, 158, 160, 168, 197
境界人格構造論　142, 143, 160, 197
境界性パーソナリティ障害　93, 285
境界膜　187
境界例家族　113, 114, 115
鏡転移　44
共同注視　196, 300
強迫　56, 72, 75, 88, 117, 125, 126, 127, 128, 135, 136, 142, 156, 157, 166, 167, 266
強迫性格　125, 126, 127, 128, 135, 136
強迫的人格　156
恐怖症　71, 72, 75, 125, 129

恐怖症性格 125
去勢不安 77, 145
禁欲原則 27
訓練分析 32, 33, 342
傾聴 15, 16, 19, 20, 21, 23, 28, 134, 157, 220, 225, 268, 311
原家族 113, 114, 119, 239, 240, 247, 248
現実自己 147, 183, 184, 185, 187, 200, 201
現実的な投影同一視 42
行為化 119, 267, 268
攻撃性 71, 73, 74, 76, 80, 81, 119, 127, 128, 275, 284, 287, 288, 329
構造化 18, 19, 21, 58, 77, 81, 89, 159, 161, 162, 197, 199, 202, 203, 214, 263, 288, 292, 296, 298, 301, 302, 305, 311, 326, 330
肯定的動機づけ 52, 53, 55
合理化 127, 128, 129, 131
固着 56, 70, 71, 74, 75, 81, 116, 117, 119, 120, 131, 259

さ
罪悪感 15, 41, 69, 70, 71, 72, 73, 77, 78, 80, 109, 115, 117, 125, 127, 128, 144, 145, 158, 159, 168, 327
再構成 44, 267, 270, 309
再接近期 119
サドマゾキズム 96
サブシステム 18, 114, 115, 242, 245, 246, 294
三者化 113
ジェノグラム 226, 243, 245, 247, 248, 250
自我 17, 19, 24, 35, 38, 40, 41, 42, 45, 52, 56, 69, 70, 71, 72, 73, 75, 76, 77, 80, 81, 89, 90, 108, 111, 116, 117, 118, 119, 125, 128, 129, 130, 131, 132, 134, 137, 138, 168, 182, 183, 186, 187, 194, 198, 211, 250, 254, 264, 266, 278, 279, 307, 316, 332, 342
自我機能 69, 89, 118, 130, 168, 278, 279
自我心理学 19, 24, 80, 117, 134, 307, 316, 332, 342
自家製の病気 53, 54, 65, 66, 67, 87
自虐的世話役 157
自己 9, 15, 17, 18, 19, 24, 25, 26, 27, 32, 33, 34, 35, 39, 41, 42, 43, 44, 45, 46, 62, 69, 70, 72, 75, 77,

78, 79, 85, 87, 89, 93, 94, 95, 96, 97, 98, 100, 101, 102, 103, 104, 106, 108, 109, 111, 113, 115, 117, 118, 119, 125, 126, 127, 128, 129, 131, 133, 136, 138, 142, 143, 144, 145, 147, 150, 152, 153, 157, 158, 159, 162, 163, 167, 177, 178, 181, 182, 183, 184, 185, 186, 187, 188, 189, 191, 192, 193, 197, 199, 200, 201, 202, 203, 204, 206, 209, 210, 211, 218, 219, 238, 242, 243, 245, 253, 256, 263, 9, 265, 273, 274, 279, 283, 284, 286, 287, 290, 291, 292, 293, 294, 295, 300, 303, 168, 309, 312, 315, 317, 321, 325, 326, 327, 328, 330, 331, 339
自己愛人格 70, 106, 108, 113, 115, 142, 153, 158, 326, 330
自己愛脆弱性 9, 147, 163, 181, 182, 184, 185, 186, 187, 188, 199, 201, 203, 211, 317, 330, 339
自己愛性パーソナリティ障害 9, 93, 94, 100, 102, 103, 284, 315, 331, 339
自己開示 27, 273, 274, 279
自己欺瞞 15, 25, 321
自己心理学 19, 24, 78, 117, 177
自己組織化システム 39, 294
自己対象転移 44
自己表象 46, 118, 133, 178, 185, 265, 295
自己分析 33, 34, 78, 292
自己変容的解決 129
支持 23, 31, 42, 47, 77, 89, 90, 104, 117, 138, 142, 152, 159, 160, 171, 181, 187, 190, 197, 201, 205, 236, 242, 243, 274, 276, 305, 326
支持的精神療法 23, 160, 181, 197
システム 18, 37, 39, 45, 110, 112, 113, 114, 115, 122, 144, 159, 184, 188, 200, 203, 213, 214, 215, 218, 226, 227, 232, 237, 238, 239, 242, 243, 244, 245, 246, 255, 258, 263, 266, 291, 292, 293, 294, 295, 296, 301, 303, 304, 305, 318, 321, 325, 327, 328, 332
失錯行為 24, 70
疾病利得 58, 61, 129, 134
死の本能 73, 117
自由連想 19, 23, 27, 41, 47, 131, 134, 136, 142, 260, 268, 279, 325, 332
自由連想法 19, 23, 41, 260
受診動機 64, 86, 87, 155

守秘 27, 171, 234
守秘義務 27, 171
昇華 128, 129, 139
象徴解釈 145, 146
象徴的等価 187
事例性 155, 300
神経症 9, 35, 49, 51, 56, 57, 58, 68, 69, 70, 71, 72, 73, 74, 75, 76, 70, 77, 70, 78, 79, 80, 81, 104, 108, 116, 125, 126, 128, 129, 131, 134, 135, 168, 236, 254, 265, 311, 312, 313, 315, 325, 327, 328, 339
神経症的技術 74, 75, 76, 80
神経症的性格 108
新生 39, 293, 295, 303, 304, 320
身体表現性障害 9, 61, 63, 66, 67, 166, 167, 312, 330, 339
診断面接 26, 27, 86, 89
心的決定論 25
心的表象 112, 187, 201, 221, 262, 263, 266, 269, 295, 327, 328
神話 94, 95, 105, 114, 115, 215, 244, 247, 251, 253, 254, 255, 256, 257, 270, 301, 303, 327
スーパービジョン 26, 32, 33, 34, 36, 136, 162, 199, 297, 298, 301, 305, 309, 310, 328
スキゾイド 85, 87, 88, 90, 108, 113, 115, 147, 158, 307, 314, 315, 325, 328
スキゾイドジレンマ 85, 87, 90
スキゾイド人格 158
性格抵抗 131, 132, 133, 134
性格特性 110, 125, 126, 127, 128, 129, 130, 131, 132, 133, 134, 135, 136, 137, 139
性格の鎧 131
精神分析 15, 16, 17, 18, 19, 21, 23, 24, 32, 33, 34, 35, 36, 37, 38, 39, 40, 41, 43, 45, 46, 47, 59, 68, 69, 81, 82, 89, 90, 91, 96, 108, 110, 111, 113, 116, 117, 121, 122, 123, 130, 131, 132, 134, 135, 139, 141, 142, 143, 145, 148, 159, 160, 161, 162, 173, 177, 178, 179, 199, 200, 210, 213, 214, 215, 217, 218, 220, 221, 222, 226, 227, 231, 236, 237, 238, 248, 250, 258, 259, 260, 261, 262, 266, 267, 268, 269, 270, 271, 275, 287, 289, 291, 292, 293, 295, 296, 298, 302, 305, 307, 308, 309, 310, 311, 313, 314, 316, 317, 318, 319, 322, 323, 325, 326, 327, 328, 329, 330, 331, 332, 333, 342

精神分析的精神療法　23, 32, 47, 89, 135, 142, 143, 159, 162, 199, 227, 289, 298, 308, 328, 329, 331, 342
精神療法　9, 13, 15, 16, 17, 18, 19, 20, 21, 23, 24, 25, 26, 28, 29, 31, 32, 34, 35, 36, 37, 38, 39, 40, 44, 45, 46, 47, 68, 77, 86, 89, 90, 96, 97, 98, 99, 105, 106, 107, 110, 111, 113, 115, 125, 126, 130, 134, 135, 136, 137, 142, 143, 144, 149, 158, 159, 160, 161, 162, 165, 23, 27, 37, 169, 23, 170, 171, 172, 173, 177, 179, 181, 189, 190, 192, 197, 199, 205, 214, 220, 227, 231, 233, 235, 238, 250, 260, 270, 271, 272, 273, 275, 276, 278, 279, 280, 281, 283, 284, 287, 288, 289, 290, 292, 293, 295, 297, 298, 299, 305, 308, 311, 312, 315, 316, 318, 321, 325, 326, 327, 328, 329, 330, 331, 332, 333, 339, 340, 342
世代間伝達　112, 248, 269
前意識　17, 24, 27
羨望　73, 74, 80, 98, 183, 188, 202
相互交流　15, 17, 23, 32, 33, 43, 45, 195, 214, 238, 241, 242, 272
操作的思考　178
躁的防衛　71, 72, 111, 277
相補系列　116, 117, 118, 121

た
ターニングポイント　39, 249, 271
退行　39, 40, 41, 42, 46, 47, 51, 70, 72, 74, 75, 81, 93, 101, 108, 116, 119, 134, 168, 183, 186, 192, 209, 259, 280, 287, 300, 305
対象関係　9, 18, 19, 24, 25, 26, 32, 35, 38, 41, 42, 47, 69, 70, 71, 73, 74, 75, 76, 78, 79, 80, 81, 82, 97, 104, 111, 112, 114, 117, 118, 119, 125, 130, 90, 130, 125, 130, 132, 133, 134, 135, 136, 139, 144, 145, 147, 150, 159, 160, 168, 181, 185, 197, 198, 200, 206, 213, 227, 237, 238, 239, 247, 250, 259, 263, 270, 281, 284, 292, 293, 295, 299, 304, 307, 313, 319, 325, 328, 333, 339, 342
対象関係論　9, 19, 24, 38, 47, 69, 78, 80, 81, 82, 111, 112, 117, 90, 117, 112, 117, 119, 134, 144, 159, 213, 227, 237, 238, 250, 270, 292, 299, 307, 313, 319, 325, 328, 333,

339, 342
対象恒常性　71, 155
対象喪失　43, 70, 78, 81, 119, 125, 127, 145, 159, 248, 254, 257, 289
対象表象　118, 133, 295
対人関係　41, 46, 85, 86, 95, 101, 102, 103, 107, 111, 113, 114, 117, 125, 126, 135, 136, 139, 144, 148, 149, 156, 162, 167, 168, 177, 188, 189, 190, 191, 192, 201, 203, 204, 205, 207, 209, 216, 238, 271, 274, 278, 295, 296, 299
妥協形成　128
妥当化　64, 67, 185, 190, 205
男根自己愛性格　126, 128, 136
中年期の危機　104
中立的態度　27, 240
超自我　17, 41, 52, 73, 76, 77, 117, 125, 129, 130, 138, 182, 186, 198, 254, 264
治療機序　9, 26, 37, 38, 39, 40, 41, 39, 42, 43, 44, 45, 46, 225, 291, 299, 312, 330, 333, 339
治療機転　38, 44, 134
治療構造論　9, 16, 17, 18, 19, 29, 213, 214, 215, 220, 221, 269, 288, 291, 305, 307, 308, 313, 318, 325, 326, 331, 332, 339, 342
治療設定　16, 17, 18, 23, 27, 44, 45, 159, 165, 173, 188, 199, 204
治療同盟　26, 28, 40, 41, 42, 46, 81, 135, 172, 214, 263, 266, 279, 284, 313
治療目標　38, 45, 89, 90, 148, 157, 160, 161, 162, 170, 188, 195, 196, 202, 203, 231, 232, 236, 284, 296, 299, 300
償い　71, 72, 78
デイケア　142, 149, 283, 284, 285, 286, 287, 288
抵抗　23, 25, 26, 28, 33, 35, 40, 41, 42, 43, 44, 46, 53, 108, 109, 130, 131, 132, 133, 134, 135, 139, 152, 188, 189, 190, 192, 203, 204, 205, 209, 237, 244, 248, 280, 298, 303, 331
転移　23, 24, 25, 26, 28, 29, 32, 33, 35, 38, 40, 41, 42, 43, 44, 46, 56, 81, 90, 125, 131, 133, 134, 147, 152, 159, 189, 192, 193, 198, 204, 209, 238, 247, 260, 267, 268, 278, 280, 284, 286, 293, 299, 313, 325, 328
転移神経症　56

同一性拡散　256
洞察　26, 28, 40, 41, 42, 46, 78, 89, 90, 134, 142, 143, 148, 160, 181, 184, 197, 199, 225, 254, 257, 271, 274, 278, 317
動的平衡システム　294, 295
匿名性　27
取り入れ　42, 43, 73, 76, 77, 111, 114, 146, 183, 291, 318

な
内在化　42, 43, 44, 46, 74, 75, 76, 96, 111, 118, 144, 187, 201, 237, 238
名前のない恐怖　182, 198
慣わし家族　112, 113, 115, 262, 263, 266, 269
二次的動機づけ　51, 52
二重関係　27
二重拘束論　246

は
発生－発達モデル　70
発達段階　70, 72, 75
反動形成　72, 128, 129, 139, 265
被害的不安　52, 55, 70, 72, 73, 145, 302
ひきこもり　9, 85, 90, 100, 252, 257, 279, 315, 328, 329
ヒステリー人格　157
ヒステリー性格　125, 128, 136, 266
否定的動機づけ　52, 53, 55, 59
非判断的態度　27
表出的精神療法　23, 158
表象家族　112, 113, 114, 115, 250, 262, 263, 270
平等に漂う注意　27, 268
不安信号　24, 25
不適切な養育　10, 118, 120, 251, 253, 257, 251, 319, 329, 339
部分対象関係　118, 125, 145
プレエディプス期　70, 73
プロセスノート　20, 21, 226, 227, 329
分析的第三者　44, 45, 46
分離個体化　119, 120
分裂病型人格障害　9, 85, 90, 315, 329, 339
分裂病質　9, 85, 86, 90, 315, 329, 339
弁証法的行動療法　160
防衛機制　18, 24, 25, 35, 40, 41, 72, 77, 80, 129, 130, 142, 143, 161,

264, 265, 274, 293
星の王子さま　155, 163, 195, 204,
　211, 316
補助自我　90

ま

マイクロアナリシス　113
マゾキスティック人格　157
未決定性　160, 181, 193, 198, 210
ミスマッチ技法　152
無意識　15, 16, 17, 18, 21, 23, 24,
　25, 26, 27, 28, 32, 33, 35, 40, 41,
　42, 45, 51, 53, 61, 70, 73, 76, 77,
　96, 111, 115, 117, 119, 127, 133,
　136, 145, 146, 165, 177, 183, 185,
　203, 220, 222, 226, 247, 259, 260,
　261, 264, 265, 267, 277, 289, 292,
　295, 321, 327
無意識的回避　15, 25, 321
無視　49, 86, 93, 108, 115, 120, 121,
　147, 158, 177, 246, 253, 286, 292
メンタライジング　9, 46, 177, 178,
　213, 216, 221, 222, 224, 317, 318,
　331, 333, 339

メンタライゼーション　9, 46, 47,
　175, 177, 178, 179, 227, 300, 308,
　316, 317, 318, 331, 332, 333, 339,
　342
妄想－分裂態勢　70, 73, 81, 118
喪の仕事　78, 81, 118, 145, 159,
　248
モラトリアム　109, 183, 256

や

勇気　15, 20, 25, 321
夢　20, 24, 27, 28, 40, 43, 70, 102,
　138, 186, 274
良い対象　76, 77, 93
抑圧　17, 26, 40, 41, 42, 70, 73, 76,
　77, 78, 80, 108, 109, 118, 129,
　131, 142, 143, 145, 187, 222, 247
抑うつ態勢　70, 71, 72, 73, 78, 80,
　81, 118
抑うつ的不安　70, 71, 72, 73, 78
抑うつ－マゾキスティック性格
　125
欲動論　24, 38, 81, 132, 313
予測不能性　39, 160, 181, 193, 198,

210, 295
欲求不満　41, 43, 75, 76, 79, 116,
　135, 157, 202, 240

ら

ライフサイクル　104, 114, 127,
　160, 181, 197, 215, 243, 248, 249,
　263
力動精神療法　9, 13, 15, 19, 21,
　311, 312, 332, 339
力動的精神療法　15, 19, 23, 24, 25,
　26, 27, 28, 29, 32, 270, 332, 333,
　342
力動的定式化　263, 264
力動モデル　141
理想化転移　44
理想自己　147, 183, 184, 185, 186,
　187, 200, 201
連鎖反応　239, 241, 242, 244

わ

悪い対象　72, 73, 74, 75, 76, 77, 79,
　80, 81, 117, 118

初出一覧

第Ⅳ部
第1章　力動精神療法のエッセンス．精神科臨床サービス9（4）．2009.
第2章　力動的・分析的精神療法．今日の精神疾患治療指針．医学書院．2012.
第3章　精神療法の教育・研修．専門医をめざす人の精神医学．医学書院．2011.
第4章　精神療法の治療機序について．専門医をめざす人の精神医学．医学書院．2011.
第5章　医療を受ける心理と医原神経症．からだの科学 増10 新・医療心理学読本．日本評論社．1989.
第6章　身体表現性障害が疑われる患者の医療面接．日本医師会雑誌134（2）．2005.
第7章　神経症の発症機制——対象関係論から．精神科MOOK23 神経症の発症機制と診断．金原出版．1989.

第Ⅴ部
第1章　分裂病型人格障害と分裂病質．精神医学45（3）．2003.
第2章　自己愛性パーソナリティ障害とはどういう障害か．精神科臨床ニューアプローチ5 パーソナリティ障害・摂食障害．メジカルビュー社．2006.
第3章　今日の人格障害と家族．パーソナリティの障害（日本家族心理学会年報）．金子書房．1998.
第4章　神経症水準の人格障害の精神療法（「神経症水準の精神療法」を改題）．臨床精神医学講座7 人格障害．中山書店．1998.
第5章　重症人格障害の治療．東京国際大学論叢10．2004.
第6章　人格障害の診断と治療．精神神経学雑誌109（6）．2007.
第7章　抑うつ状態を示す人格障害へのアプローチ——A-T splitの活用．分子精神医学5（4）．2005.

第Ⅵ部
第1章　メンタライゼーションあれこれ．学術通信28（4）．2008.
第2章　自分になる過程——青年期における自己愛脆弱性と無力感．思春期青年期精神医学15（1）．2005.
第3章　青年期人格障害の臨床．児童青年精神医学とその近接領域47（4）．2006.
第4章　私の家族療法——治療構造論的家族療法とメンタライジング．家族療法研究25（2）．2008.

第Ⅶ部
第1章　必須の臨床手順としての家族・夫婦面接．精神療法37（6）．2011.
第2章　家族関係のアセスメント．臨床心理士のための子育て支援基礎講座．創元社．2010.
第3章　家族の視点からみた「不適切な養育」へのかかわり．保健の科学44（7）．2002.
第4章　患者とともに家族の歴史を生きる．精神療法35（1）．2009.
第5章　集団療法の基礎——治癒要因・集団力動・技法．心療内科3（5）．1999.
第6章　スタッフへの攻撃と治療的対応．精神科臨床サービス8（1）．2008.
第7章　チームはどこにでもある——チーム医療・援助の生命力．集団精神療法23（2）．2007.

■著者略歴

狩野力八郎（かの・りきはちろう）
1945 年　満州に生まれる
1971 年　慶應義塾大学医学部卒業，慶應義塾大学医学部精神神経科学教室入局
1975 年　東海大学医学部精神科学教室
1981 年〜1983 年　メニンガークリニックおよびトピカ精神分析研究所に留学
1987 年　Member of International Psychoanalytical Association（Psychoanalyst）
2001 年　東京国際大学大学院臨床心理学研究科教授
2003 年　小寺記念精神分析研究財団理事長
2015 年　逝去
著訳書
「重症人格障害の臨床研究」，「方法としての治療構造論」（いずれも金剛出版），オグデン「こころのマトリックス」，ベイトマン／フォナギー「メンタライゼーションと境界パーソナリティ障害」，ギャバード「精神力動的精神療法──基本テキスト」（いずれも監訳，岩崎学術出版社）他

■編者略歴

池田暁史（いけだ・あきふみ）
1972 年　山形県に生まれ，犬とともに思春期を過ごす
1999 年　東京大学医学部卒業，東京大学医学部精神神経科入局
2003 年　杏林大学医学部精神神経科学教室
2011 年　文教大学人間科学部臨床心理学科准教授
現在　　文教大学人間科学部臨床心理学科教授，および精神分析的精神療法個人開業
著訳書
アレン／フォナギー「メンタライゼーション・ハンドブック」（訳），ギャバード「精神力動的精神療法──基本テキスト」（訳），ケイパー「米国クライン派の臨床──自分自身のこころ」（共訳）（いずれも岩崎学術出版社），「自我心理学の新展開」（分担執筆，ぎょうせい）他

相田信男（あいだ・のぶお）
1945 年　埼玉県生まれ
1971 年　慶応義塾大学医学部卒業，慶應義塾大学医学部精神神経科学教室入局
1972 年　桜ケ丘事業協会桜ケ丘保養院
1988 年　群馬病院副院長，慶応義塾大学医学部精神神経科兼任講師
1997 年〜2008 年ならびに 2014 年〜2015 年群馬病院院長の後，現在，特定医療法人群馬会副理事長，群馬病院名誉院長
日本精神分析学会・認定精神療法医，認定精神療法医スーパーバイザー。
Member of International Psychoanalytical Association（Psychoanalyst），日本精神分析協会正会員，訓練分析家。
日本集団精神療法学会認定グループサイコセラピスト，認定スーパーバイザー。
著訳書
「実践・精神分析的精神療法─個人療法そして集団療法」金剛出版，「対象関係論の源流─フェアベーン主要論文集」遠見書房（監訳）

藤山直樹（ふじやま・なおき）
福岡県生まれ，山口県の瀬戸内海岸に育つ
1978 年　東京大学医学部卒業
1999 年〜現在　神宮前に個人開業
2001 年〜現在　上智大学教授
日本精神分析学会・認定精神療法医，認定精神療法医スーパーバイザー。
Member of International Psychoanalytical Association（Psychoanalyst），日本精神分析協会正会員，訓練分析家。
著書
「精神分析という営み」岩崎学術出版社，「精神分析という語らい」岩崎学術出版社，「集中講義・精神分析上下」岩崎学術出版社，「落語の国の精神分析」みすず書房　他

力動精神医学のすすめ
狩野力八郎著作集2

2019 年 10 月 20 日　印刷
2019 年 10 月 30 日　発行

編　者　池田暁史・相田信男・藤山直樹
発行者　立石　正信
印刷・製本　音羽印刷
装丁　岩瀬聡
株式会社　金剛出版
〒112-0005　東京都文京区水道 1-5-16
　　　　　　電話 03（3815）6661（代）
　　　　　　FAX03（3818）6848

ISBN978-4-7724-1732-7　C3011　　　　Printed in Japan © 2019

JCOPY　〈(社)出版者著作権管理機構 委託出版物〉
本書の無断複製は著作権法上での例外を除き禁じられています。複製される場合は，そのつど事前に，出版者
著作権管理機構（電話 03-5244-5088，FAX 03-5244-5089，e-mail: info@jcopy.or.jp）の許諾を得てください。

精神分析になじむ
狩野力八郎著作集1

［編］＝池田暁史　相田信男　藤山直樹

●A5判　●上製　●304頁　●定価 **5,200**円＋税
● ISBN978-4-7724-1672-6 C3011

精神分析にとってごく当然とされる種々の営みに
改めて「形」を与えることで
精神分析そのものに触れようとし続けた
狩野の各種論考を集めたものである。

現代精神分析基礎講座 第1巻
精神分析の基礎

［編者代表］＝古賀靖彦
［編］＝日本精神分析協会 精神分析インスティテュート福岡支部

●A5判　●並製　●192頁　●定価 **3,800**円＋税
● ISBN978-4-7724-1663-4 C3011

1996年から続く精神分析インスティテュート福岡支部主催の
精神分析セミナーから精神分析の基礎の基礎を紹介。

実践・精神分析的精神療法
個人療法そして集団療法

［著］＝相田信男

●A5判　●上製　●260頁　●定価 **3,800**円＋税
● ISBN978-4-7724-0935-3 C3011

精神科病院というフィールドで
集団精神療法を実践する日々。
気づくと病棟の空気が変わり「心理学的」になっていた……。
集団を信じる著者の力強い臨床書。